U0335419

清宫医案精选

（第二版）

主编　陈可冀　张京春

中国中医药出版社
·北　京·

图书在版编目（CIP）数据

清宫医案精选／陈可冀，张京春主编 . — 2 版 . —北京：中国中医药出版社，2020.10

ISBN 978－7－5132－6236－1

Ⅰ.①清⋯ Ⅱ.①陈⋯ ②张⋯ Ⅲ.①医案－汇编－中国－清代 Ⅳ.①R249.49

中国版本图书馆 CIP 数据核字（2020）第 091211 号

中国中医药出版社出版

北京经济技术开发区科创十三街 31 号院二区 8 号楼
邮政编码 100176
传真 010－64405750
三河市同力彩印有限公司印刷
各地新华书店经销

开本 710×1000 1/16 印张 24.75 彩插 0.5 字数 476 千字
2020 年 10 月第 2 版 2020 年 10 月第 1 次印刷
书号 ISBN 978－7－5132－6236－1

定价 225.00 元
网址 www.cptcm.com

社 长 热 线 010－64405720
购 书 热 线 010－89535836
维 权 打 假 010－64405753

微信服务号 zgzyycbs
微商城网址 https：//kdt.im/LIdUGr
官 方 微 博 http：//e.weibo.com/cptcm
天猫旗舰店网址 https：//zgzyycbs.tmall.com

如有印装质量问题请与本社出版部联系（010－64405510）

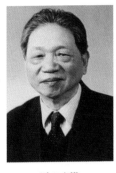

陈可冀

1991年当选中国科学院院士。1979年受聘任世界卫生组织（WHO）传统医学顾问。现任中国中医科学院名誉首席研究员，国家心血管病（中医）临床医学研究中心主任。世界中医药学会联合会高级专家顾问委员会主席。中国中西医结合学会及中国老年学学会名誉会长，中国医师协会中西医结合医师分会会长。受聘任 eCAM 杂志心血管病专刊主编。先后获国家科技进步奖一等奖及二等奖数项。1979年获爱因斯坦世界科学奖状。主编的《清宫医案集成》获2010年中国出版政府奖。

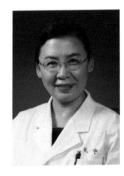

张京春

中国中医科学院西苑医院心血管病中心主任医师。教授、博士生导师、博士后合作导师。北京名中医。中国中医科学院中青年名中医。中国科学院院士、国医大师陈可冀教授全国学术传承人及首届中国中医科学院著名中医药专家学术经验传承博士后及全国优秀继承人。现任首届北京中医药学会宫廷医学研究专业委员会主任委员，国家中医心血管病临床医学研究中心委员，中华中医药学会慢病管理分会副主任委员，中国中西医结合学会常务理事、心血管病专委会常委，中国中药协会心血管药物研究专业委员会副主任委员，中国抗衰老学会女性健康专业委员会常委，北京市中医管理局陈可冀名医工作站、岳美中名家研究室负责人。主编著作《清宫医案精选》《走进清宫学养生》《陈可冀学术思想及医案实录》等。主持基于"原始医药档案的清宫医派研究""清宫医案方药与病证的关联性研究""北京中医药文化资源之宫廷医学专题调查"，及心血管病相关中西医结合研究等国家及省部级课题十余项，发表论文八十余篇，作为第一负责人获中华中医药学会科技进步二等奖及主要负责人获国家及省部级奖四项。

光绪皇帝脉案档

八月二十六日巳刻钩请得

皇上脉息左右均静而软诸症见减由天气之和暖亦由
药力之温通前后登奉
谕旨窃调上焦有浮热臣不敢不缓断除之一体有寒热虚
实药有温清补泻寒宜温热宜清虚宜补实宜泻此
一定之理也其有上热下寒则热非真热上实下虚
则实非真实此火稀满后连日饮食较好则停蓄去
而渐能运化口渴暑甚恶寒较减则清隔渐开冷气
渐解可见浮热之非真热也惟鼻燥微疼似欲起泡
此血管内热不足反为外寒所过法宜助内热以祛
外寒血生热足则审痛疲欲诸症自愈谨拟温中和
营之法调理

党参一钱当归二钱杭芍一钱桂枝二分

引生姜二分

慈禧太后临终前所用医方脉案档

十月二十二日张仲元戴家瑜请得

皇太后脉息左部不匀右部细数气虚痰生精神委顿舌
短口干胃不纳食势甚厄笃勉拟益气生津之法
调理

人参另煎兑五分 麦冬二钱 鲜石斛二钱 老米一两

水煎温服

老佛爷

祛风活络洗药方

防风二钱 白芷二钱 白附子二钱 姜蚕三钱
细辛六分 天麻一钱五分 白菊花二钱 南星二钱
橘络二钱 薄荷一钱

水煎熏温洗

六月二十一日 庄守和范绍相张仲元忠勋谨拟

内容提要

本书基于临床实用性的原则，精选了具备完整的病证－症－法－方（药）的清宫医案，以临床科别（内、外、妇、儿等）为纲、疾病或证候名称为目进行医案精选编排，共载医案近1000例。每例医案分为医案序号、疾病名称或症状、治法、方剂、药物组成、药引、外治、患者、医家、评注等几个部分。

本书适合医学院校师生，中医、中西医结合工作者以及一切对中医学和清代宫廷医案感兴趣者阅读参考。

序

近代著名学者章太炎先生虽精通西学而致力国学研究，其称"中医之成绩医案最著"。历上下五千年不同医学流派，数百医家撰著的医案专书当在千种以上，这是中医药学一份宏富的宝贵的临床医学资料，多是第一手的本底，融汇了撰著者的心血与经验，值得进一步发掘整理。晚近由中国科学院陈可冀院士及其学术继承人张京春博士主编的《清宫医案精选》即将出版，实为推动中医临床医学复兴的一件可喜可贺的事情。陈先生积30余年的时间从事清代宫廷原始医药档案的整理工作，至今已陆续出版了《清宫医案研究》等6部专著，又于2009年集6部专著汇著成《清宫医案集成》，是书荣获2010年第二届中国出版政府奖，具有辐射医学成果与保留档案原件的医学与史学价值，为后辈学人崇敬。为了贴近临床各级各类医师，体现古为今用，赋予时代精神，凸现实用性，在既往"整理"的基础上，利用信息分析系统知识库技术，以临床学科为纲，以病证名称为目，对医案、医方进行分类编排撰写，便于读者阅读与应用。本书可贵之处一是每种病证医案之前对沿革与整体特点做了梗概介绍可启迪读者研习；再一是"评注"融入作者心得，由证及理、以法涵方、遣药取效，或有可吸取的经验教训，读后令人感奋，对临床医学进步多有裨益。

陈可冀先生是当代的医学家、中医学家、教育家、临床家，20世纪50年代毕业于福建医学院，是我的师长辈。我与陈先生近距离的接触是在"文革"后期重庆黄星垣先生组编《实用中医内科学》的时候，届时陈先生是此书的主编之一，多次编委会议聆听先生对中医内涵与学术建设的新见解，颇受启迪。其后曾读过先生的论著，尤以2002年北京大学医学部出版社的《陈可冀医学选集》，较为系统地学习先生的学术思想。还有参会期间听到过先生随岳美中老前辈学中医的故事。深感先生以开放的姿态与宽阔的视野著书立说，总以融通中西医学志在提高诊疗水平惠及民众为己任。回忆我自20世纪60年代毕业后追随沪上名医严二陵先生门人董建华院士习医临诊，拜师后补上庭训养成教育，为适应医学发展的趋势，送我去协和医院进修与协作两年余。又在1965年曾随廖家桢先生针对内科急症做中西医结合的临床研究。自1984年至1998年间在任北京中医药大学行政负责人，双肩挑从事临床与临床医学基础研究过程中，多有王玉川先生帮助与指导，力主东学西学兼收并蓄，中医西医融通共进，重视传承然必须在传承基础上创新，总以提高临床疗效"惠民"为要务。回顾恽铁樵、陆渊雷先生通西学而致力中医，对孟河学派及上海中医学派的形成发展奉献良多。当今已进入大科学高概念时代，陈先生对中西医结合，多学科广兼容，从临床医学诊疗、科技、教育方面做了重要工作，尤其对学位授予学科建设的贡献居功至伟。近期中国中医科学院立项开展百年中医史（1911~2011）研究，缘于1929年旧政府时期的废止旧医案，引发中医中药工作者强烈反对，老一辈中医奋力抗争，为中医求生存做出了不可磨灭的历史性的贡献，作为晚辈要承接继承历史的重任，应懂得尊重前辈们忠诚中医的感情，永远不忘为求生存付出的辛勤劳作。然而今天有政府的积极扶持，民众的拥戴，科学家们对人文与自然交融的中医药学科学性的首肯，我们进入到谋发展的新阶段，为此必须调整与变革学科方向，以健康医学为核心，弘扬临床医学的精髓，在惠民的同时提高国际学术影响力，面向世界。

去年秋季陈可冀老师在中国中医科学院学科建设会议上演讲时指出：期许中医学人以入世的精神做事，以出世的心态做人。这番话使与会者感受至深至切。概言之，入世则是儒家有为而无不为要敢担当拿得起；出世则是道家常知足看得开能恬淡虚无有利于身心健康。可见陈先生主张儒道两家兼备而求其用。我认为，今天已是日显世界性道德滑坡、急功近利的时代，以金钱为轴心的价值观大行其道。何以救世？有人提出弘扬东方文化，也就是以孔圣为宗的儒学。然而真正意义上的东方文化应该是以一源三流的中华文明为核心的诸子百家，儒学为主体吸收外来的佛学，直至将其本土化后，形成的一源三流，其更多强调的是做人，当然做人离不开做事。论及儒释道的"道"的本旨，应着眼于求同，即三者在新心学方面关乎做人做事的共性，进而规范我们的核心价值观。孔周以降诸子对"道"之内涵皆有发挥，然多源于孔而又别于孔。通过剖析儒家论"道"的思想，结合学科特点，领悟做人治学之道愿提出以孔儒思想为主体，兼读老庄与佛学，理解法家之学，取其优质相互融通；以非杂而求其用，用必获益有效地思想作为做人治学之指南。

　　值此《清宫医案精选》一书涉脱稿时，陈可冀老师邀我作序，实为对学生的鼓励。有感于书稿对学科进步的影响，将提供临床医师参考与文献学史学研究者的借鉴具有重要现实意义。联系入世、出世与当今学风存在的问题，理应提倡文化自觉，因此就解"道"传"道"略抒己见，愿与同道共勉。谨志数语乐观厥成。

中 国 工 程 院 院 士
中国中医科学院名誉院长

王永炎
壬辰立夏

编写说明

　　清代宫廷原始医药档案的整理，起自 30 多年前，目前已经陆续出版了《清宫医案研究》《慈禧光绪医方选议》《清代宫廷医话》《清宫药引精华》《清宫代茶饮精华》以及《清宫外治医方精华》等几部专著，并又于 2009 年出版了集以上著作大成者《清宫医案集成》一书，便于系统览读和研究，该书荣获了第二届中国出版政府奖（2010 年）。但是应该指出的是，以上诸书中医案部分的编撰，均为保留档案原件及史学原貌，多依清代朝年顺序编录，以朝年为经，以人物为纬，于实际临床参考使用不甚方便。本书编写即基于临床实用性的原则，从《清宫医案集成》中精选具备完整的病证－症－法－方（药）的医案，利用"清宫医案信息分析系统"数据库，以临床科别（内、外、妇、儿等）为纲、疾病或证候名称为目，对其进行医案精选编排。全书分为两部分，第一部分为医案，每例医案分为【医案 序号】、【疾病名称或症状】、【治法】、【方剂】、【药物组成】、【药引】、【外治】、【患者】、【医家】、【评注】等几个部分，需要说明的是，【医案 序号】为医案的编号，后面的内容即是对该医案的病机描述或医案名称等，【药物组成】中中药名称已统一为现今通用中药名称，【评注】中的内容系编著者对其或理、或法、或方、或药的评述，以便读者览阅和理解。在每一种疾病医案之前有一段文字介绍，此为通过"清宫医案分析系统"对具备一定数量的同一种疾病医案的数据挖掘结果的小结。本书医案以内科病证为最多，共有 28 种疾病 810 份医案，妇科、儿科医案次之，外（皮）科、五官科医案较少。第二部分为医方，分为常见疾病清宫代茶饮方、清宫常用养生保健方以及常见疾病清宫外治方等，内容详备，可供临床参考。书后附有全书方剂名称索引。希望本书的出版能对临床中医师、中西医结合医师的临床实践具有一定的参考价值。

　　本书参考了陈可冀主编的《清宫医案集成》（科学出版社，江幼李、周文泉、徐艺圃、李春生等参编）一书选编、整理。

编者谨识

2012 年 12 月

再版说明

由中国中医药出版社 2013 年出版的《清宫医案精选》至今已历经 7 个年头，这期间该书经过多次重印，正是陈可冀老师的高屋建瓴，王永炎院士倾情作序，及其刘玥博士们在编写过程中的共同努力，方可得到广大读者的高度认可。此次再版，我们旨在精益求精，将文中所纳医案、方药进行再次核验，逐字逐句进行再次订正，以期更完美地展现于读者面前。这里我们还要感谢首版及再版责任编辑伊丽萦博士的认真校对把关。

《清宫医案精选》作为我与老师主编的第一部有关清代宫廷原始医药档案的著作，为我们后续研究宫廷医学奠定了基础，可以说是起到了里程碑的作用，真正体现了老一辈薪火相传的拳拳之心。我们在北京市中医管理局的支持下成立了国内首个宫廷医学领域的专业学术团体"北京中医药学会宫廷医学研究专业委员会"，已连续成功举办"紫禁城国医论坛"四届。受邀联合国日内瓦、美国旧金山、澳洲墨尔本、中国澳门及内地多所大学和医疗机构进行学术演讲交流。多次受邀中央电视台"健康之路"、北京卫视"养生堂"、中国国际广播电台"健康中国"等做专业科普讲座。陈可冀老师开创的清宫医案研究正在进一步拓展至整个宫廷医学领域，将再次为六朝古都北京的文化及中医药繁荣做出积极的贡献。

希望本书的再版会给各位研究及学习清代宫廷验案、名方等宫廷医学瑰宝的志士仁人以佐益。

编者谨识
2020 年 8 月

目　　录

第一部分　医案部分

第二部分　医方部分

第一部分　医案部分

第一章 内科医案

第一节　感　冒

　　感冒是感受风邪或时行病毒，引起肺卫功能失调，出现鼻塞、流涕、喷嚏、头痛、恶寒、发热以及全身不适等为主要临床表现的一种外感疾病。感冒又有伤风、冒风、伤寒、冒寒、重伤风等名称。

　　清宫医药档案中具有完整的病证－症－法－方（药）的感冒医案近 200 份，为清宫医案中具有最多医案的病种。纳入的所有医案中，感冒的常见症状有发热、恶寒、头疼、身痛、鼻塞、流涕、喉痒、咳嗽等。值得注意的是，当感冒出现咳嗽时，清宫医家更注重以桔梗、前胡等宣肺利气；当出现咽痛时，则常用桔梗、玄参等利咽止痛，可以作为临床随症加减的参考。每个感冒医案的诊断证候一般为两个，少数为 1 个或 3 个，如"内有饮热，外受风凉"，"肺胃有热，外受风寒"等，常见的证候是外受风凉、外受风寒、肺胃有热、内停饮热、肺胃饮热等。不同证候所对应的用方、治法也不同，如外受风凉常用疏解正气汤，肺胃有热常用化滞、清热之法，胃蓄饮热用了止呕之法。感冒医案中，有许多都是在内有停饮、湿滞的情况下外感风凉或风寒的，而且大部分在感冒时就有里热证，这也是清宫感冒医案的一个显著特征。清宫内廷之人平素易犯肝胃不和，内生饮滞，日久郁而化热，导致内停饮热或肺胃有热，感受外邪侵袭遂发。

　　经过对清宫感冒医案中的治疗方药进行统计分析发现，感冒病使用方剂名称极为不同，多以治法命名，如使用频次最多的为疏解正气汤，其次为正气化饮汤和疏解化饮汤等，其他不以治法命名的常用方剂有荆防杏苏饮、柴葛解肌汤等。在其组方结构中，理气药的使用频率最高，其最常见的组方配伍结构为发散风寒药＋理气药＋补气药。

案1　内有寒饮，外兼受风

【症状】恶寒身酸，腹痛懒食，脉息沉弦。

【方剂】疏表正气汤。

【药物组成】羌活一钱，防风一钱，苏叶一钱五分，藿香（炒）二钱，厚朴一钱五分，赤茯苓一钱（炒）五分，枳壳一钱，陈皮（炒）一钱五分，苍术一钱五分，半夏（制）一钱五分，神曲（炒焦）一钱五分，炙甘草五分。

【药引】生姜二片，荷叶蒂二枚。

【患者】乾隆朝十五阿哥福晋。

【医家】刘太平。

案2　饮热气滞，外受风凉

【症状】身软恶寒，左胁满痛，脉息弦数。

【方剂】疏解正气汤。

【药物组成】藿香一钱五分，苏梗一钱五分，厚朴（炒）一钱五分，陈皮一钱五分，青皮一钱五分，枳壳（炒）一钱五分，黄连一钱，木香（研）八分，大腹皮一钱五分，生甘草八分。

【药引】生姜三片，红枣三个。

【患者】乾隆朝禄贵人。

【医家】张肇基、姜晟。

案3　风热，湿饮不化

【症状】偏左项间筋络作痛，微觉恶寒，身肢不爽，大便干燥，脉息左部沉弦，右寸关沉滑，稍数。

【方剂】疏风清热化湿饮。

【药物组成】荆芥一钱五分，防风二钱，薄荷一钱，牛蒡子二钱，桔梗二钱，郁金（研）二钱，连翘二钱，金银花三钱，赤芍二钱，瓜蒌三钱，郁李仁（研）三钱，生甘草八分。

【药引】夏枯草三钱，

【患者】光绪皇帝。

【医家】全顺、忠勋。

案4　内停滞热，外受风凉

【症状】发热身痛，头晕口干，脉息滑数。

【方剂】疏风清热饮。

【药物组成】羌活二钱，葛根二钱，防风二钱，陈皮一钱，连翘二钱，牛蒡子二钱，山楂炭三钱，桔梗二钱，前胡一钱五分，生甘草五分。

【药引】芦根五把。

【患者】嘉庆朝六公主。

【医家】栾泰。

案5　肺胃有热，外受风凉

【症状】伤风头疼，鼻塞声重，牵引左目大眦微红，脉息浮数。

【方剂】疏风清热饮。

【药物组成】防风八分，薄荷八分，荆芥穗一钱，前胡一钱，白芷八分，菊花一钱，赤芍七分，川芎七分，生地黄二钱，连翘二钱，羚羊角一钱，桑白皮（生）一钱，黄芩（炒）一钱，甘草五分。

【药引】姜皮一片。

【患者】乾隆朝循嫔。

【医家】李德宣、林仪凤。

案6　荣分有热不净，外受风凉

【症状】头疼咽痛，发热身酸，脉息浮大。

【方剂】疏解调荣饮。

【药物组成】苏叶一钱，牡丹皮二钱，黄芩一钱五分，柴胡一钱，桔梗二钱，川芎一钱，赤芍一钱五分，连翘二钱，枳壳一钱五分，桃仁一钱五分，玄参二钱，生甘草五分。

【药引】藕节三个。

【患者】乾隆朝惇妃。

【医家】陈世官、林隽。

案7　肺胃蓄热

【症状】微感浮风，脉息左关弦缓，右寸关浮滑。

【治法】化风清热理肺。

【药物组成】木笔花（研）二钱，薄荷二钱，白芷三钱，荆芥穗三钱，瓜蒌六钱，羚羊角（先煎）一钱五分，栀子四钱，黄芩三钱，杏仁四钱，青皮四钱，枳壳（炒）三钱，大黄（酒）二钱。

【药引】桑白皮（炙）四钱，郁金三钱。

【患者】光绪朝瑾妃。

【医家】赵文魁、佟成海。

案8　肝肺郁热

【症状】咽紧作痛，脉息弦数。

【方剂】牛蒡子甘桔汤

【药物组成】牛蒡子二钱，桔梗二钱，柴胡一钱，黄芩一钱五分，玄参一钱五分，枳壳一钱五分，天花粉一钱五分，连翘一钱五分，防风一钱五分，僵蚕一钱五分，栀子（炒）一钱五分，甘草五分。

【药引】荷叶一钱。

【患者】乾隆朝十五阿哥福晋。

【医家】罗衡、全志修。

案9　内停饮热，外受风凉

【症状】头疼恶寒，胸胁满闷，脉息浮紧。

【方剂】疏解化饮汤。

【药物组成】藿香一钱五分，苏叶二钱，大腹皮一钱五分，苍术一钱五分，厚朴（炒）一钱五分，半夏（制）一钱五分，桔梗一钱五分，陈皮一钱五分，枳壳（炒）一钱五分，羌活一钱五分，防风一钱，生甘草八分。

【药引】生姜三片。

【患者】乾隆朝循嫔。

【医家】罗衡、姜晟。

案10　肺胃有热，外感风凉

【症状】发热恶寒，头疼身痛，口干思饮，脉息浮紧。

【方剂】疏表清热汤。

【药物组成】羌活一钱五分，防风一钱五分，柴胡一钱，前胡一钱，川芎一钱，薄荷八分，枳壳（炒）一钱，桔梗一钱五分，天花粉一钱五分，连翘（去心）一钱五分，苏叶一钱五分，生甘草八分。

【药引】生姜三片，葱白三寸。

【患者】乾隆朝循嫔。

【医家】姜晟。

案 11　风郁化热，肺胃不清

【症状】咽喉颃颡牵引耳底干疼，头沉咳嗽，精神倦怠，脉息右寸关滑数。

【方剂】理肺调胃饮。

【药物组成】沙参三钱，麦冬二钱，陈皮一钱，桔梗一钱五分，石斛二钱，杏仁（研）二钱，茯苓三钱，生甘草六分，藿香一钱，谷芽（炒）三钱。

【药引】生姜三片。

【患者】慈禧太后。

【医家】汪守正、李德立、庄守和。

案 12　内停饮滞，外受风凉

【症状】头眩恶寒，周身酸懒，脉息浮紧。

【方剂】疏解化饮汤。

【药物组成】羌活二钱，防风二钱，苏叶一钱五分，川芎一钱五分，黄芩（酒）二钱，焦三仙六钱，赤茯苓三钱，甘草八分。

【药引】生姜三片。

【患者】道光朝四阿哥。

【医家】张世良。

案 13　蓄热尚盛，熏蒸上焦

【症状】头闷不爽，有时咳嗽，唾吐痰饮，脉息左关弦数，右寸关滑数。

【治法】清扬化热。

【药物组成】南薄荷一钱五分，菊花三钱，桑叶三钱，连翘三钱，焦三仙九钱，羚羊角一钱五分，瓜蒌四钱，橘红三钱，枳壳（炒）三钱，栀子（炒）三钱，川贝母（研）三钱，前胡三钱。

【药引】一捻金二钱。

【患者】光绪朝隆裕皇后。

【医家】张仲元。

案 14　内停饮滞，外受微凉

【症状】胸膈满闷，恶心懒食，脉息浮滑。

【方剂】正气化饮汤。

【药物组成】藿香一钱五分，苏梗一钱五分，半夏（炙）二钱，陈皮一钱五分，枳壳（炒）二钱，厚朴（炒）二钱，砂仁一钱，焦神曲三钱，焦山楂三钱，麦芽（炒）三钱，生甘草五分。

【药引】生姜三片。

【患者】嘉庆朝二阿哥大侧福晋。

【医家】王泽溥。

案 15　阴分不足，外受风凉

【症状】头疼肢倦，恶寒发热，脉息左寸关浮数，右寸关浮滑。

【治法】益阴清解化湿。

【药物组成】荆芥穗三钱，薄荷（后煎）三钱，白芷三钱，当归六钱，淡豆豉二钱，川芎二钱，陈皮三钱，香附（炙）三钱，麦冬四钱，连翘四钱，枳壳二钱，大黄炭一钱五分。

【药引】生地黄一两。

【患者】光绪朝瑾妃。

【医家】赵文魁。

案 16　外感风寒，肺热停饮

【症状】发热恶寒，头疼身痛，胸满咳嗽，内热口干，脉息浮数。

【方剂】羌防杏苏饮。

【药物组成】羌活二钱，防风三钱，苏叶三钱，杏仁二钱，川芎一钱五分，橘皮二钱，瓜蒌三钱，枳壳（炒）二钱，焦神曲三钱，赤茯苓三钱。

【药引】荷梗一尺。

【患者】道光朝四阿哥。

【医家】栾泰。

案 17　肝胃蓄热，感受风凉

【症状】头闷微疼，目胀口黏，心中躁热，肢体倦怠，脉息左寸关浮弦而数，右寸关滑数。

【治法】清解化热。

【药物组成】薄荷二钱，葛根三钱，菊花三钱，桑叶三钱，生地黄五钱，黄芩三钱，羚羊角一钱五分，连翘三钱，枳壳（炒）三钱，栀子（炒）三钱，桔梗三钱，焦三仙九钱。

【药引】芦根二支。

【患者】光绪朝隆裕皇后。

【医家】张仲元。

案18　肺胃饮热郁结，外受风凉

【症状】头目眩晕，发热肢酸，胸中满闷，时有乍寒，脉息浮数。

【方剂】疏解化饮汤。

【药物组成】荆芥三钱，防风二钱，苏梗二钱，神曲三钱，白芷二钱，川芎三钱，牛蒡子三钱，陈皮二钱。

【药引】生姜三片。

【患者】光绪朝瑾妃。

【医家】冯国治。

案19　肝肺微有浮热

【症状】咽干微痛，头晕目热，颏颡痰黏，肩痛稍甚，手指筋强，膳后消化仍慢，脉息两寸浮缓，右关微滑，余部尚平。

【方剂】扶元和解饮。

【药物组成】沙参三钱，白术（炒）二钱，茯神三钱，麦冬（去心）二钱，菊花一钱五分，干地黄三钱，白芍（炒）一钱五分，桔梗一钱，荆芥一钱，谷芽（炒）三钱，桑寄生三钱，生甘草八分。

【药引】生姜三片。

【患者】慈禧太后。

【医家】薛福辰、汪守正、庄守和、李德昌。

案20　停饮受凉

【症状】胸痛恶心，发热头闷，脉息浮数。

【方剂】藿香正气汤。

【药物组成】藿香梗叶二钱，苏叶一钱五分，枳壳（炒）二钱，桔梗二钱，半夏（炙）二钱，苍术（炒）二钱，厚朴（炙）二钱，大腹皮一钱五分，陈皮二钱，茯苓（块）三钱，白芷一钱。

【药引】生姜三片。

【患者】道光朝孝全成皇后。

【医家】郝进喜。

案21　肝经气道未和

【症状】胸满，身软，懒食，脉息弦滑。

【方剂】和肝化饮汤。

【药物组成】柴胡（醋）一钱五分，半夏（炙）一钱五分，赤茯苓三钱，焦神曲三钱，橘皮一钱五分，香附（制）三钱，青皮一钱五分，厚朴二钱，栀子（炒）二钱，竹叶二钱，生甘草六分。

【药引】荷梗一尺。

【患者】道光朝彤妃。

【医家】刘焕章。

案 22　肝胃气道不和，痰饮受凉

【症状】头闷，胸满，周身酸痛，脉息浮弦。

【方剂】清解化饮汤。

【药物组成】苏叶一钱五分，香附三钱，厚朴三钱，白芷一钱五分，羌活二钱，橘皮一钱五分，砂仁（炒）二钱，半夏一钱五分，焦神曲三钱，生甘草六分。

【药引】生姜二片。

【评注】本方于辛温解表中，加入行气化痰之品，顺气则痰消，于痰饮受凉之症颇适合。

【患者】道光朝彤妃。

【医家】刘焕章。

案 23　肝胃不和，停滞受凉

【症状】胸胁胀痛，发热口渴，腰膝酸疼，脉息弦数。

【方剂】正气化滞汤。

【药物组成】苏叶二钱，苍术（炒）一钱五分，半夏（炙）二钱，羌活一钱五分，藿香一钱五分，赤茯苓三钱，防风一钱五分，厚朴（炒）二钱，枳实（炒）二钱，槟榔二钱，焦神曲四钱，焦山楂四钱。

【药引】生姜三片，六一散五钱。

【患者】道光朝孝慎成皇后。

【医家】陈昌龄、赵成功、郝进喜。

案 24　肝胃饮热未清，心经火郁

【症状】目睑红赤，唇焦而紫，舌生口疮，胸膈膨闷，谷食不香，肌肤发热，身肢懒倦，有时头闷、晕痛，脉息左寸关弦数而浮，右寸关沉滑。

【方剂】清上化湿代茶饮。

【药物组成】蔓荆子（生）三钱，菊花三钱，桑叶二钱，羚羊角二钱，金沸草（包煎）三钱，栀子（炒）二钱，葛根二钱，银柴胡一钱五分，天花粉三钱，竹茹二钱。

【患者】光绪皇帝。

【医家】李德昌、范绍相。

案25 胃蓄饮热，外感风寒

【症状】憎寒头痛，身肢酸倦，口舌觉干，脉息左寸浮弦，右寸关滑数。

【方剂】疏风清胃饮。

【药物组成】苏叶一钱五分，防风三钱，川芎一钱五分，蔓荆子（炒）三钱，白芷二钱，黄芩（酒）三钱，天花粉三钱，石斛三钱，苍术（炒）二钱，陈皮一钱五分，神曲（炒）三钱，生甘草八分。

【药引】薄荷八分。

【患者】光绪皇帝。

【医家】庄守和。

案26 肺胃湿热尚盛

【症状】身肢疲倦，胸满干呕，皮肤微热，饮食欠香，脉息左寸关浮缓，右寸关滑数。

【治法】和解清肺化滞。

【药物组成】葛根一钱五分，薄荷八分，栀子（炒）二钱，瓜蒌皮三钱，焦三仙二钱，枳壳（炒）二钱，大黄（酒）一钱五分，竹茹一钱。

【药引】法半夏一钱，黄芩（酒）三钱。

【患者】宣统皇帝。

【医家】石国庆、赵文魁。

案27 胃蓄饮热，微感风凉

【症状】头晕肢倦，胸满作呕，手心发热，舌苔黄白，脉息左寸关浮数，右寸关洪数。

【治法】清解止呕化饮。

【药物组成】葛根二钱，薄荷一钱，连翘二钱，竹茹一钱，焦三仙二钱，橘红八分，枳壳（炒）二钱。

【药引】清麟丸一钱。

【患者】宣统皇帝。

【医家】赵文魁。

案 28　风邪未净，湿热不清

【症状】寒热均退，头尚微疼，口黏作渴，谷食不香，身肢懒倦，小水欠畅，脉息左关弦而近数，右寸关滑数。

【方剂】调肝清化汤。

【药物组成】生地黄四钱，玄参三钱，薄荷一钱，川芎二钱，菊花三钱，香附（炙）二钱，青皮（炒）二钱，栀子（炒）三钱，天花粉三钱，陈皮二钱，木通二钱，生甘草八分。

【药引】焦三仙九钱。

【患者】光绪皇帝。

【医家】杨际和。

案 29　肝热未清，湿饮尚盛，复感风寒

【症状】头疼眩晕，呕吐频仍，胸膈懊恼，恶寒发热，口黏作渴，身肢酸倦，脉息左寸关弦数而浮，右寸关沉滑。

【方剂】疏风平胃化湿饮。

【药物组成】苏叶一钱五分，苏子一钱五分，荆芥二钱，防风二钱，川芎一钱五分，蔓荆子（炒）三钱，厚朴（炙）三钱，苍术（炒）二钱，陈皮二钱，枳实（炒）二钱，木香（研）一钱，槟榔（炒）三钱，焦三仙九钱。

【药引】砂仁一钱。

【患者】光绪皇帝。

【医家】杨际和。

案 30　饮热内郁，风温外闭

【症状】胸胁胀痛，身痛头疼，憎寒壮热，脉息弦浮。

【方剂】疏解化饮汤。

【药物组成】羌活二钱，防风二钱，川芎二钱，瓜蒌仁二钱，生地黄五钱，玄参四钱，苏叶二钱，栀子（炒）三钱，橘皮二钱，半夏（炙）二钱，枳壳（炒）二钱，生甘草八分。

【药引】生姜三片。

【患者】道光朝彤妃。

【医家】朱睿。

案 31　暑邪见解，湿热未清，气道尚滞，兼有痰饮

【症状】胸膈仍闷，头疼眩晕，舌本犹强不能言语，身肢酸沉，谷食不香，脉息左寸关沉弦而数，右寸关滑数。

【方剂】调气清热化痰汤。

【药物组成】石菖蒲二钱，橘红一钱五分，乌药二钱，木香（煨）一钱五分，黄芩（酒）二钱，栀子（炒）二钱，瓜蒌仁二钱，枳壳（炒）三钱，青皮二钱，赤茯苓三钱，浙贝母（研）三钱，知母二钱。

【药引】苍术二钱，焦三仙六钱。

【患者】光绪朝珍妃。

【医家】冯盛化。

案 32　表邪稍解，湿热尚盛

【症状】恶寒已退，发热稍轻，头仍疼晕，呕吐水饮，胸膈不畅，舌之左边起有紫泡，口干作渴，身肢软倦，脉息左关弦数，右寸关滑数。

【方剂】清解平胃代茶饮。

【药物组成】薄荷一钱，川芎二钱，白芷三钱，蔓荆子（炒）三钱，苍术（炒）二钱，厚朴（炙）二钱，黄连（研）一钱，天花粉三钱，竹茹二钱，槟榔（炒）三钱，生甘草五分，焦三仙九钱。

【患者】光绪皇帝。

【医家】杨际和。

案 33　外感风寒，内有积热

【症状】身体微倦，忽寒忽热，咽喉不利，脉浮紧而数，两关稍数。

【治法】表里两解。

【药物组成】荆芥穗一钱二分，枳壳一钱，葛根一钱五分，浙贝母（碎）二钱，薄荷八分，白芍二钱，茯苓三钱，生地黄三钱，竹茹一钱五分，陈皮一钱，连翘一钱五分，甘草五分。

【药引】菊花二钱。

【调养】忌鱼腥。

【患者】宣统皇帝。

【医家】赵文魁。

案 34　内有湿热，外受风寒

【症状】发热头疼，面部微有红点，腿膝烦疼，脉息浮数。

【方剂】荆防败毒汤。

【药物组成】荆芥一钱五分，防风一钱五分，羌活一钱五分，独活二钱，前胡一钱五分，柴胡一钱五分，桔梗一钱五分，川芎一钱，枳壳（炒）一钱五分，赤茯苓一钱五分，赤芍一钱五分，生甘草七分。

【药引】生姜二片。

【患者】乾隆朝十五阿哥福晋。

【医家】罗衡、张文瑞。

案 35　内停寒饮，外受风凉

【症状】胸胁作痛，肢体酸疼，脉息弦滑。

【方剂】疏解化饮汤。

【药物组成】羌活三钱，苍术（炒）一钱五分，独活二钱，苏叶八分，橘皮二钱，半夏（炙）二钱，柴胡（醋）一钱五分，赤茯苓（研）三钱，香附（酒炒）三钱，生甘草一钱。

【药引】生姜三片。

【患者】道光朝彤妃。

【医家】曹宗岱。

案 36　表感未解，蓄滞未清

【症状】恶心发烧，腹中微痛，不思饮食，时作躁急，脉息左部浮数，右部滑数。

【治法】清解和胃。

【药物组成】薄荷五分，牛蒡子（研）一钱五分，葛根一钱，陈皮一钱，山楂二钱，焦麦芽三钱，青皮（炒）五分。

【药引】芦根五钱。

【患者】宣统皇帝。

【医家】张仲元、忠勋。

案 37　内有停滞，外受风凉

【症状】头额手心作烧，鼻流清涕，脉息左部稍浮，右部滑数，经纹微紫。

【治法】和解化滞。

【药物组成】神曲二钱，焦三仙六钱。

【药引】一捻金三分。

【患者】宣统皇帝。

【医家】忠勋。

案38　风邪外感，内热上冲

【症状】头目眩晕，身冷肢倦，饮食无味，脉息浮数。

【方剂】清解和中饮。

【药物组成】防风二钱，法半夏一钱，陈皮二钱，玄参二钱，葛根二钱，薄荷二钱，白术（土炒）三钱，神曲三钱，甘草一钱。

【药引】生姜一片。

【患者】光绪朝瑾妃。

【医家】李成林。

案39　胃蓄痰饮，湿热熏蒸，外受风凉

【症状】偏右头疼，憎寒恶心，呕吐痰涎，脉息左寸关浮弦，右关滑数。

【方剂】平胃化痰饮。

【药物组成】天麻一钱五分，橘红二钱，厚朴（炙）二钱，赤茯苓三钱，法半夏（研）三钱，防风三钱，蔓荆子（炒）三钱，川芎二钱，神曲三钱，苍术（炒）二钱，生甘草八分。

【药引】薄荷八分。

【患者】光绪皇帝。

【医家】庄守和。

案40　肝胃饮滞不净，肺经寒火未清

【症状】头晕口苦，咳嗽痰涎，胸膈堵闷，身肢酸疼，谷食不香，脉息右寸关浮滑而数，左关弦数。

【方剂】疏解调胃止嗽饮。

【药物组成】羌活二钱，防风三钱，川芎一钱五分，前胡三钱，苏叶二钱，陈皮二钱，桔梗三钱，枳实（炒）二钱，焦三仙二钱，厚朴（炙）二钱，砂仁（研）七分，竹茹二钱。

【药引】赤茯苓三钱，泽泻二钱。

【患者】光绪朝瑾妃。

【医家】庄守和。

案 41   肺胃有热，外受风寒

【症状】头疼鼻塞，身肢酸痛，胸膈膨闷，脉息浮滑。

【方剂】疏解正气汤。

【药物组成】苏叶一钱五分，羌活一钱五分，藿香一钱五分，川芎八分，苍术一钱，厚朴一钱五分，陈皮一钱五分，半夏（制）一钱五分，香附（酒炒）一钱五分，枳壳一钱，桔梗一钱，赤茯苓二钱，栀子（炒）一钱，生甘草五分。

【药引】生姜三片。

【患者】乾隆朝惇妃。

【医家】田福。

案 42   肺胃饮热，感受风寒

【症状】憎寒发热，偏右头疼，鼻塞身倦，口黏恶心，脉息左寸关浮弦而数，右寸关滑数。

【方剂】疏风清热化湿饮。

【药物组成】苏叶一钱五分，防风二钱，蔓荆子（炒）二钱，川芎一钱五分，荆芥一钱五分，黄芩（酒）二钱，菊花二钱，橘皮二钱，苍术（炒）一钱五分，竹茹二钱，焦三仙二钱，生甘草八分。

【药引】薄荷八分。

【患者】光绪皇帝。

【医家】庄守和。

案 43   饮热受凉

【症状】头晕发热，咳嗽呕恶，周身酸软，脉息浮数。

【方剂】正气化饮汤。

【药物组成】藿香二钱，苏叶一钱五分，厚朴（姜炒）一钱五分，陈皮二钱，赤茯苓三钱，杏仁（炒）二钱，桔梗二钱，枳壳（炒）二钱，半夏曲（炒）三钱，黄芩（酒）二钱，葛根一钱五分，黄连（酒）八分，生甘草五分。

【药引】生姜二片，灯心一束。

【患者】道光朝孝全成皇后。

【医家】郝进喜。

案 44   膈间饮热，外受风凉

【症状】头闷身酸，发烧口渴，咳嗽痰盛，脉息浮滑。

【方剂】疏风清热汤。

【药物组成】羌活一钱五分，前胡二钱，枳壳（炒）一钱五分，荆芥一钱五分，独活一钱五分，桔梗一钱五分，川芎一钱五分，防风一钱五分，柴胡一钱五分，赤茯苓三钱，薄荷一钱五分，甘草五分。

【药引】生姜一片，灯心五十寸。

【患者】嘉庆朝华妃。

【医家】涂景云、钱景。

案45 外感风凉

【症状】头疼，身痛，发热恶寒，烦躁口干，脉息浮弦。

【方剂】羌活冲和汤。

【药物组成】羌活一钱五分，防风一钱五分，黄芩一钱五分，苍术一钱五分，白芷一钱五分，生地黄二钱，细辛一钱，川芎一钱五分，苏叶一钱五分，生甘草八分。

【药引】生姜一片，灯心三十寸。

【患者】乾隆朝禄贵人。

【医家】沙成玺、张肇基。

案46 肝肺郁热过盛，微感风凉

【症状】两颧色红，舌苔微黄，两目气轮红晕，时或烦急，脉息左寸关弦数，右寸关滑数有力。

【治法】清热调中兼和解。

【药物组成】龙胆草二钱，胡黄连二钱，牛蒡子二钱，知母（生）二钱，川贝母（研）二钱，黄芩二钱，枳壳（炒）一钱五分，大黄（酒）一钱。

【药引】薄荷八分。

【患者】宣统皇帝。

【医家】赵文魁。

案47 表感未解，蓄滞未清

【症状】恶心发烧，腹中微痛，不思饮食，时作躁急，脉息左部浮数，右部滑数。

【治法】清解和胃。

【药物组成】薄荷五分，牛蒡子（研）一钱五分，葛根一钱，陈皮一钱，山楂二钱，焦麦芽三钱，青皮（炒）五分。

【药引】鲜芦根五钱。

【患者】宣统皇帝。

【医家】张仲元、忠勋。

案48　内有停滞，外受风凉

【症状】头额手心作烧，鼻流清涕，脉息左部稍浮，右部滑数。

【治法】和解化滞。

【药物组成】神曲二钱，焦三仙六钱。

【药引】一捻金三分。

【患者】宣统皇帝。

【医家】忠勋。

案49　气滞停饮，兼有暑湿微盛

【症状】胸胁阻塞，周身酸痛，脉息沉滞。

【方剂】调气化饮汤。

【药物组成】藿香一钱，香附（制）三钱，陈皮一钱五分，焦神曲三钱，枳壳二钱，厚朴一钱五分，桔梗二钱，木香一钱，赤茯苓四钱，砂仁一钱五分，甘草四分。

【药引】姜皮一片。

【患者】嘉庆朝二阿哥福晋。

【医家】钱松。

案50　内蓄滞热，微感风凉

【症状】胸满烦急，两手有汗，大便不调，脉息右寸关微浮而数。

【治法】开通风热。

【方剂】和表清热代茶饮。

【药物组成】菊花一钱，桑叶一钱，麦冬二钱，竹茹二钱。

【患者】宣统皇帝。

【医家】李崇光。

案51　湿热未清，胃蓄饮滞尚盛

【症状】偏右头疼，时作呕吐，口黏而渴，微觉恶风，脉息左寸关浮弦而数，右寸关沉滑。

【方剂】清解化饮汤。

【药物组成】防风二钱，白芷二钱，川芎一钱五分，蔓荆子（炒，研）三钱，陈皮二钱，厚朴（炙）二钱，猪苓三钱，泽泻三钱，天花粉三钱，竹茹二钱，黄连（研）一钱，枳壳（炒）二钱。

【药引】焦山楂三钱。

【患者】光绪皇帝。

【医家】张仲元。

案52　肝胃有热停蓄湿饮，感冒风凉

【症状】头疼恶寒，身肢酸麻，呕吐水饮，脉息左寸关浮弦而数，右寸关滑数。

【方剂】疏解化饮汤。

【药物组成】防风二钱，荆芥二钱，白芷一钱五分，苏叶二钱，川芎一钱，菊花三钱，桑叶三钱，枳壳（炒）三钱，陈皮二钱，竹茹二钱，黄芩（酒）三钱，甘草八分。

【药引】焦三仙六钱。

【患者】光绪皇帝。

【医家】张仲元。

案53　内停饮热，外受风凉

【症状】头痛呕吐，四肢酸软，脉息浮缓。

【方剂】参苏饮。

【药物组成】前胡一钱，苏叶一钱，枳壳（炒）一钱五分，半夏（制）二钱，赤茯苓二钱，焦山楂二钱，焦神曲二钱，羌活一钱五分，防风一钱五分，枇杷叶二钱，生甘草八分。

【药引】生姜三片。

【评注】外感风凉，内停饮热，治宜外散表邪，内清饮热。但以五阿哥脉证分析，似热不甚，故治疗重在疏表。参苏饮具益气解表，理气化痰之功效。此处去参，亦或为其防补益过甚，且用方大旨在于解表之故。

【患者】嘉庆朝五阿哥。

【医家】俞世龙。

案54　肺胃蓄有饮热，复感浮风

【症状】头晕身热，胸满欲呕，脉息左寸关浮滑，右寸关滑数。

【治法】清解理肺化饮。

【药物组成】薄荷二钱，苏叶二钱，荆芥二钱，防风二钱，生石膏六钱，天花粉三钱，黄连（研）二钱，陈皮三钱，枳壳（炒）三钱，焦山楂四钱，大黄（酒）二钱。

【药引】黄芩（酒）三钱，竹茹二钱。

【患者】光绪朝瑾妃。

【医家】赵文魁。

案 55   肝胃蓄饮生热，外受风寒

【症状】头疼口干，脉息左寸浮弦，右寸关滑数。

【方剂】疏风清热饮。

【药物组成】羌活二钱，防风三钱，川芎二钱，蔓荆子（炒）三钱，苍术（炒）二钱，蝉蜕一钱五分，白芷二钱，桑叶二钱，神曲（炒）二钱，甘草八分。

【药引】薄荷七分。

【患者】光绪皇帝。

【医家】庄守和。

案 56   内停滞热，外受风温

【症状】头痛身疼，憎寒壮热，口渴咽肿，脉息浮数。

【方剂】清热疏解饮。

【药物组成】杏仁三钱，羌活三钱，荆芥穗二钱，牛蒡子三钱，苏叶一钱五分，葛根二钱，柴胡一钱五分，黄芩（酒）三钱，玄参三钱，犀角一钱，人中黄一钱五分。

【药引】苇根五把。

【患者】道光朝佳贵人。

【医家】张鹤琴。

案 57   肝胃饮滞，余热未清

【症状】偏右头疼，口干作渴，大便未行，脉息左寸关弦数，右关沉滑而数。

【方剂】清热和中化饮汤。

【药物组成】菊花二钱，桑叶二钱，蔓荆子（生）二钱，苍术（炒）二钱，陈皮二钱，厚朴（制）一钱五分，焦三仙三钱，滑石四钱，天花粉四钱，甘草一钱，竹茹三钱。

【药引】灯心三子。

【患者】光绪皇帝。
【医家】李德昌。

案58 荣分有热，外受风凉

【症状】发热头疼，周身拘紧，脉息浮弦。
【方剂】疏风清解饮。
【药物组成】羌活一钱，独活一钱，柴胡一钱，黄芩一钱五分，川芎一钱，赤芍一钱，茯苓一钱五分，枳壳（炒）一钱五分，桔梗一钱五分，玉竹一钱五分，苍术一钱，甘草五分。
【药引】生姜二片。
【患者】乾隆朝禄贵人。
【医家】陈世官、马敬伦。

案59 肝胃饮热，湿滞熏蒸，感受风凉

【症状】身肢烧热，倦怠酸懒，偏右头疼，口干作渴，谷食不思，大便未行，脉息左寸关弦而稍浮，右寸关沉滑而数。
【方剂】清解化滞汤。
【药物组成】川芎二钱，蔓荆子（生）三钱，菊花二钱，陈皮二钱，桑叶二钱，焦三仙三钱，枳壳（炒）三钱，天花粉三钱，滑石三钱，生甘草一钱。
【药引】芦根二支。
【评注】肝胃饮热，湿滞熏蒸，乃光绪固有之疾，感受风凉，遂表寒里湿交相为患。其治疗乃以解表化滞为要务。
【患者】光绪皇帝。
【医家】李德昌。

案60 饮滞受凉

【症状】头闷身酸，发热恶寒，胸胁胀痛，脉息浮数。
【方剂】疏解正气汤
【药物组成】羌活一钱五分，防风一钱五分，藿香一钱五分，苏梗二钱，苍术一钱五分，厚朴一钱五分，砂仁一钱，赤茯苓三钱，大腹皮二钱，半夏（炙）二钱，橘红一钱五分，生甘草五分。
【药引】生姜三片。
【患者】道光朝大阿哥。
【医家】薛文昱、张新、郝进喜。

案61 内有滞热，外感风凉

【症状】头疼身酸，发热恶寒，项强胸满，脉息浮紧。

【方剂】疏风清解汤。

【药物组成】羌活一钱五分，苏叶一钱五分，防风一钱，川芎八分，柴胡一钱，白芷一钱，香附一钱五分，厚朴一钱五分，陈皮一钱五分，桔梗一钱，半夏一钱五分，赤茯苓二钱，甘草五分。

【药引】生姜三片。

【患者】乾隆朝惇妃。

【医家】田福。

案62 里热不清

【症状】胸闷烦渴，脉息浮滑。

【方剂】清解和中汤。

【药物组成】苏梗一钱五分，藿香梗一钱，川芎八分，厚朴（姜炒）一钱五分，柴胡（炒）一钱，赤茯苓二钱，枳壳（炒）一钱，桔梗一钱，半夏（制）一钱五分，瓜蒌三钱，栀子（炒）一钱五分，陈皮一钱五分，生甘草五分。

【药引】生姜三片，灯心五十寸。

【患者】乾隆朝惇妃。

【医家】田福。

案63 风邪欠解，肺胃蕴热尚盛

【症状】头闷肢倦，口渴作嗽，脉息左关弦数，右部缓滑。

【治法】疏风理肺清胃。

【药物组成】荆芥穗三钱，薄荷二钱，防风三钱，苏叶一钱，苏子二钱，瓜蒌六钱，杏仁（炒）四钱，橘红三钱，黄芩四钱，龙胆草（酒）三钱，生石膏（研）六钱，大黄（酒）二钱，怀牛膝三钱。

【药引】羚羊角面（先煎）六分。

【患者】光绪朝瑾妃。

【医家】佟文斌、赵文魁。

案64 肺胃有热，感受风凉

【症状】发热面赤，口渴腰腿酸软，脉息浮数。

【方剂】荆防清热饮。

【药物组成】荆芥穗一钱，防风八分，羌活六分，葛根五分，前胡一钱五分，柴胡一钱，桔梗一钱五分，枳壳（炒）二钱，赤茯苓一钱五分，黄芩一钱，羚羊角八分，生甘草五分。

【药引】灯心五十寸。

【患者】道光朝大阿哥。

【医家】李承缮。

案65　外感风寒，瘟邪复聚

【症状】头颈咽痛，发热恶寒，鼻喘，脉息浮数。

【方剂】荆防杏苏饮。

【药物组成】荆芥穗一钱五分，川芎一钱，杏仁一钱五分，僵蚕一钱五分，防风一钱五分，牛蒡子二钱，桑白皮一钱五分，生甘草六分，玄参三钱，白芷一钱，苏叶一钱，橘皮一钱。

【药引】生姜二片。

【患者】道光朝庄顺皇贵妃。

【医家】张镇、师国栋。

案66　肺胃有热，感受风凉

【症状】身热，头痛，咳嗽，唇干，脉息浮数。

【方剂】疏解杏苏饮。

【药物组成】杏仁（炒，研）一钱五分，苏叶一钱，葛根一钱五分，前胡一钱五分，桔梗一钱五分，橘红一钱五分，赤茯苓二钱，天花粉一钱五分，黄芩（酒）一钱五分，玄参一钱五分，生甘草八分。

【药引】生姜皮二片。

【患者】道光朝大阿哥。

【医家】李承缮、刘廷溥。

案67　肺胃有热，外受风凉

【症状】咳嗽，发热，头疼，呕恶，口渴，脉息浮数。

【方剂】荆防杏苏饮。

【药物组成】荆芥穗二钱，防风一钱五分，杏仁（炒）一钱五分，苏叶一钱，前胡一钱五分，桔梗一钱五分，橘皮八分，赤茯苓一钱五分，枳壳（炒）二钱，黄芩一钱，半夏（制）一钱，生甘草五分。

【药引】生姜皮一片，灯心五十寸。

【患者】道光朝大阿哥。

【医家】李承缮、方惟寅。

案 68　蕴热较减，风凉未净

【症状】头闷肢倦，咽堵作疼，脉息右寸关浮滑，左寸关弦而近缓。

【治法】和解清热利咽。

【药物组成】大青叶二钱，薄荷一钱，连翘二钱，金银花二钱，玄参二钱，赤芍一钱五分，射干三分，黄芩二钱，麦冬二钱，栀子二钱，前胡二钱。

【药引】青果五个。

【患者】宣统朝皇后婉容。

【医家】赵文魁。

案 69　内有停滞，外受风瘟

【症状】头疼身痛，发热恶寒，咽喉肿痛，脉息浮数。

【方剂】疏解利咽汤。

【药物组成】荆芥一钱五分，防风一钱五分，薄荷一钱，玄参五钱，牛蒡子（研）四钱，山豆根三钱，黄芩（酒）二钱，葛根三钱，桔梗三钱，连翘（去心）二钱，生甘草八分。

【药引】芦根五把。

【患者】道光朝静贵妃。

【医家】郝进喜。

案 70　阴分较亏，气道尚滞

【症状】头闷肢倦，中气欠调，脉息右寸关缓滑，左寸关弦缓。

【治法】清上和肝滋阴。

【药物组成】菊花二钱，桑叶二钱，薄荷八分，连翘二钱，牡丹皮二钱，川芎一钱，当归三钱，白芍二钱，生地黄三钱，青皮一钱，香附（炙）八分。

【药引】泽兰一钱五分，青果五个。

【患者】宣统朝皇后婉容。

【医家】赵文魁。

案 71　肝经有热，外薄风凉

【症状】头闷肢倦，有时腹胀，脉息右寸关浮滑，左寸关弦而稍数。

【治法】清解调肝舒化。

【药物组成】薄荷一钱五分，连翘三钱，金银花二钱，淡豆豉二钱，苏叶二钱，陈皮二钱，牡丹皮二钱，栀子二钱，枳壳（炒）二钱，黄芩（酒）一钱五分，大腹皮二钱。

【药引】青果五个。

【患者】宣统朝皇后婉容。

【医家】赵文魁。

案72　内有饮热，外受风凉

【症状】胸膈满闷，作呕头晕，四肢酸软，脉息浮数。

【方剂】疏解正气汤。

【药物组成】苏梗三钱，葛根二钱，藿香二钱，半夏二钱，陈皮二钱，桔梗二钱，厚朴二钱，黄芩（酒）二钱，赤茯苓三钱，白芷二钱，川芎二钱，甘草二钱。

【药引】生姜二片。

【患者】嘉庆朝三阿哥下二格格。

【医家】薛文昱、王瑞丰。

案73　内停饮滞，外受风寒

【症状】头疼身痛，鼻塞胸满，发热恶寒，脉息浮弦。

【方剂】疏解正气汤。

【药物组成】苏叶一钱五分，川芎八分，白芷一钱，枳壳（炒）一钱五分，藿香梗一钱五分，半夏一钱五分，厚朴一钱五分，陈皮一钱，瓜蒌一钱，防风一钱五分，神曲三钱，栀子一钱五分。

【药引】生姜二片。

【患者】乾隆朝循嫔。

【医家】陈世官、刘彬。

案74　内热受凉

【症状】头疼身酸，发热恶寒，咳嗽胸满，脉息浮数。

【方剂】荆防杏苏饮。

【药物组成】荆芥穗一钱五分，防风一钱五分，羌活二钱，枳壳二钱，桔梗二钱，苏叶二钱，杏仁（炒）三钱，前胡二钱，黄芩（酒）二钱，半夏（炙）二钱，橘红二钱，生甘草五分。

【药引】生姜三片，秋梨三片。

【患者】道光朝祥妃。

【医家】郝进喜。

案75　内有饮热，外受风凉

【症状】头疼身痛，胸满恶寒，脉息浮数。

【方剂】疏解利咽汤。

【药物组成】荆芥穗二钱，防风一钱五分，牛蒡子（研）三钱，葛根二钱，桔梗三钱，山豆根三钱，薄荷一钱五分，天花粉二钱，玄参二钱，麦冬（去心）三钱，生甘草一钱。

【药引】淡竹叶一钱五分。

【评注】喉部连于肺胃，故外感之患，多犯咽喉；咽喉为诸经行聚之处，故内伤脏腑，亦多反映于喉。二格格之咽痛，属外有风寒之侵，内有饮热之伏，风热搏结于喉所致。

【患者】嘉庆朝三阿哥下二格格。

【医家】张自兴、苏钰。

案76　内有暑湿，外受风凉

【症状】周身疼痛，烦热作渴，脉息浮紧。

【方剂】香苏饮。

【药物组成】藿香一钱，苏叶一钱，厚朴（炒）一钱五分，陈皮一钱五分，赤茯苓三钱，葛根八分，香薷五分，益元散一钱五分。

【药引】生姜一片，灯心三子。

【患者】道光朝祥妃。

【医家】方惟寅、庞景云。

案77　暑感夹温

【症状】头闷身酸，鼻塞口黏，咳嗽胸满，脉息浮缓。

【方剂】清暑除湿汤。

【药物组成】香薷一钱五分，葛根一钱五分，羌活一钱五分，苏叶一钱五分，杏仁（炒）一钱五分，陈皮二钱，赤茯苓三钱，厚朴一钱五分，桔梗二钱，泽泻三钱，焦神曲三钱，生甘草一钱。

【药引】生姜皮一片，灯心一束。

【患者】道光朝祥妃。

【医家】孔毓麟、方惟寅。

案 78　偶受微凉

【症状】头疼发热，胸腹胀满，脉息浮数。

【方剂】香苏和解饮。

【药物组成】苏叶一钱五分，羌活一钱五分，防风一钱五分，香附（炒）一钱五分，藿香一钱五分，厚朴一钱五分，陈皮二钱，赤茯苓一钱，桔梗一钱五分，生甘草五分。

【药引】生姜三片。

【评注】外受风凉夹湿困脾，故以香苏散合芳香醒脾理气之品，解表和里以取效。

【患者】嘉庆朝孝淑睿皇后。

【医家】商景霨、舒岱。

案 79　内停滞热，外受风凉

【症状】头疼身痛，发热畏寒，口干恶心，脉息浮紧。

【方剂】疏解正气汤。

【药物组成】羌活一钱，防风一钱，苏叶一钱五分，藿香一钱五分，川芎八分，白芷八分，厚朴一钱五分，陈皮一钱五分，半夏（制）一钱五分，枳壳（炒）一钱五分，赤茯苓二钱，甘草五分。

【药引】生姜三片。

【患者】乾隆朝循嫔。

【医家】田福。

案 80　肺胃蓄热感寒

【症状】头闷微疼，鼻流清涕，恶寒发热，口中无味，脉息左寸微浮，关部近数，右寸关滑数。

【治法】清解化热。

【药物组成】藿香一钱五分，苏叶八分，菊花二钱，桑叶二钱，神曲一钱五分，金银花二钱，橘红一钱，益元散（煎）二钱。

【药引】鲜荷叶一角。

【患者】慈禧太后。

【医家】张仲元、李德源。

案 81　风热凝结

【症状】咽痛膈热，头闷身软。

【方剂】清热利咽汤。

【药物组成】连翘三钱，牛蒡子（炒）二钱，荆芥穗一钱五分，防风一钱五分，白芷一钱，金银花一钱五分，桔梗三钱，黄芩一钱五分，枳壳（炒）一钱五分，射干二钱，前胡一钱五分，生甘草五分。

【药引】生姜一片，灯心三十寸。

【外治】外吹绛雪散。

【患者】嘉庆朝华妃。

【医家】张文瑞、田广福。

案 82

【症状】头疼身酸，发热恶寒，胸膈满闷，心悸不安。

【方剂】疏解正气汤。

【药物组成】羌活一钱五分，白芷一钱五分，防风一钱五分，半夏（炙）三钱，藿香一钱五分，苏叶一钱五分，陈皮二钱，赤茯苓三钱，桔梗二钱，枳壳（炒）二钱，苍术（炒）一钱五分，生甘草五分。

【药引】生姜二片。

【患者】道光朝孝慎成皇后。

【医家】陈昌龄、王明福、郝进喜。

案 83   内停饮热，外受风凉

【症状】发热恶寒，胸膈满闷，胁肋胀痛，身肢倦软，脉息浮数。

【方剂】疏解化饮汤。

【药物组成】羌活一钱五分，防风一钱五分，苍术（炒）一钱，厚朴二钱，陈皮二钱，赤茯苓三钱，香附（炒）三钱，青皮二钱，苏梗二钱，柴胡（醋）一钱五分，黄芩（酒）二钱，生甘草七分。

【药引】灯心三十寸，生姜片二片。

【患者】道光朝孝慎成皇后。

【医家】赵永年、赵汝梅、王明福。

案 84   肺胃蕴热，蓄有湿滞，稍感风凉

【症状】头微疼，口渴思饮，身肢酸倦，有时恶寒，手心发热，大关防欠调，脉息左关见弦，人迎稍浮，右寸关滑数。

【方剂】清解化湿代茶饮。

【药物组成】荆芥三钱，藿香一钱五分，猪苓三钱，泽泻三钱，焦三仙六

钱，白扁豆（炒）三钱，陈皮一钱五分，厚朴（炙）一钱五分。

【患者】慈禧太后。

【医家】全顺、张仲元。

案85 内有饮热，外受风凉

【症状】头痛身酸，发热恶寒，胸胁作痛，脉息浮数。

【方剂】疏解化饮汤。

【药物组成】苏叶一钱五分，藿香二钱，赤芍（炒）三钱，白芷一钱五分，青皮一钱五分，羌活一钱五分，厚朴（炙）一钱五分，香附一钱五分，半夏（制）一钱五分，枳壳（炒）一钱五分，桔梗二钱，甘草（炙）五分。

【药引】生姜一片。

【患者】嘉庆朝二阿哥侧福晋。

【医家】张铎、李亨。

案86 荣分热盛，暑湿凝滞

【症状】头眩胁痛，发热烦躁，身肢酸软，脉息弦数。

【方剂】清荣和解汤。

【药物组成】银柴胡一钱五分，牡丹皮二钱，栀子（炒）一钱五分，当归二钱，赤芍一钱五分，黄连一钱，陈皮一钱五分，神曲（炒）一钱五分，香附（炒）二钱，枳壳（炒）一钱五分，赤茯苓二钱，生甘草八分，香薷一钱五分。

【药引】姜皮二片，灯心五十寸。

【患者】乾隆朝循嫔。

【医家】张肇基、刘彬。

案87 内有饮热，外受风凉

【症状】头疼身痛，满闷呕恶，烧渴兼作，脉息浮数。

【方剂】疏解正气汤。

【药物组成】藿香二钱，苏梗二钱，葛根二钱，白芷一钱五分，川芎一钱五分，荆芥穗二钱，半夏（炙）二钱，陈皮一钱五分，羌活一钱五分，甘草五分。

【药引】生姜二片。

【患者】嘉庆朝南府首领禄喜。

【医家】薛文昱。

案 88   肺胃有热，外受风凉

【症状】伤风头疼，发热口干，脉息浮数。

【方剂】疏风清解饮。

【药物组成】荆芥穗一钱五分，桔梗一钱，柴胡一钱，防风一钱，连翘一钱，葛根一钱，前胡一钱，枳壳（炒）一钱，黄芩一钱五分，天花粉一钱，羌活一钱，生甘草八分。

【药引】生姜一片，灯心三十寸。

【患者】乾隆朝十公主。

【医家】陈世官、罗衡、武世倬、刘钟。

案 89   肺热受风

【症状】头疼发热，鼻塞声重，夜不得寐，脉息浮数。

【方剂】疏风清热饮。

【药物组成】香薷一钱五分，防风一钱五分，薄荷八分，黄芩（酒）三钱，白芷一钱五分，葛根二钱，羌活一钱五分，牛蒡子三钱，玄参三钱，桔梗三钱，栀子（炒）二钱，六一散三钱，黄连八分。

【药引】芦根五把。

【患者】道光朝祥妃。

【医家】郝进喜。

案 90   饮热受凉

【症状】头疼身痛，胸满恶寒，脉息浮数。

【方剂】疏解正气汤。

【药物组成】羌活一钱五分，防风一钱五分，藿香一钱五分，苏叶一钱五分，茯苓三钱，苍术（炒）一钱五分，白芷一钱，陈皮二钱，桔梗二钱，半夏（炙）一钱五分，厚朴一钱五分，生甘草五分。

【药引】生姜三片。

【患者】道光朝祥妃。

【医家】郝进喜。

案 91   停饮受凉

【症状】头疼身痛，发热恶寒，咽喉肿痛，脉息浮数。

【方剂】羌防疏解饮。

【药物组成】羌活一钱五分，防风一钱五分，荆芥穗一钱五分，麻黄一钱五分，苏叶一钱五分，黄芩（酒）一钱五分，葛根二钱，白芷一钱五分，黄连（酒）射干三钱，桔梗三钱，玄参三钱，生甘草八分。

【药引】芦根五把。

【患者】道光朝孝慎成皇后。

【医家】郝进喜。

案92　肝胃欠和，稍有感冒

【症状】恶寒发热，身肢酸倦，脉息左寸关浮弦而躁，右寸关滑而近数。

【治法】和中清解。

【药物组成】薏苡仁（炒）三钱，金石斛一钱五分，白扁豆（炒）三钱，桑叶一钱五分，藿香梗八分，葛根一钱，甘草五分。

【药引】生姜一片，红枣肉二个。

【患者】同治朝太监李莲英。

【医家】张仲元、李德源。

案93　肺胃有热，外受风凉

【症状】咽喉作痛，脉息浮数。

【方剂】疏风清咽汤。

【药物组成】荆芥一钱，防风一钱，柴胡一钱，薄荷八分，赤芍一钱，白芷一钱，牛蒡子（炒，研）二钱，桔梗二钱，黄芩（炒）一钱，连翘一钱，枳壳（炒）一钱，生甘草五分。

【药引】生姜皮一片，灯心三十寸。

【患者】乾隆朝绵志阿哥。

【医家】刘世基、张敬文。

案94　气饮郁结，外受风凉

【症状】身肢恶寒厥逆，咳嗽胀闷，牵引胸胁疼痛，脉息浮弦而滑。

【方剂】疏解正气汤。

【药物组成】荆芥三钱，防风二钱，白芷二钱，桔梗二钱，桑白皮三钱，川芎三钱，当归三钱，橘皮二钱，枳壳二钱，厚朴二钱，杏仁三钱，甘草一钱。

【药引】生姜五片。

【患者】咸丰朝祺嫔。

【医家】李万清。

案 95   内有饮热，外受微凉

【症状】头眩心悸，胸胁胀痛，脉息浮数。

【方剂】疏解化饮汤。

【药物组成】苏梗一钱五分，白芍一钱五分，柴胡一钱，青皮一钱，枳壳一钱五分，赤茯苓一钱五分，川芎一钱五分，白芷一钱，牡丹皮一钱五分，香附一钱五分，甘草八分。

【药引】生姜一片，灯心三十寸。

【患者】乾隆朝循嫔。

【医家】张肇基、牛永泰。

案 96   内有滞热，外受风凉

【症状】头疼鼻塞，发热恶寒，身体酸软，脉息浮数。

【方剂】疏解清热汤。

【药物组成】荆芥穗一钱五分，防风一钱五分，川芎一钱，白芷一钱，桔梗二钱，枳壳（炒）一钱，羌活一钱，苏叶一钱，葛根一钱，黄芩一钱五分，栀子（炒）一钱五分，生甘草五分。

【药引】生姜二片，灯心五十寸。

【患者】乾隆朝十五阿哥福晋。

【医家】刘太平。

案 97   胃蓄饮热，外感风寒

【症状】恶寒发热，头痛口干，身肢酸痛，有时呕吐痰饮，脉息右寸关滑数，左寸关浮弦而数。

【治法】清解化饮。

【药物组成】防风一钱五分，荆芥一钱五分，薄荷八分，桑白皮一钱五分，桑叶一钱五分，牛蒡子（炒，研）二钱，橘红一钱，厚朴（炙）一钱五分，槟榔（炒）二钱，黄芩（酒）三钱，菊花二钱，竹茹二钱，甘草一钱。

【药引】蔓荆子一钱。

【患者】慈禧太后。

【医家】张仲元、姚宝生。

案 98   停饮受凉

【症状】胸膈疼痛，周身拘紧，寒热往来，脉息弦紧。

【方剂】清解化饮汤。

【药物组成】苏梗二钱,厚朴一钱五分,枳壳(炒)二钱,大腹皮二钱,青皮一钱五分,焦神曲三钱,赤茯苓三钱,橘皮二钱,甘草八分。

【药引】煨姜二片。

【患者】道光朝庄顺皇贵妃。

【医家】张世良。

案99 肝经郁热

【症状】胸胁满闷烦热,大小关防结燥,咽中微紧,脉息弦数。

【方剂】滋阴和肝汤。

【药物组成】柴胡(炒)一钱,当归一钱五分,生地黄三钱,薄荷一钱五分,牡丹皮一钱五分,桔梗二钱,玄参二钱,黄芩一钱五分,栀子(炒)一钱五分,木通二钱,枳壳(炒)一钱五分,甘草八分。

【药引】灯心三十寸,荷梗十寸。

【患者】乾隆朝十五阿哥福晋。

【医家】顾兴祖。

案100 肺气欠和,湿痰未净

【症状】鼻塞声重,有时咳嗽,头晕心悸,身肢稍倦,脉息左关弦而近数,右寸关沉滑。

【治法】和肺化痰。

【药物组成】薄荷一钱,杏仁(研)三钱,前胡三钱,法半夏三钱,白芍(生)三钱,橘红三钱,茯神四钱,谷芽(炒)三钱,南桔梗三钱,甘草一钱,旋覆花(包煎)三钱。

【药引】黄芩二钱。

【患者】光绪朝瑾妃。

【医家】张仲元。

案101 气饮郁结,外受风凉

【症状】发热恶寒,身肢酸痛,心悸懊憹,呕恶嘈杂,懒食少寐,脉息浮弦而滑。

【方剂】疏解正气汤。

【药物组成】藿香三钱,苏叶二钱,陈皮三钱,半夏(制)三钱,茯苓三钱,苍术二钱,白芷二钱,葛根二钱,焦山楂六钱,厚朴三钱,神曲三钱,枳壳三钱。

【药引】木香一钱。

【患者】光绪朝福嫔。

【医家】李万清。

案 102   内停饮滞，外受微寒

【症状】胁肋胀疼，恶寒肢软，脉息浮弦。

【方剂】疏解化饮汤。

【药物组成】桂枝一钱五分，白芍（炒）一钱五分，半夏（制）一钱五分，茯苓一钱五分，升麻八分，柴胡一钱五分，陈皮一钱，当归一钱五分，炙甘草五分。

【药引】煨姜一片，红枣二枚。

【患者】乾隆朝禄贵人。

【医家】刘彬、刘太平。

案 103   风寒

【症状】下午头晕，项酸身倦，骸痛初觉恶寒，夜半后即行发热，时时微汗，脉息右部浮紧，左部微带数象。

【方剂】和解化饮汤。

【药物组成】葛根一钱，半夏（炙）二钱，藿梗八分，白术（生）二钱，茯苓（研）二钱，银柴胡四分，桔梗一钱，生甘草五分。

【药引】生姜三片，红枣三枚。

【患者】慈禧太后。

【医家】薛福辰、汪守正、庄守和、李德昌。

案 104   肺胃有热，外受风凉

【症状】头疼身酸，发热恶寒，脉息浮数。

【方剂】疏风清解汤。

【药物组成】荆芥穗一钱五分，前胡一钱五分，枳壳（炒）一钱五分，神曲（炒）三钱，防风一钱五分，赤茯苓二钱，桔梗一钱五分，黄芩（酒炒）一钱五分，羌活一钱五分，柴胡一钱五分，川芎一钱，甘草五分。

【药引】生姜一片，灯心五十寸。

【患者】乾隆朝循嫔。

【医家】罗衡、马敬伦。

案 105　肝胃热盛

【症状】表凉渐解，发热头闷。

【方剂】清热和表汤。

【药物组成】柴胡一钱五分，黄芩（酒）一钱五分，川芎一钱，赤芍一钱五分，栀子（炒）一钱五分，天花粉二钱，枳壳（炒）二钱，桔梗一钱，牡丹皮一钱五分，厚朴（炒）二钱，神曲（炒）二钱，竹茹二钱。

【药引】生姜一片。

【患者】乾隆朝循嫔。

【医家】罗衡、马敬伦。

案 106　停饮夹瘟

【症状】头痛，发热恶寒，身肢酸疼，干呕咽痛，胸腹胀痛，脉息浮数。

【方剂】疏解化饮汤。

【药物组成】柴胡三钱，半夏（姜炙）三钱，黄芩（酒）三钱，葛根一钱五分，桔梗五钱，荆芥穗二钱，防风二钱，紫苏一钱五分，枳壳（炒）三钱，羌活一钱五分，赤茯苓三钱，甘草一钱。

【药引】生姜三片。

【患者】光绪朝福嫔。

【医家】冯钰。

案 107　胃停饮热，外感风寒

【症状】头疼身酸，发热恶寒，胸满恶心，脉息浮弦。

【方剂】疏表正气汤。

【药物组成】苏叶一钱五分，羌活一钱五分，白芷一钱五分，藿香一钱五分，陈皮一钱五分，半夏（炙）二钱，赤茯苓二钱，厚朴（炒）一钱五分，枳壳（炒）一钱五分，大腹皮一钱，黄芩一钱五分，生甘草五分。

【药引】生姜二片，灯心三十寸。

【患者】乾隆朝十五阿哥福晋。

【医家】沙成玺。

案 108　肺胃饮滞，外受微热

【症状】头闷身酸，胸满烦渴，脉息浮洪。

【方剂】清热除湿汤。

【药物组成】苏梗一钱五分，藿香梗一钱，陈皮一钱五分，厚朴（姜炒）一钱五分，赤茯苓二钱，半夏曲一钱五分，黄芩（炒）一钱，栀子（炒）一钱五分，香附（炒）二钱，天花粉二钱，枳壳（炒）一钱，桔梗一钱五分，生甘草五分，木通一钱。

【药引】生姜二片，灯心五十寸。

【患者】乾隆朝惇妃。

【医家】田福。

案 109   肺胃滞热，外受微风

【症状】头闷身酸，发热口渴，胸胁微胀，脉息浮洪。

【方剂】清热化滞汤。

【药物组成】苏梗一钱五分，厚朴（炒）一钱五分，葛根一钱五分，黄芩一钱五分，黄连（研）八分，栀子（炒）一钱五分，陈皮一钱五分，枳壳（炒）一钱五分，神曲（炒焦）二钱，天花粉一钱五分，半夏（制）一钱五分，生甘草五分。

【药引】生姜二片，灯心五十寸。

【患者】乾隆朝惇妃。

【医家】田福。

案 110   外受风寒，内有滞热

【症状】头疼身痛，项强目胀，发热恶寒，胸闷不舒，呕吐恶心，脉息浮紧。

【方剂】清解正气汤。

【药物组成】苏叶一钱五分，藿香一钱五分，羌活一钱，川芎一钱，白芷八分，厚朴（姜炒）一钱五分，姜半夏一钱五分，赤茯苓二钱，陈皮一钱五分，苍术一钱，枳壳（炒）一钱五分，黄连（姜炒）七分，甘草三分。

【药引】生姜三片。

【患者】乾隆朝惇妃。

【医家】田福。

案 111   停饮有热，外受风凉

【症状】胸满腹痛，呕吐泄利，恶寒身酸，脉息弦滑。

【方剂】疏解正气饮。

【药物组成】藿香三钱，苏叶一钱，白芷一钱，厚朴一钱五分，大腹皮三钱，砂仁一钱五分，赤茯苓三钱，车前子三钱，神曲三钱，郁金二钱。

【药引】伏龙肝五钱。

【患者】同治朝璷嫔。

【医家】李德全。

案 112　湿饮郁结，风凉外束

【症状】头晕身痛，胸胁胀满，咽喉微痛，烦躁作泄，脉息浮滑。

【方剂】清解化饮汤。

【药物组成】羌活二钱，藿香二钱，牛蒡子三钱，陈皮三钱，赤茯苓三钱，厚朴二钱，玄参四钱，桔梗三钱，枳壳二钱，缩砂一钱五分，天花粉三钱，栀子三钱。

【药引】益元散三钱。

【患者】光绪朝福嫔。

【医家】周之桢。

案 113　外感风凉，内停饮热

【症状】寒热往来，头晕胸满，食后作痛，有时腰腿沉疼，脉息左寸关浮缓，右寸关沉滑而数。

【治法】疏解清化。

【药物组成】薄荷一钱，玉竹四钱，柴胡二钱，川芎二钱，菊花三钱，石膏（煅）四钱，溏瓜蒌三钱，枳实（研）二钱，鸡内金三钱，猪苓三钱，焦三仙三钱，黄芩三钱。

【药引】大黄炭二钱，茵陈三钱。

【患者】光绪朝瑾妃。

【医家】忠勋。

案 114　里滞未化，外感未净

【症状】头尚作晕，肢体仍痛，胸满腿沉，脉息左寸关浮缓，右寸关沉滑。

【治法】和表化湿。

【药物组成】当归三钱，川芎三钱，赤芍二钱，柴胡二钱，白芷二钱，羌活二钱，黄芩（酒）三钱，白术（生）二钱，焦三仙六钱，赤茯苓四钱，钩藤二钱，生甘草八分。

【药引】桂枝七分，香附（炙）二钱。

【患者】光绪朝瑾妃。

【医家】忠勋。

案115　痰热过盛

【症状】表凉微解，痰过盛，脉息浮数。

【方剂】清热化痰饮。

【药物组成】陈皮一钱，前胡一钱，苏梗一钱，桔梗一钱，枳壳（炒）一钱，黄芩（酒）一钱五分，黄连（酒）五分，瓜蒌子（研）一钱五分，桑白皮一钱五分，杏仁（研）一钱，焦神曲二钱，生甘草三分。

【药引】灯心一子。

【患者】嘉庆朝奕缵阿哥。

【医家】高文溥、罗应甲。

案116　肝胃欠调，蓄有痰热，感冒风凉

【症状】发烧身痛，咽嗌作疼，有时咳嗽，夜不能寐，脉息左关弦数，右寸关浮滑。

【治法】清解利咽。

【药物组成】薄荷二钱，牛蒡子（炒）三钱，荆芥三钱，防风三钱，浙贝母（研）三钱，枳壳（炒）三钱，桔梗三钱，玄参四钱，黄芩（酒）三钱，桑叶三钱，杏仁（研）三钱，甘草一钱。

【药引】青果五个。

【患者】光绪朝瑾妃。

【医家】张仲元。

案117　饮热受风

【症状】头痛胸闷，身肢酸软，脉息浮数。

【方剂】疏解正气汤。

【药物组成】苏叶一钱五分，羌活一钱五分，葛根二钱，藿香一钱五分，白芷一钱五分，薄荷一钱五分，桔梗二钱，半夏（炙）二钱，陈皮二钱，黄芩二钱，厚朴（炒）二钱，赤茯苓二钱，甘草七分。

【药引】生姜三片。

【患者】嘉庆朝二阿哥侧福晋。

【医家】鲁维淳、吴锦。

案118　上焦风热未净，胃蓄痰饮未清

【症状】头疼眩晕，有时咳嗽，鼻息觉堵，身肢酸倦，脉息左关弦而近数，

右寸关沉滑。

【治法】清解化痰。

【药物组成】薄荷一钱五分，辛夷三钱，菊花三钱，牛蒡子（炒）三钱，黄芩（酒）三钱，橘红三钱，杏仁三钱，浙贝母三钱，枳壳（炒）三钱，桔梗三钱，瓜蒌三钱，旋覆花（包煎）三钱。

【药引】前胡三钱。

【患者】光绪朝瑾妃。

【医家】张仲元。

案119　肝胃有热，外受风瘟

【症状】左咽赤肿作痛，肢体酸软，脉息浮数。

【方剂】荆防败毒散。

【药物组成】防风二钱，荆芥二钱，牛蒡子三钱，薄荷一钱，玄参三钱，豆根二钱，马勃二钱，黄芩（酒）二钱，柴胡一钱五分，桔梗二钱，连翘二钱，甘草五分。

【药引】竹叶三十片。

【患者】嘉庆朝二阿哥福晋。

【医家】薛文昱、王殿安。

案120　肝胃不和，停饮受凉

【症状】头疼胸满，发热身酸，脉息浮数。

【方剂】藿香正气汤。

【药物组成】羌活二钱，藿香二钱，黄连一钱，防风二钱，苏叶二钱，桔梗二钱，青皮二钱，赤茯苓三钱，白芷一钱五分，苍术（炒）一钱五分，半夏曲（炒）三钱，厚朴一钱五分，六一散三钱。

【药引】生姜二片，灯心一束。

【患者】道光朝孝慎成皇后。

【医家】郝进喜。

案121　停饮受热

【症状】呕恶胸满，两胁作痛，烦热口渴，脉息浮数。

【方剂】疏解正气汤。

【药物组成】藿香二钱，苏叶一钱，葛根一钱，桔梗一钱五分，厚朴一钱五分，陈皮一钱五分，天花粉二钱，栀子（炒）一钱五分，苍术一钱，砂仁七分，赤茯苓一钱五分，生甘草六分。

【药引】灯心一束。

【患者】嘉庆朝三阿哥。

【医家】张铎、舒岱。

案122   内蓄饮热，气道欠畅

【症状】寒热往来，头疼身痛，脉息左关浮弦，右寸关滑而有力。

【治法】清解化饮。

【药物组成】桑叶三钱，荆芥二钱，橘红一钱五分，神曲三钱，苏叶一钱五分，黄芩（酒）一钱五分，厚朴（炙）一钱五分，香附（炙）三钱，麦芽（炒）三钱，菊花三钱，淡竹叶一钱五分，甘草一钱。

【药引】薄荷四分。

【患者】光绪朝三格格。

【医家】姚宝生。

案123   表凉已解，里热未清

【症状】肌肤发热，腹胀作渴，脉息弦数。

【治法】退热和中。

【方剂】清热解肌汤。

【药物组成】柴胡一钱五分，生石膏三钱，厚朴一钱五分，半夏（制）一钱五分，神曲（炒）二钱，黄芩一钱五分，竹茹一钱五分，赤茯苓二钱，枳壳一钱五分，天花粉二钱，黄连（生）一钱。

【药引】生姜一片。

【患者】乾隆朝循嫔。

【医家】陈世官、武世倬。

案124   表里热盛，外感风寒

【症状】头疼身痛，发热口渴，脉息浮大。

【方剂】双解通圣汤。

【药物组成】荆芥穗一钱五分，连翘一钱五分，黄芩（酒）一钱五分，防风一钱五分，栀子一钱五分，赤芍一钱，薄荷一钱，桔梗一钱五分，川芎一钱，羌活一钱五分，甘草六分。

【药引】生姜二片，灯心五十寸。

【患者】乾隆朝循嫔。

【医家】陈世官。

案 125　肺胃有热，外受微凉

【症状】身热面赤，口干，脉息浮数。

【方剂】清解汤。

【药物组成】荆芥穗一钱，防风八分，前胡八分，柴胡一钱，黄芩一钱，天花粉八分，薄荷八分，连翘一钱五分，黄连五分，枳壳（炒）一钱，生甘草五分。

【药引】生姜一片，灯心十五寸。

【患者】乾隆朝九公主。

【医家】张茂芝。

案 126　胃经蓄热，感受风寒

【症状】头疼眩晕，恶寒发热，身肢作痛，脉息左寸关浮弦而数，右寸关滑数。

【治法】清解表感。

【药物组成】防风二钱，荆芥三钱，葛根三钱，羌活二钱，黄芩（酒）三钱，神曲二钱，连翘三钱，玄参三钱，陈皮三钱，菊花三钱，川芎一钱五分，甘草一钱。

【药引】桑叶三钱。

【患者】光绪朝瑾妃。

【医家】张仲元。

案 127　胃气尚滞，饮热未清

【症状】头晕较轻，身肢酸疼，恶食口渴，脉息左寸关弦数，右寸关滑数。

【治法】清解化热。

【药物组成】薄荷一钱五分，荆芥三钱，防风二钱，葛根三钱，生地黄四钱，黄芩三钱，陈皮三钱，菊花三钱，焦三仙六钱，连翘三钱，甘草一钱。

【药引】天花粉三钱。

【患者】光绪朝瑾妃。

【医家】张仲元。

案 128　肝肺结热，外感风凉

【症状】头闷肢倦，胸满口渴，脉息右寸关浮滑而数，左寸关稍弦。

【治法】和解清肝理肺。

【药物组成】薄荷一钱五分，防风一钱五分，苏梗一钱，青皮一钱五分，栀子三钱，黄芩（酒）二钱，瓜蒌三钱，陈皮二钱，生石膏三钱，知母二钱，枳壳一钱五分。

【药引】淡豆豉一钱五分。

【患者】宣统朝淑妃。

【医家】赵文魁。

案 129 胃经饮热未清，复受风凉

【症状】偏右头疼，少有耳鸣，脉息左寸浮弦，右关滑缓。

【方剂】清解化湿代茶饮。

【药物组成】荆芥一钱五分，防风二钱，川芎一钱五分，蔓荆子（炒）二钱，苍术（炒）一钱五分，蝉蜕一钱五分，薄荷七分，生甘草六分。

【评注】身体虚弱，易受外邪。复感风寒，故仿荆防败毒意急治其标。

【患者】光绪皇帝。

【医家】庄守和。

案 130 停饮受凉

【症状】头闷胸满，发热口渴，周身酸痛，脉息浮数。

【方剂】疏解正气汤。

【药物组成】羌活二钱，藿香二钱，白芷一钱，厚朴二钱，防风二钱，苏叶二钱，半夏（炙）三钱，青皮二钱，大腹皮一钱五分，桔梗一钱五分，赤茯苓三钱，苍术（炒）一钱五分，生甘草五分。

【药引】生姜三片，灯心一束。

【患者】道光朝孝慎成皇后。

【医家】郝进喜。

案 131 肺胃有热，外受风凉

【症状】头疼身痛，发热恶寒，鼻塞咳嗽，脉息浮数。

【方剂】疏解杏苏饮。

【药物组成】羌活一钱五分，防风一钱五分，苏叶二钱，杏仁（炒，研）三钱，桑白皮（蜜炙）二钱，桔梗二钱，麦冬二钱，葛根二钱，贝母（研）一钱五分，前胡二钱，橘红二钱，生甘草五分。

【药引】生姜三片，秋梨三片。

【患者】道光朝静贵妃。

【医家】郝进喜。

案 132　肺胃饮热，感受风寒

【症状】憎寒发热，偏右头疼，鼻塞身倦，口黏恶心，脉息左寸关浮弦而数，右寸关滑数。

【方剂】疏风清热化湿饮。

【药物组成】苏叶一钱五分，防风二钱，蔓荆子（炒）二钱，川芎一钱五分，荆芥一钱五分，黄芩（酒）二钱，菊花二钱，橘皮二钱，苍术（炒）一钱五分，竹茹二钱，焦三仙二钱，生甘草八分。

【药引】薄荷八分。

【患者】光绪皇帝。

【医家】庄守和。

案 133　肝胃不和，停蓄水饮，外感风寒

【症状】头晕身倦，发热憎寒，胸膈恶心，谷食不香，脉息浮弦。

【治法】疏解寒热。

【方剂】调胃化湿饮。

【药物组成】苏叶一钱五分，防风二钱，荆芥二钱，银柴胡二钱，陈皮二钱，菊花二钱，枳壳（炒）二钱，川芎一钱五分，神曲（炒）三钱，砂仁（研）八分，薄荷八分，生甘草八分。

【药引】生姜三片。

【患者】光绪朝五姑娘。

【医家】庄守和。

案 134　气滞停饮，外感寒凉

【症状】恶寒发热，头疼身酸，眩晕恶心，中脘胀闷，脉息浮紧。

【方剂】疏解正气汤。

【药物组成】苏叶一钱五分，半夏二钱，大腹皮一钱五分，藿香一钱五分，枳壳一钱五分，赤茯苓二钱，香附三钱，苍术一钱五分，神曲三钱，厚朴二钱，陈皮一钱五分，山楂二钱，莱菔子一钱五分。

【药引】生姜三片。

【患者】乾隆朝循嫔。

【医家】陈世官。

案 135　里热尚盛，气道欠调

【症状】口黏而渴，谷食不香，左胁串疼，皮肤作痒，身肢懒倦，脉息左寸关弦数，右寸关滑数。

【方剂】清热调中饮。

【药物组成】金银花三钱，连翘三钱，荆芥二钱，牡丹皮三钱，生地黄三钱，黄连（酒）一钱五分，黄芩三钱，羚羊角一钱五分，青皮（炒）三钱，桔梗三钱，枳壳三钱，甘草（炒）一钱。

【药引】旋覆花（包煎）三钱。

【患者】光绪朝隆裕皇后。

【医家】张仲元。

案 136　胃蓄湿热，感受暑邪

【症状】头晕口渴，恶寒发热，皮肤作痒，出有疙瘩，时觉恶心，脉息左寸关浮数，右寸关滑数。

【治法】清解暑热。

【药物组成】藿香二钱，荆芥三钱，白芷二钱，大腹皮三钱，陈皮二钱，连翘三钱，牡丹皮三钱，枳壳（炒）三钱，蝉蜕三钱，金银花三钱，甘草一钱。

【药引】菊花三钱。

【患者】光绪朝隆裕皇后。

【医家】张仲元。

案 137　肝胃蓄有饮热，外感风凉

【症状】头疼眩晕，口黏作渴，身倦腿酸，脉息左关弦数，右关见滑。

【方剂】和解清胃饮。

【药物组成】桑叶二钱，菊花二钱，川芎一钱五分，蔓荆子（炒）二钱，黄芩（酒）一钱五分，藁本一钱，葛根一钱，天花粉二钱，谷芽（炒）二钱，甘草八分。

【药引】薄荷六分。

【患者】光绪皇帝。

【医家】庄守和。

案 138　里滞不清

【症状】表凉已解，胸膈胀满，脉息弦数。

【方剂】和胃代茶饮。

【药物组成】茯苓二钱，黄芩（酒）一钱五分，枳壳（炒）一钱五分，香附（炙）二钱，砂仁（研）八分，陈皮一钱五分，半夏（炙）一钱五分，焦山楂三钱，焦神曲二钱，生甘草三分。

【药引】灯心一束。

【患者】嘉庆朝四阿哥福晋。

【医家】郝进喜。

案139　肝胃夹饮，外受风凉

【症状】头疼，身痛，胸满，胁胀，呕恶，懒食，夜间少寐，脉息浮弦。

【方剂】疏解化饮汤。

【药物组成】荆芥穗一钱五分，赤茯苓三钱，砂仁一钱，防风一钱五分，橘皮二钱，麦芽（炒）三钱，薄荷一钱，厚朴一钱五分，枳壳二钱，羌活一钱五分，大腹皮二钱，苏梗一钱。

【药引】生姜三片。

【患者】道光朝四福晋。

【医家】纪振纲。

案140　肝胃饮热未清，稍感风凉

【症状】偏右头疼，时作眩晕，身肢发寒，口中干黏，脉息左寸关浮弦而数，右寸关沉滑。

【方剂】疏风清上化湿饮。

【药物组成】荆芥穗二钱，白芷三钱，川芎二钱，陈皮二钱，菊花二钱，桑叶三钱，石斛三钱，竹茹三钱，赤茯苓四钱，蔓荆子（生）三钱，灯心三子。

【药引】青茶一撮。

【患者】光绪皇帝。

【医家】李德昌。

案141　胃阳湿热，外受风寒

【症状】头痛，有时恶心，脉息左寸浮数，右寸关弦滑。

【方剂】疏风清热饮。

【药物组成】荆芥二钱，防风二钱，川芎二钱，蔓荆子（炒）三钱，白芷二钱，苍术（炒）二钱，陈皮一钱五分，桑叶二钱，藿香一钱五分，神曲（炒）三钱，甘草八分。

【药引】薄荷六分。

【患者】光绪皇帝。

【医家】庄守和。

案 142　表凉不净，肝胃饮热未清

【症状】头疼呕恶，胸闷口渴，谷食懒思，身倦微麻，脉息左关弦数，右关沉滑。

【方剂】平胃清化饮。

【药物组成】橘皮二钱，竹茹三钱，苍术（炒）二钱，藿梗二钱，菊花二钱，桑叶二钱，神曲（炒）三钱，川芎二钱，茵陈二钱，蔓荆子三钱，麦芽（炒）三钱，甘草八分。

【药引】芦根二支。

【患者】光绪皇帝。

【医家】李德昌。

案 143　湿饮内郁，风凉外束

【症状】头痛，肢节酸疼，恶寒发热，中脘作痛，脉息浮弦。

【方剂】疏解化饮汤。

【药物组成】苍术（炒）三钱，陈皮二钱，厚朴三钱，赤茯苓三钱，苏叶三钱，羌活三钱，防风三钱，甘草八分。

【药引】生姜三片。

【患者】同治朝璸嫔。

【医家】冯钰。

案 144　肺胃饮滞，郁热尚盛

【症状】头仍作痛，身肢懒倦，恶寒烧热，嗜卧酸麻，胸膈满闷，懊憹烦急，时作恶心，呕吐涎沫，口中无味，干燥而渴，脉息左寸浮弦而滑，右寸关滑大而数。

【方剂】和解调中化滞汤。

【药物组成】羌活三钱，薄荷一钱五分，川芎二钱，藿梗二钱，橘皮三钱，砂仁（研）一钱，厚朴（炙）二钱，苍术（炒）二钱，栀子（炒）三钱，茵陈三钱，菊花三钱，焦三仙九钱。

【药引】蔓荆子（生）三钱，川锦纹一钱五分。

【患者】光绪皇帝。

【医家】李德昌。

案 145　风热

【症状】发热恶寒，咽喉疼痛，脉浮数。

【治法】疏风清热。

【方剂】疏风清热汤。

【药物组成】荆芥穗一钱五分，牛蒡子（炒）二钱，薄荷一钱五分，防风一钱五分，桔梗二钱，黄芩二钱，连翘二钱，栀子（炒）一钱五分，玄参二钱，金银花二钱，生甘草一钱。

【药引】生姜三片，灯心一束。

【患者】乾隆朝十一阿哥福晋。

【医家】陆廷贵。

案 146　肺胃有热，微受风凉

【症状】烦热，咽喉疼痛，左项微浮，食后呕恶。

【方剂】清咽利膈汤。

【药物组成】牛蒡子三钱，荆芥穗一钱五分，防风一钱五分，桔梗三钱，连翘一钱五分，栀子（炒）一钱五分，玄参一钱，天花粉二钱，枳壳（炒）一钱五分，麦芽二钱，浙贝母二钱，甘草七分。

【药引】淡竹叶二钱，灯心一束。

【外治】胡黄连一钱。

【患者】乾隆朝十一阿哥福晋。

【医家】陆廷贵。

案 147　肺气不清，外感饮滞

【症状】胸满身酸，微嗽黄涕，脉息弦滑。

【方剂】调中清肺饮。

【药物组成】茯苓（研）二钱，陈皮一钱，桑白皮（炙）一钱，厚朴（炙）一钱，杏仁（研）二钱，枳壳（炒）一钱五分，焦三仙二钱，生甘草五分。

【药引】前胡一钱。

【患者】光绪皇帝。

【医家】李德昌。

案 148　肝热仍盛，中焦尚有湿滞

【症状】头闷肢倦，膈间不爽，脉息左寸关弦数，右寸微浮。

【治法】和解清热平肝。

【药物组成】藿梗二钱，陈皮二钱，菊花二钱，黄芩（酒）一钱五分，金石斛三钱，瓜蒌仁（研）三钱，川贝母（研）二钱，郁金（研）二钱，龙胆草（酒）二钱，青皮二钱，槟榔（炒）三钱，生甘草八分。

【药引】蔓荆子三钱。

【患者】光绪朝隆裕皇后。

【医家】李崇光。

案 149　肝热脾湿，微感风凉

【症状】头痛胸闷，时或作呕，身肢酸倦，似觉憎寒，脉息左寸关弦数，右寸关浮滑近数。

【方剂】疏表清热化湿汤。

【药物组成】羌活二钱，荆芥穗（炒）一钱五分，白芷二钱，川芎二钱，菊花二钱，茯苓（研）三钱，苍术（土炒）一钱五分，大腹皮三钱，桑白皮（炙）二钱，甘草八分。

【药引】神曲（炒）一钱五分，蔓荆子三钱。

【患者】光绪朝隆裕皇后。

【医家】李崇光。

案 150　肺胃浮热，稍感风凉

【症状】头作微疼，身肢恶寒，脉息左关弦而稍浮，右寸关滑而稍数。

【方剂】清解调中饮。

【药物组成】荆芥穗一钱五分，防风二钱，桑叶三钱，菊花三钱，黄芩（酒）一钱，陈皮一钱，竹茹二钱，神曲（炒）三钱。

【药引】芦根一支。

【患者】同治朝太监李莲英。

【医家】全顺。

案 151　肺胃有热，外受微凉

【症状】咳嗽，头疼，鼻塞声重，脉息浮数。

【方剂】疏解清热汤。

【药物组成】苏叶一钱五分，羌活一钱五分，前胡一钱五分，枳壳一钱，桔梗一钱，陈皮一钱五分，杏仁一钱五分，黄芩一钱五分，川芎一钱，茯苓一钱五分，甘草五分。

【药引】生姜二片。

【患者】乾隆朝十五阿哥福晋。

【医家】沙成玺、顾兴祖。

案 152　素本血虚，外受风寒

【症状】头疼身痛，胸满咽痛，荣分现行，脉息弦涩。

【方剂】柴胡四物汤。

【药物组成】柴胡一钱，川芎一钱五分，当归二钱，生地黄二钱，白芍一钱，黄芩（酒）二钱，半夏（炙）一钱，香附（炙）二钱，桔梗二钱，玄参三钱，陈皮一钱，生甘草四分。

【药引】生姜一片。

【患者】嘉庆朝三阿哥侧福晋。

【医家】李亨。

案 153　内有饮热，外受风凉

【症状】头疼身酸，恶心畏寒。

【方剂】疏解正气汤。

【药物组成】苏叶一钱五分，藿香一钱五分，半夏一钱五分，羌活一钱，川芎一钱，白芷八分，枳壳一钱，厚朴（炒）一钱五分，白术一钱，陈皮一钱五分，赤茯苓一钱五分，生甘草三分，

【药引】生姜二片。

【患者】乾隆朝惇妃。

【医家】陈世官、罗衡。

案 154　胃热停滞，外受风凉

【症状】头疼身痛，烦热呕吐，胸胁满闷，脉息浮数。

【方剂】藿香正气汤。

【药物组成】藿香二钱，苏梗二钱，陈皮三钱，苍术一钱五分，羌活一钱，大腹皮三钱，半夏三钱，白芷一钱五分，赤茯苓三钱，厚朴（炒）一钱五分，桔梗二钱，生甘草五分。

【药引】生姜二片。

【患者】嘉庆朝三阿哥。

【医家】薛载华、崔良玉。

案 155   肝郁夹饮，外受风凉

【症状】胸胁牵引四肢抽痛，有时憎寒壮热，口渴作呕，脉息浮弦。

【方剂】疏解定痛汤。

【药物组成】荆芥二钱，川芎一钱五分，枳实（研）二钱，防风二钱，赤芍（炒）二钱，赤茯苓五钱，薄荷一钱，香附三钱，焦山楂五钱，延胡索（炒）三钱，青皮（炒）二钱，黄连一钱。

【药引】生姜三片，荷梗一尺。

【患者】道光朝彤妃。

【医家】赵士林。

案 156   余泊之热

【症状】咽喉微痛，脉息和缓。

【方剂】玄参甘桔汤。

【药物组成】甘草八分，桔梗三钱，玄参二钱，麦冬二钱。

【患者】乾隆朝十一阿哥福晋。

【医家】姜晟、王诏恩。

案 157   内有饮滞，外受风凉

【症状】头闷口干，身肢酸痛，发热恶寒，脉息弦紧。

【方剂】疏解清热饮。

【药物组成】羌活一钱五分，苏叶一钱五分，荆芥穗一钱五分，防风一钱，川芎八分，白芷八分，桔梗二钱，枳壳一钱，厚朴一钱五分，连翘二钱，栀子（炒）一钱五分，赤茯苓二钱，陈皮一钱，甘草六分。

【药引】生姜三片。

【患者】乾隆朝惇妃。

【医家】田福。

案 158   内有饮热，外受风凉

【症状】头闷身酸，胸隔胀满，脉息浮数。

【方剂】正气化饮汤。

【药物组成】藿香一钱五分，苏叶一钱五分，半夏曲（炒）二钱，陈皮一钱五分，厚朴（炒）一钱五分，桔梗二钱，枳壳二钱，茯苓三钱，葛根一钱五分。

【药引】生姜二片。

【患者】嘉庆朝四阿哥福晋。

【医家】郝进喜。

案 159　内停饮滞，外受风凉

【症状】恶寒发热，头疼身痛，脉息右寸关浮弦而滑。

【方剂】清解化饮汤。

【药物组成】羌活二钱，防风二钱，白芷一钱，葛根二钱，槟榔二钱，陈皮一钱，神曲二钱，厚朴二钱。

【药引】生姜三片。

【患者】光绪朝瑾妃。

【医家】李文若。

案 160　肝郁伤神，脾肺湿热上蒸

【症状】日晡时寒热往来，口渴中满，身体酸倦，饮食不香，大关防秘结，脉息左关弦涩，右寸关滑数。

【治法】和肝清肺化湿，疏解润燥。

【药物组成】羌活二钱，杏仁（研）四钱，枳壳（炒）三钱，黄芩（酒）三钱，法半夏（研）二钱，青皮二钱，槟榔（炒）四钱，焦三仙炭六钱，陈皮三钱，麦冬（去心）四钱，赤芍三钱，锦纹（酒）二钱。

【药引】竹茹六分，瓜蒌仁（研）三钱，泽泻（炒）三钱，益元散（煎）四钱。

【患者】光绪朝瑾妃。

【医家】石国庆。

案 161　风寒

【症状】头疼身痛，发热恶寒，脉息弦紧。

【方剂】双解汤。

【药物组成】苏叶一钱五分，麻黄一钱，川芎一钱，白芷一钱，羌活一钱五分，枳壳（炒）一钱五分，香附二钱，陈皮一钱，苍术（炒）一钱五分，生甘草五分。

【药引】生姜二片。

【患者】乾隆朝循嫔。

【医家】陈世官、田福。

案 162   蓄有湿饮，感受风凉

【症状】头微觉闷，身肢无汗，憎寒腿软，脉息左寸关浮弦，右关见滑。

【方剂】疏风清解代茶饮。

【药物组成】紫苏二钱，防风三钱，荆芥一钱五分，陈皮二钱，白芷三钱，川芎一钱五分，神曲（炒）二钱，香薷一钱。

【患者】光绪皇帝。

【医家】庄守和。

案 163   暑湿停滞，受风

【症状】胸膈满闷，周身酸痛，脉息滑数。

【方剂】除湿拈痛汤。

【药物组成】羌活一钱五分，防风一钱五分，葛根二钱，苍术（炒）一钱五分，当归二钱，赤茯苓三钱，猪苓二钱，泽泻二钱，苦参二钱，茵陈二钱，黄芩（酒）二钱，知母（炒）二钱，六一散三钱。

【药引】生姜二片。

【患者】道光朝和妃。

【医家】郝进喜。

案 164   表感未解，肺胃饮滞，郁热尚盛

【症状】头疼恶寒，身肢酸倦，胸闷懊憹，呕吐痰饮，口燥而渴，大便未行，脉息左寸浮弦而滑，右寸关滑数。

【方剂】清解平胃化滞汤。

【药物组成】羌活一钱五分，独活一钱五分，薄荷一钱五分，川芎一钱五分，藿梗一钱五分，蔓荆子（生）三钱，橘皮三钱，竹茹三钱，厚朴（炙）二钱，苍术（炒）二钱，天花粉三钱，栀子（炒）三钱，焦三仙六钱。

【药引】菊花三钱。

【患者】光绪皇帝。

【医家】李德昌。

案 165   肝阳有热，外感风凉

【症状】头晕肢倦，左臂串痛，脉息左寸关浮数，右寸关滑数。

【治法】清解和肝化饮。

【药物组成】荆芥穗三钱，薄荷二钱，葛根三钱，菊花三钱，郁金（研）三

钱，青皮三钱，钩藤三钱，栀子（炒）三钱，龙胆草（酒）三钱，淡豆豉三钱，橘红三钱。

【药引】松节一钱五分，川草薢三钱。

【患者】光绪朝瑾妃。

【医家】佟成海。

案166　肝阳有热，外感风凉

【症状】寒热往来，肢体酸痛，脉息左寸关浮缓，右寸关滑数。

【治法】和解清热化饮。

【药物组成】荆芥穗三钱，薄荷二钱，葛根三钱，防风一钱五分，大青叶三钱，羚羊角（先煎）一钱五分，黄芩三钱，栀子（炒）三钱，枳实（研）三钱，大黄（酒）二钱，钩藤三钱，木通二钱。

【药引】大腹皮四钱，厚朴三钱。

【患者】光绪朝瑾妃。

【医家】赵文魁、佟成海。

案167　表感已解，肝热尚盛

【症状】身肢抽痛，精神疲乏，浮热上炎，时作头晕，脉息左寸关弦而有力，右寸关沉滑。

【治法】养阴和肝导热。

【药物组成】生地黄四钱，玄参四钱，大青叶三钱，薄荷二钱，郁金（研）三钱，青皮（炒）三钱，厚朴三钱，钩藤三钱，生石膏（研）六钱，枳壳（炒）三钱，大黄（酒）一钱五分。

【药引】羚羊角（先煎）一钱五分，紫雪丹（冲）六分。

【患者】光绪朝瑾妃。

【医家】赵文魁、佟成海。

案168　饮热受凉

【症状】周身酸疼，头闷胸胀，脉息浮数。

【方剂】柴胡调荣汤。

【药物组成】柴胡一钱五分，陈皮二钱，苍术（炒）一钱五分，厚朴（炙）一钱五分，当归二钱，川芎一钱，香附（炙）三钱，生地黄二钱，白芍（炒）一钱五分。

【药引】荷梗七寸。

【患者】嘉庆朝二阿哥福晋。

【医家】郝进喜。

案 169　肝肺有饮有热，外受风凉

【症状】胸满胀痛，发热作呕，脉息浮数。

【方剂】疏解正气汤。

【药物组成】藿香梗二钱，苏叶一钱五分，羌活一钱五分，苍术（炒）二钱，厚朴（炒）一钱五分，陈皮一钱五分，半夏（炙）一钱五分，赤茯苓二钱，黄连（炒）八分，白芷一钱五分，大腹皮一钱五分，生甘草八分。

【药引】生姜三片。

【患者】嘉庆朝华妃。

【医家】张昱煊、舒岱。

案 170　停饮微受风凉

【症状】发热，头晕，口干，作渴，脉息浮数。

【方剂】清解化饮汤。

【药物组成】苏叶一钱，川芎一钱五分，白芷一钱，天花粉二钱，赤茯苓三钱，焦山楂三钱，黄芩（酒）三钱，橘皮二钱。

【药引】煨姜二片。

【患者】道光朝四福晋。

【医家】张世良。

案 171　内有湿热，外受微凉

【症状】头疼身酸，胸膈胀满。

【方剂】疏解汤。

【药物组成】柴胡一钱，藿香一钱五分，紫苏一钱五分，葛根二钱，薄荷一钱，黄芩（酒）一钱五分，前胡一钱五分，赤茯苓二钱，半夏一钱五分，甘草五分。

【药引】生姜一片。

【患者】乾隆朝循嫔。

【医家】武世倬、李德宣。

案 172　寒热凝结，气道不通

【症状】头晕身热，咽喉疼痛，胸胁牵引作痛，脉息浮数。

【方剂】清咽利膈汤。

【药物组成】荆芥一钱五分，防风一钱五分，牛蒡子二钱，玄参二钱，麦冬三钱，桔梗三钱，黄连八分，黄芩一钱五分，木香六分，甘草二钱。

【药引】苇根三把。

【患者】咸丰朝玟嫔。

【医家】冯钰。

案 173　肝胃湿热未清，复受风凉

【症状】头闷鼻塞，时流清涕，胸堵肢倦，谷食欠香，脉息左关弦缓，右寸关滑数微浮。

【治法】疏风清热化湿。

【药物组成】薄荷一钱五分，白芷二钱，紫苏二钱，荆芥穗（炒）二钱，龙胆草（酒）二钱，青皮二钱，黄芩（酒）二钱，槟榔（炒）三钱，辛夷二钱，枳壳（炒）二钱，栀子（炒）一钱五分，郁金（研）二钱。

【药引】蔓荆子三钱，菊花三钱。

【患者】宣统朝总管春恒。

【医家】李崇光。

案 174　素有湿热，外受风凉

【症状】恶寒，发热，左半身酸痛，夜间少寐，饮食懒思，脉息浮缓。

【方剂】疏风清热饮。

【药物组成】羌活二钱，防风二钱，川芎二钱，木瓜五钱，厚朴（制）二钱，陈皮二钱，半夏（制）二钱，赤茯苓四钱，泽泻二钱，苍术（炒）一钱五分，黄柏一钱五分，六一散二钱。

【药引】生姜二片，灯心二束。

【患者】道光朝定贵人。

【医家】萧学中。

案 175　内停饮滞，外受微凉

【症状】身肢酸软，腿膝作痛，脉息浮弦。

【方剂】疏解正气汤。

【药物组成】藿香二钱，苏叶一钱五分，苍术（炒）一钱五分，陈皮一钱五分，厚朴（炒）一钱五分，赤茯苓三钱，山楂（炒）三钱，焦神曲三钱，木瓜三钱，大腹皮一钱五分，砂仁（炒）一钱，甘草五分。

【药引】生姜三片，灯心五十寸。

【患者】嘉庆朝二阿哥福晋。

【医家】李澍名。

案 176　湿饮不清

【症状】身肢酸软。

【方剂】除湿清解饮。

【药物组成】柴胡二钱，葛根一钱五分，黄芩（酒）二钱，半夏一钱五分，苍术（炒）一钱五分，厚朴（炒）二钱，陈皮一钱五分，赤茯苓三钱，木瓜（酒洗）三钱，苏梗二钱，焦神曲三钱，生甘草五分。

【药引】姜皮二片，灯心五十寸。

【患者】嘉庆朝二阿哥福晋。

【医家】李澍名。

案 177　肺胃饮热，稍有浮感

【症状】头晕恶寒，皮肤作痒，脉息左关稍弦，右寸关滑而近数。

【治法】清解和中。

【药物组成】荆芥一钱五分，桑叶二钱，菊花二钱，黄芩（酒）一钱，藿梗八分，神曲一钱五分，谷芽（炒）三钱，薏苡仁（炒）三钱，陈皮八分，枇杷叶（炙）二钱。

【药引】芦根（切碎）一支。

【患者】同治朝太监李莲英。

【医家】庄守和、张仲元。

案 178　内有湿热，外受微凉

【症状】头闷身酸，发热便溏，胸满心悸，脉息浮数。

【方剂】疏解清热饮。

【药物组成】苏叶一钱，川芎一钱，赤芍一钱五分，黄芩一钱五分，栀子（炒）一钱五分，木通一钱五分，泽泻一钱五分，当归一钱五分，香附二钱，陈皮一钱五分，厚朴一钱五分，甘草八分。

【药引】姜皮二片，灯心三十寸。

【患者】乾隆朝循嫔。

【医家】张肇基、姜晟。

案179　内热犹盛

【症状】烦倦发热，胸闷身酸。

【方剂】柴芍清热饮。

【药物组成】柴胡一钱五分，牡丹皮一钱五分，栀子（炒）一钱五分，黄芩一钱五分，生地黄三钱，木通一钱五分，猪苓一钱五分，泽泻一钱五分，当归一钱五分，赤芍一钱五分，香附二钱，苏梗一钱五分，甘草五分。

【药引】生姜一片，灯心五十寸。

【患者】乾隆朝循嫔。

【医家】张肇基、姜晟。

案180　外受风凉，荣分有热

【症状】头疼胸闷，发热恶寒，脉息浮缓。

【方剂】疏风调荣汤。

【药物组成】荆芥一钱五分，柴胡一钱五分，当归二钱，牡丹皮一钱五分，防风一钱五分，赤芍一钱五分，川芎一钱，桃仁一钱五分，青皮一钱五分，白芷一钱五分，延胡索一钱五分，生甘草五分。

【药引】生姜一片。

【患者】乾隆朝循嫔。

【医家】马敬伦。

案181　荣分素有寒凝

【症状】外凉渐解，期至已行，又复阻滞不见。

【方剂】清解调荣汤。

【药物组成】柴胡一钱五分，薄荷一钱，赤芍一钱五分，枳壳一钱五分，半夏（制）一钱五分，陈皮一钱，黄芩（酒）一钱五分，牡丹皮一钱五分，赤茯苓一钱五分，川芎一钱，桔梗一钱五分，生甘草五分。

【药引】生姜二片。

【患者】乾隆朝循嫔。

【医家】马敬伦。

案182　风热

【症状】身热口渴，咳嗽伤风，鼻流清涕，夜卧不宁，脉息浮数。

【方剂】疏风宁嗽饮。

【药物组成】羌活一钱，荆芥穗一钱五分，防风一钱五分，前胡一钱，桑白皮（炒）一钱，桔梗一钱五分，杏仁（炒）一钱五分，川芎八分，薄荷八分，枳壳八分，黄芩一钱，甘草（生）三分。

【药引】生姜二片。

【患者】乾隆朝八阿哥下长子。

【医家】盛明远、李思问。

案183　外受风凉

【症状】头疼胸闷，发热恶寒，咳嗽声重。

【方剂】疏风清咽汤。

【药物组成】荆芥穗一钱五分，羌活一钱五分，桔梗一钱五分，玄参二钱，防风一钱五分，薄荷二钱，前胡一钱五分，牛蒡子二钱，苏叶一钱五分，天花粉一钱五分，赤茯苓二钱，生甘草六分。

【药引】生姜二片，灯心五十寸。

【患者】乾隆朝十五阿哥福晋。

【医家】田福、马敬伦。

案184　风热

【症状】发热恶寒，咽喉疼痛，脉息浮数。

【方剂】疏风清热汤。

【药物组成】荆芥穗一钱五分，牛蒡子（炒，研）一钱五分，薄荷一钱五分，防风一钱五分，桔梗二钱，黄芩二钱，连翘二钱，栀子（炒）一钱五分，玄参二钱，金银花二钱，生甘草一钱。

【药引】生姜三片，灯心一束。

【患者】乾隆朝十一阿哥福晋。

【医家】陆廷贵。

案185　湿痰饮热，感受风凉，脾胃不和

【症状】身肢不爽，酸倦力软，手心手背均热，筋络觉滞，食后恶心，少腹微疼，脉息左寸关弦而稍浮，右寸关滑而稍数。

【方剂】清解调中化湿饮。

【药物组成】荆芥一钱五分，藿梗一钱，茯苓三钱，陈皮二钱，桑叶二钱，金石斛二钱，神曲（炒）三钱，香附（炙）七分，薏苡仁（炒）三钱，大腹皮二钱，甘草七分。

【药引】荷梗二尺。

【患者】同治朝太监李莲英。

【医家】全顺。

案186　内有饮热，外感风寒

【症状】憎寒壮热，咳嗽头疼，腰腿酸痛，倦怠懒食，脉息浮数。

【方剂】荆防杏苏饮。

【药物组成】荆芥穗二钱，防风二钱，前胡二钱，苏叶一钱，杏仁三钱，桑白皮二钱，白芷一钱五分，羌活三钱。

【药引】生姜三片。

【患者】道光朝四阿哥。

【医家】曹宗岱。

案187　肝胃有热，感受风凉

【症状】咳嗽声重，身肢微觉酸疼，脉息左关弦数，右寸沉缓，关部滑数。

【治法】清解风热。

【药物组成】荆芥二钱，防风三钱，神曲（炒）三钱，枳壳（炒）二钱，黄芩（酒）三钱，羚羊角一钱，陈皮一钱，甘草一钱。

【药引】苏梗一钱。

【患者】慈禧太后。

【医家】张仲元。

案188　肺胃饮热，稍感风凉

【症状】伤风咳嗽，鼻流清涕，皮肤发热，唇干口黏，脉息滑而微浮。

【方剂】疏解清肺饮。

【药物组成】荆芥八分，前胡一钱，苏叶八分，桑白皮（蜜炙）一钱，杏仁一钱五分，桔梗一钱，神曲一钱五分，甘草五分，麦冬二钱。

【药引】生姜二片。

【评注】光绪帝易患感冒，治外感之脉案占相当比重。其所以易于外感，实乃素体虚弱，元气不足之故。即《内经》所云"邪之所凑，其气必虚"故也。

【患者】光绪皇帝。

【医家】李德昌。

案 189 内有痰热，外受风凉

【症状】头疼身痛，发热咳嗽，脉息浮数。

【方剂】疏解正气汤。

【药物组成】羌活一钱五分，苏叶一钱五分，防风一钱五分，杏仁二钱，枳壳一钱五分，桔梗一钱五分，桑白皮一钱五分，天花粉一钱五分，瓜蒌二钱，黄芩（酒）二钱，甘草六分。

【药引】生姜二片。

【患者】乾隆朝禄贵人。

【医家】姜晟、牛永泰。

案 190 胃阳蓄热，感受风凉

【症状】头晕微疼，恶寒发热，时作咳嗽，顿引咽嗌干疼，身肢酸软，脉息左寸关浮弦而数，右寸关滑数。

【治法】清解风热。

【药物组成】牛蒡子（炒）三钱，薄荷八分，荆芥三钱，桑叶三钱，枳壳（炒）三钱，菊花三钱，黄芩（酒）二钱，桔梗三钱，金银花三钱，羚羊角一钱五分，玄参四钱，甘草一钱。

【药引】青果（研）七个，芦根（切碎）二支。

【患者】慈禧太后。

【医家】张仲元。

案 191 肺胃蓄有饮热，外感风寒

【症状】恶寒发热，头疼身痛，咳嗽胸闷，咳痰作呕，脉息左寸关浮弦而数，右寸关滑数。

【治法】解表清肺化饮。

【药物组成】防风三钱，荆芥二钱，苏叶一钱，苏子一钱，前胡三钱，杏仁（研）三钱，橘红一钱五分，黄芩（酒）三钱，枳壳（炒）二钱，川贝母（研）三钱，神曲三钱，桑白皮二钱，桑叶二钱，竹茹二钱。

【药引】薄荷一钱。

【患者】慈禧太后。

【医家】庄守和、张仲元、姚宝生。

案 192　肝胃有热，肺气欠调，滞热受风

【症状】鼻息较干，时作咳嗽，牵引咽喉微疼，皮肤作痒，筋脉欠和，脉息左关弦数，右寸关浮滑而数。

【方剂】清解和肝调中饮。

【药物组成】薄荷五分，荆芥一钱五分，桔梗二钱，桑叶三钱，菊花三钱，黄芩（酒）二钱，枳壳（炒）二钱，焦三仙九钱，前胡一钱，竹茹三钱。

【药引】青果七个。

【患者】慈禧太后。

【医家】全顺、张仲元。

案 193　内热受凉

【症状】头疼身痛，咳嗽胸满，发热恶寒。

【方剂】麻黄杏苏饮。

【药物组成】麻黄八分，杏仁（炒，研）三钱，苏叶一钱五分，葛根二钱，半夏（炙）三钱，橘红二钱，桔梗一钱五分，枳壳（炒）二钱，前胡一钱五分，桑白皮二钱，生甘草五分。

【药引】大梨五片，生姜三片。

【患者】道光朝孝慎成皇后。

【医家】郝进喜。

案 194　肺胃热盛，外受风寒

【症状】头疼身痛，发热咳嗽，脉息浮数。

【方剂】疏解清肺汤。

【药物组成】苏叶一钱五分，葛根一钱五分，川芎一钱五分，杏仁一钱五分，陈皮一钱五分，枳壳一钱五分，桑白皮二钱，桔梗二钱，生甘草八分。

【药引】生姜一片。

【患者】乾隆朝循嫔。

【医家】张肇基、张淳。

案 195　气饮舍肺，外受风凉

【症状】寒热往来，身肢酸痛，胸胁胀满，痰壅咳嗽，懒食少寐，脉息浮弦而滑。

【方剂】疏解正气汤。

【药物组成】苏叶二钱，羌活二钱，橘皮一钱，半夏一钱，杏仁（研）三钱，茯苓三钱，桑白皮二钱，枳壳一钱。

【药引】生姜三片，白芍三钱。

【评注】此处疏解正气汤实为嘉庆间吴瑭《温病条辨》之杏苏散方加减，此方治外感头痛身痛，恶寒，咳痰有效，故次日症减。

【患者】咸丰朝丽皇贵妃。

【医家】李万清。

案 196　肺胃饮热，外受风寒

【症状】头痛身热，咳嗽胸满，脉息浮紧。

【方剂】荆防杏苏饮。

【药物组成】荆芥穗一钱五分，防风一钱五分，苏叶一钱五分，羌活一钱五分，杏仁一钱五分，前胡一钱五分，桔梗二钱，桑白皮一钱五分，薄荷一钱，白芷一钱五分，川芎一钱五分，甘草五分。

【药引】生姜二片。

【患者】乾隆朝十五阿哥福晋。

【医家】鲁维淳、王联德。

案 197　肺胃有热，外受风凉

【症状】咳嗽有汗，发热声重，脉息浮大。

【方剂】宣肺化痰汤。

【药物组成】麻黄（蜜炒）一钱五分，石膏（煅）三钱，杏仁一钱五分，半夏（制）一钱五分，橘红一钱五分，枳壳（炒）一钱五分，桔梗一钱，黄芩（酒）一钱五分，生甘草五分。

【药引】生姜一片。

【患者】乾隆朝循嫔。

【医家】陈世官、顾兴祖。

案 198　肺胃有热，外受微凉

【症状】发热胸满，咳嗽声重，脉息浮数。

【方剂】疏风宁嗽汤。

【药物组成】苏梗二钱，葛根一钱五分，前胡一钱五分，枳壳（炒）一钱五分，半夏（制）一钱五分，赤茯苓三钱，杏仁二钱，橘红一钱五分，桔梗一钱五分，黄芩一钱五分，桑白皮（炙）一钱五分，甘草八分。

【药引】生姜一片，灯心五十寸。

【患者】乾隆朝循嫔。

【医家】刘彬。

第二节　咳　嗽

咳嗽是指因外感或内伤等因素，导致肺失宣肃，肺气上逆，冲击气道，发出咳声或伴咯痰为临床特征的一种病证。历代将有声无痰称为咳，有痰无声称为嗽，有痰有声谓之咳嗽。临床上多为痰声并见，很难截然分开，故以咳嗽并称。

咳嗽是内科中最为常见的病证之一，发病率甚高，据统计慢性咳嗽的发病率为3%～5%，在老年人中的发病率可达10%～15%，尤以寒冷地区发病率更高。中医中药治疗咳嗽有较大优势，积累了丰富的治疗经验。

清宫医案中具有完整病证–症–法–方（药）的咳嗽医案有近100例，主症以咳嗽、咳嗽有痰、鼻塞、咳痰不爽、咽干、发热等为主，脉象多为浮数、滑数。常见的诊断证候为"内有饮热，外感风寒""肺胃有热，外受风凉、风热"等，均是寒热并见，治法多以理气、清热、化痰、止咳为主。病位主要在肺，与肝、脾等脏腑密切相关。对咳嗽医案的用药进行分析，按照使用频次排列依次为枳壳、桔梗、杏仁、前胡、黄芩、桑白皮、橘红、陈皮、半夏，常用高频药对有桔梗＋甘草、枳壳＋桔梗、前胡＋杏仁、杏仁＋桑白皮、桔梗＋黄芩，最常见的组方模式为理气药＋清热化痰药＋止咳平喘药＋补气药。

案199　肺经郁热，蓄滞痰饮

【症状】鼻干口燥，咳嗽有痰，脉息右关滑数，左关沉弦。

【治法】清肺止嗽化痰。

【药物组成】杏仁三钱，前胡三钱，莱菔子（炒）二钱，苏子（研）二钱，桑白皮（炙）三钱，半夏曲三钱，陈皮二钱，黄芩三钱，瓜蒌仁（研）四钱，黄柏三钱，礞石（煅）四钱。

【药引】麻黄（炙）二分。

【患者】宣统朝老太太。

【医家】赵文魁。

案200

【症状】有时咳嗽口渴，脉息左关弦而近数，右寸关略滑。

【方剂】清热和肝化痰膏。

【药物组成】生地黄一两，麦冬一两，石斛（研）一两，天花粉一两，白芍（生）一两，当归一两，瓜蒌（捣）二两，芦荟八钱，香附（炙）一两，橘红八钱，法半夏八钱，杏仁一两，菊花一两，青果十枚。

【调养】清热和肝化痰膏。

【患者】光绪朝瑾妃。

【医家】张仲元、佟文斌。

案 201　心气不足，感邪未清，湿饮停蓄

【症状】咳痰不爽，声重咽干，牵引耳底堵闷，夜不得寐。

【方剂】理肺化湿汤。

【药物组成】沙参三钱，麦冬（去心）二钱，半夏（制）二钱，茯神三钱，桔梗一钱五分，紫菀（蜜炙）二钱，谷芽（炒）三钱，陈皮一钱，杏仁（去皮尖，研）二钱，前胡一钱，生甘草六分。

【药引】枸橘叶七片，生姜三片。

【患者】慈禧太后。

【医家】汪守正、李德立、庄守和。

案 202　肝阳有热，肺蓄痰饮

【症状】有时咳嗽，中气欠调，脉息左关沉弦，右关滑而有力。

【治法】清热理肺化饮。

【药物组成】莱菔子（炒）三钱，杏仁（研）三钱，前胡三钱，羚羊角（先煎）一钱五分，桑白皮（炙）四钱，黄芩四钱，栀子三钱，法半夏三钱，瓜蒌六钱，薄荷二钱，厚朴三钱，大黄（酒）二钱。

【药引】鹅枳实（研）三钱，橘红三钱。

【患者】光绪朝瑾妃。

【医家】赵文魁、佟成海。

案 203　肺气郁热未清

【症状】咳嗽头晕，鼻塞声重，耳鸣目热，顿嗽胸腹串疼，午后肌肤手心作热，肩痛背热未减，脉息右寸关滑稍数，左关微弦。

【方剂】清解理肺饮。

【药物组成】葛根一钱五分，前胡一钱五分，桔梗二钱，杏仁（研）二钱，浙贝母（去心）二钱，黄芩（酒）一钱五分，玄参三钱，枳壳（炒）一钱，生地黄三钱，骨皮二钱，青蒿一钱五分，甘草八分。

【药引】薄荷八分。

【患者】慈禧太后。

【医家】薛福辰、汪守正、庄守和、李德昌、佟文斌。

案204　肺胃有热，外受风凉、风热

【症状】咳嗽有痰，鼻塞声重。

【方剂】杏苏饮。

【药物组成】杏仁（研）一钱，苏叶八分，前胡八分，桔梗八分，枳壳六分，荆芥穗一钱，防风一钱，桑白皮（炒）一钱，陈皮八分，半夏（制）一钱，甘草三分。

【药引】姜一片，灯心二十寸。

【患者】乾隆朝八阿哥下长子。

【医家】田丰年、高存谨。

案205　肺胃有热，外受风凉、风热

【症状】鼻塞咳嗽有痰，眼角红渐退。

【方剂】疏风宁嗽汤。

【药物组成】荆芥穗六分，连翘一钱，防风八分，桔梗八分，赤芍一钱，陈皮八分，苏梗一钱，杏仁（研）一钱，枳壳（炒）六分，前胡一钱，半夏八分，生甘草三分。

【药引】生姜一片，灯心二十寸。

【患者】乾隆朝八阿哥下长子。

【医家】田丰年、高存谨。

案206　气虚阴亏，脾弱肝旺，肾气不足，湿而夹郁使热

【症状】喉间有时仍痒即作呛嗽，痰亦不多，睡不解乏，不耐凉热，手仍发胀，言语稍多，气壅似喘，腰腿有时酸疼，闻金滑精，以及梦闻金声亦有滑精之候。脉息左寸关弦软稍数，右寸关滑软近数，两尺力弱。

【方剂】滋益安嗽代茶饮。

【药物组成】西洋参（研）三钱，大片生地六钱，当归四钱，杭芍（炒）四钱，焦枣仁三钱，川芎一钱五分，川贝（研）四钱，橘红一钱五分，炙枇杷叶三钱，知母（炒）三钱，杜仲（炒）三钱，莲蕊三钱，紫苏叶一钱五分，生姜（切片）一钱五分，生甘草一钱。

【患者】光绪帝。

【医家】杨际和。

案 207　肝郁夹饮，暑热伤肺

【症状】咳嗽，胸膈满闷，饮食懒思，脉息弦数。

【方剂】清金止嗽汤。

【药物组成】黄连八分，枳壳（炒）三钱，麦芽（炒）三钱，杏仁（炒，研）三钱，木香（煨）一钱，浙贝母五钱，瓜蒌五钱，黄芩（酒）二钱，青皮（炒）二钱，山楂三钱，知母（生）三钱，甘草五分。

【药引】生姜三片，荷梗一尺。

【患者】道光朝孝慎成皇后。

【医家】张新、郝进喜。

案 208　胃蓄湿热，熏蒸上焦

【症状】咳嗽，脉息左关弦数，右寸关滑而近数。

【治法】清热化湿。

【药物组成】桑叶三钱，杏仁三钱，黄芩三钱，枳壳（炒）三钱，瓜蒌五钱，前胡三钱，浙贝母三钱，竹茹三钱，山楂炭三钱，甘草一钱。

【药引】一捻金一钱。

【患者】光绪朝四格格。

【医家】张仲元。

案 209　阴虚

【症状】咳嗽，脉息弦。

【方剂】养阴止嗽汤。

【药物组成】麦冬（研）三钱，马兜铃二钱，知母二钱，白术二钱，生地黄（研）三钱，泽泻二钱，天冬（研）三钱，橘红二钱，黄芩（酒）二钱，桑白皮二钱。

【药引】红枣三枚。

【患者】同治朝宫女永顺。

【医家】冯国治。

案 210　肝胃欠和，痰滞未清

【症状】两胁胀满，咳嗽痰壅，二便秘塞，脉息弦缓。

【方剂】和肝导滞汤。

【药物组成】当归三钱，砂仁六分，赤茯苓三钱，大黄炭四钱，香附（制）三钱，木通一钱五分，青皮（炒）二钱，枳壳（炒）三钱，橘红二钱，瓜蒌仁三钱，浙贝母（研）三钱，桑白皮（炒）三钱。

【药引】一捻金（冲服）一钱。

【患者】道光朝彤妃。

【医家】曹宗岱。

案211　肝经有热，肺胃饮滞，外感风凉，客于肺俞

【症状】身肢发热，胸满欲呕，咳嗽痰涎，咯之不爽，带有血色，脉息右关沉滑，左关弦滑，人迎浮数。

【方剂】疏解理嗽饮。

【药物组成】前胡三钱，苏叶三钱，苏子三钱，桑白皮（炙）三钱，款冬花三钱，郁金（研）三钱，生地黄五钱，栀子（炒）二钱，牡丹皮三钱，桔梗三钱，枳壳（炒）三钱，茯神（朱染）四钱，陈皮二钱。

【药引】藕节三个。

【患者】光绪朝瑾妃。

【医家】李德昌。

案212　肺经寒火未解，胃经湿饮尚盛

【症状】咳嗽声重，咯痰不爽，顿引咽痛，有时胸闷，脉息右寸关滑而稍浮，余部均平。

【方剂】疏肺化饮汤。

【药物组成】前胡二钱，防风一钱五分，苏子三钱，桑白皮（炙）三钱，橘红二钱，枳壳（炒）二钱，旋覆花（包煎）二钱，桔梗二钱，焦三仙二钱，甘草五分。

【药引】生姜二片。

【患者】光绪朝瑾妃。

【医家】李德昌。

案213　肺经有热，气道不宣

【症状】胸胁胀痛，咳嗽烦热。

【方剂】清肺和气饮。

【药物组成】苏梗一钱五分，枳壳一钱五分，桔梗一钱五分，陈皮一钱五分，半夏一钱五分，黄连一钱，前胡一钱五分，杏仁一钱五分，桑白皮一钱五

分，地骨皮（炒）一钱五分，大黄（酒）三钱，甘草一钱。

【药引】生姜一片，灯心三十寸。

【患者】乾隆朝循嫔。

【医家】沙成玺、张肇基。

案214   肺气欠和

【症状】咳嗽有痰，舌苔微黄，初醒时似觉咽黏，脉息左寸关弦缓，右寸关滑而近数。

【治法】和中清热。

【药物组成】菊花二钱，桑叶一钱五分，橘红一钱，知母（生）二钱，竹茹一钱，石斛一钱五分，谷芽（炒）二钱，生甘草八分。

【药引】青果二个。

【患者】宣统皇帝。

【医家】李崇光、赵文魁。

案215   肺经痰饮未清，脾胃欠和

【症状】咳嗽痰涎，唇干微渴，脉息左部见平，右寸关弦滑。

【方剂】理嗽调脾饮。

【药物组成】款冬花二钱，川贝母（研）二钱，紫菀二钱，桔梗一钱五分，法半夏二钱，茯苓三钱，陈皮八分，白前一钱五分，知母（炒）二钱，甘草六分。

【药引】生薏苡仁三钱。

【患者】光绪皇帝。

【医家】庄守和、李德昌。

案216   饮食不和，蓄湿生痰

【症状】咳嗽，复作胸嘈，呕哕，痰饮涎沫，脉息左关见弦，右寸关沉滑而缓。

【方剂】理嗽平胃饮。

【药物组成】苏子八分，前胡一钱五分，桔梗二钱，杏仁（研）一钱五分，桑白皮（炙）二钱，款冬花二钱，法半夏二钱，茯苓二钱，天花粉二钱，麦冬（去心）二钱，葛根一钱，竹茹一钱。

【药引】平安丸（化服）半丸。

【患者】光绪皇帝。

【医家】庄守和、李德昌。

案 217　肺气未和，湿饮不净，脾胃久调

【症状】嗽咳，呕水饮痰涎，唇干口渴，眠食尚好，二便调匀，脉息左关见弦，右寸关滑缓。

【方剂】理嗽调脾和胃饮。

【药物组成】前胡一钱五分，苏子八分，桔梗二钱，杏仁（研）二钱，款冬花二钱，桑白皮（炙）二钱，橘红八分，半夏曲二钱，茯苓三钱，旋覆花（包煎）二钱，木香（煨）六分，薏苡仁（炒）四钱。

【药引】生姜三片，红枣肉三个。

【患者】光绪皇帝。

【医家】庄守和、李德昌。

案 218　肺经火盛，湿不化而生痰

【症状】痰重咳嗽，便少神烦，复兼头目时疼，自汗作热等势甚繁，脉息左关浮数，右关滑大，寸部尤数。

【治法】开通风热。

【药物组成】羚羊角一钱五分，菊花三钱，杏仁（研）二钱，赤茯苓（研）一钱五分，麦冬三钱，薄荷六分，橘红一钱五分，泽泻一钱五分，黄芩一钱五分，半夏曲（包煎）一钱五分，桑叶一钱五分，生甘草三分。

【药引】竹叶十片。

【患者】宣统皇帝。

【医家】周鸣凤。

案 219　饮热未净，肺气不清

【症状】鼻塞口干，有时咳嗽，脉息滑缓。

【方剂】清肺化饮汤。

【药物组成】前胡一钱，杏仁（研）一钱五分，桔梗一钱，陈皮六分，桑白皮（蜜炙）八分，麦冬（去心）一钱五分，薄荷六分，甘草五分。

【药引】竹茹一钱。

【患者】光绪皇帝。

【医家】李德昌。

案 220　肺胃有热夹饮

【症状】咳嗽痰盛，身酸胸满，脉息弦滑。

【方剂】清金安嗽饮。

【药物组成】麦冬（去心）三钱，瓜蒌仁（研）三钱，玄参三钱，柴胡一钱五分，浙贝母（研）三钱，半夏（炙）二钱，桔梗二钱，苏梗二钱，橘红一钱五分，黄芩（酒）一钱五分，知母二钱，山楂（研）三钱。

【药引】六一散三钱，秋梨三片。

【患者】道光朝孝慎成皇后。

【医家】郝进喜。

案 221　肺气欠和，湿饮未净

【症状】有时咳嗽痰涎，鼻息稍欠清爽，脉息左关稍弦，右寸关滑缓。

【方剂】止嗽代茶饮。

【药物组成】前胡二钱，苏梗八分，苏子八分，桔梗二钱，金沸草（包煎）二钱，陈皮一钱，法半夏一钱五分，桑白皮（炙）二钱，款冬花二钱。

【患者】光绪皇帝。

【医家】庄守和、李德昌。

案 222　肺气未和，脾胃欠调，湿饮不净

【症状】咳嗽作呛，痰饮面赤，闻不得味，食后口渴，脉息左关见弦，右寸关滑缓，余部均平。

【方剂】理肺止嗽饮。

【药物组成】前胡二钱，苏子一钱，橘皮一钱，法半夏二钱，茯苓二钱，白术（生）一钱五分，木香（煨）六分，砂仁（研）六分，藿梗一钱五分，石斛二钱，款冬花二钱，竹茹一钱。

【药引】生姜汁一茶匙兑。

【患者】光绪皇帝。

【医家】庄守和、李德昌。

案 223　饮热稍有未净，肺胃欠和

【症状】有时胸闷，稠涕好而口鼻干燥，脉息和缓。

【方剂】和胃代茶饮。

【药物组成】苍术（炒）一钱，橘皮一钱，厚朴一钱，麦冬（去心）一钱五分，竹茹一钱，桔梗一钱，甘草五分。

【患者】光绪皇帝。

【医家】李德昌。

案 224   肺胃少有湿热未清

【症状】夜间微有咳嗽，脉息左部和缓，右寸关滑而稍数。

【方剂】清热化湿代茶饮。

【药物组成】前胡二钱，黄芩（酒）一钱五分，陈皮一钱五分，桑白皮（炙）二钱，法半夏（研）二钱，茯苓二钱，甘草七分。

【患者】光绪皇帝。

【医家】庄守和。

案 225   肝胃欠和，脾运不快

【症状】有时咳嗽，食后嘈杂，头目不爽，精神仍倦，脉息左关弦而近数，右寸关滑稍躁。

【治法】调胃轻扬。

【药物组成】神曲（炒）一钱五分，橘红七分，麦冬二钱，金银花一钱五分，青果（去尖，研）七个，佩兰五分，桑叶一钱五分，白扁豆（炒）二钱。

【药引】忍冬藤一钱。

【患者】慈禧太后。

【医家】张仲元、李德源。

案 226   肝肺痰热，外受寒凉凝结

【症状】咳嗽胸满，咽紧口干，脉息浮滑。

【方剂】宣肺化痰汤。

【药物组成】麻黄一钱，杏仁一钱五分，橘红一钱，半夏一钱五分，瓜蒌二钱，前胡一钱五分，桔梗一钱五分，赤茯苓一钱五分，黄芩（酒）一钱五分，枳壳一钱，玄参一钱五分，甘草五分。

【药引】姜皮二片。

【患者】乾隆朝循嫔。

【医家】罗衡、张肇基。

案 227   肺胃积热，外受风凉

【症状】头痛，身热，咳嗽痰盛，胸闷恶心，脉息浮数。

【方剂】清解宁嗽汤。

【药物组成】苏叶一钱五分，杏仁一钱五分，前胡一钱五分，桔梗一钱五分，桑白皮（炒）一钱五分，橘红一钱五分，半夏一钱五分，黄芩一钱五分，

葛根一钱五分，枳壳一钱，赤茯苓二钱，甘草五分。

【药引】生姜三片，灯心三十寸。

【患者】乾隆朝循嫔。

【医家】沙成玺、刘凤鸣。

案 228　肝经多热，火烁肺金

【症状】咳嗽无痰，发热烦闷，脉息弦数。

【方剂】清金甘露饮。

【药物组成】生地黄三钱，天冬二钱，知母一钱五分，麦冬二钱，川贝母二钱，枇杷叶一钱五分，石斛一钱五分，地骨皮一钱五分，黄芩一钱，枳壳一钱五分，桔梗一钱五分，天花粉一钱五分。

【药引】藕节二个。

【患者】乾隆朝循嫔。

【医家】陈世官、张肇基。

案 229　肺蕴风热

【症状】有时作嗽，气道欠调，脉息左寸关微弦，右寸关缓而稍滑，略带浮象。

【治法】清解肺燥兼理肺热。

【药物组成】枇杷叶（去毛，炙）三钱，川贝母（去心）二钱，桔梗一钱五分，杏仁（炒，研）三钱，茯苓三钱，麦冬（去心，炒）一钱五分，薏苡仁（炒）五钱，橘红一钱五分，枳壳（炒）一钱，谷芽（炒）三钱，甘草一钱，马兜铃一钱。

【药引】青果五枚。

【患者】光绪朝总管崔玉贵。

案 230　肝肺痰热，外受寒凉凝结

【症状】咳嗽，胸满，口干，脉息浮滑。

【方剂】疏风宁嗽汤。

【药物组成】麻黄八分，杏仁二钱，黄芩（酒）一钱五分，石膏（煅）二钱，瓜蒌一钱五分，栀子一钱五分，桔梗二钱，地骨皮二钱，前胡一钱，桑白皮（炙）一钱五分，枳壳一钱，甘草八分。

【药引】生姜一片。

【患者】乾隆朝循嫔。

【医家】罗衡、李德宣。

案 231　脾失运化，气道欠调

【症状】气滞咳嗽，头眩肢倦，上盛下虚，有时串痛，脉息左部稍弦，右关沉缓。

【方剂】建中调气润肺。

【药物组成】赤茯苓二钱，白芍三钱，延胡索一钱，威灵仙一钱，川贝母（研）二钱，杏仁二钱，白术（土炒）一钱，砂仁（研）八分。

【药引】红枣二枚。

【患者】光绪皇帝。

【医家】郑敏书。

案 232　荣分气滞有热

【症状】胸闷咳嗽，口干，脉息弦数。

【方剂】清热调荣汤。

【药物组成】柴胡（醋炒）一钱，黄芩（炒）一钱五分，黄连一钱，苏梗一钱五分，枳壳一钱五分，桔梗一钱，桑白皮（炙）一钱五分，生地黄二钱，栀子（炒）一钱五分，大黄（酒）一钱，香附（炒）二钱，知母一钱。

【药引】生姜一片，荷叶一钱。

【患者】乾隆朝循嫔。

【医家】刘太平、杜朝栋。

案 233　肝肺有热，外受风凉

【症状】发热头疼，胸闷咳嗽，脉息浮数。

【方剂】调荣清肺汤。

【药物组成】杏仁一钱五分，苏叶一钱，葛根一钱五分，枳壳一钱五分，桔梗一钱五分，陈皮一钱五分，半夏一钱五分，黄芩一钱五分，赤茯苓二钱，防风一钱五分，知母一钱五分，甘草八分。

【药引】姜二片，灯心三十寸。

【患者】乾隆朝循嫔。

【医家】罗衡、张肇基、李德宣。

案 234　肺经郁热，外受风寒

【症状】头疼身痛，发热咳嗽，脉息浮数。

【方剂】清解宁嗽饮。

【药物组成】苏梗一钱五分，葛根一钱五分，杏仁一钱五分，前胡一钱，桑白皮一钱五分，桔梗二钱，枳壳一钱五分，天花粉二钱，黄芩（酒）一钱五分，半夏一钱五分，橘红一钱，生甘草五分。

【药引】生姜二片，梨三片。

【患者】乾隆朝循嫔。

【医家】陈世官、花映墀。

案 235　肺胃热盛

【症状】咳嗽，胸痛。

【方剂】清热宁嗽汤。

【药物组成】苏梗一钱五分，桔梗二钱，枳壳一钱五分，瓜蒌三钱，杏仁一钱五分，天花粉二钱，黄芩一钱五分，黄连一钱，桑白皮一钱五分，赤茯苓二钱，甘草五分。

【药引】姜一片，梨三片。

【患者】乾隆朝循嫔。

【医家】陈世官、花映墀。

案 236　血分不足，湿热熏蒸肺气

【症状】咳嗽发烧，身软无力，夜间少寐，脉息弦数。

【方剂】清肺止嗽汤。

【药物组成】当归一钱五分，苏叶一钱五分，白芍一钱五分，生地黄二钱，前胡一钱五分，葛根一钱五分，橘皮一钱五分，半夏（制）一钱五分，茯苓二钱，杏仁（研）一钱五分，桔梗一钱五分，旋覆花（绢包）二钱。

【药引】生姜二片。

【患者】乾隆朝循嫔。

【医家】张肇基等。

案 237

【症状】咳嗽稍缓，唯夜间烧热，时或腹痛。

【方剂】清肺和中汤。

【药物组成】茯苓三钱，前胡一钱五分，厚朴一钱五分，当归一钱五分，桔梗一钱五分，白芍（炒）二钱，杏仁一钱五分，橘皮一钱五分，生地黄二钱，苏梗一钱五分，神曲二钱，生甘草五分。

【药引】红枣肉二枚，灯心五十寸。

【患者】乾隆朝循嫔。

【医家】张肇基等。

案 238

【症状】荣分已行，咳嗽烧热微减，腹痛稍缓。

【方剂】清肺和荣汤。

【药物组成】茯苓三钱，厚朴一钱五分，当归一钱五分，白芍二钱，生地黄二钱，牡丹皮一钱五分，桔梗一钱五分，橘皮一钱五分，杏仁一钱五分，延胡索一钱五分，苏梗一钱五分，甘草五分。

【药引】灯心五十寸，红枣肉二枚。

【患者】乾隆朝循嫔。

【医家】张肇基等。

案 239 肺胃热盛、郁痰，外受微凉

【症状】干嗽声重，烦热胸闷，脉息浮数。

【方剂】杏苏饮。

【药物组成】杏仁（炒）一钱五分，苏叶一钱五分，前胡一钱五分，牛蒡子二钱，葛根一钱五分，枳壳（炒）一钱五分，桔梗一钱五分，橘红一钱五分，半夏（制）一钱五分，天花粉一钱五分。

【药引】生姜二片，灯心三十寸。

【患者】乾隆朝循嫔。

【医家】武世倬、张肇基。

案 240 肝胃湿热，熏蒸上焦，肺气欠调

【症状】有时咳嗽，顿引膈间觉滞，谷食欠香，身肢酸倦，脉息左关见弦，右寸关沉滑稍数。

【方剂】调中清热代茶饮。

【药物组成】郁金（研）一钱五分，桑叶三钱，枇杷叶（炙）三钱，羚羊角一钱，石斛三钱，焦三仙六钱。

【患者】慈禧太后。

【医家】全顺、张仲元。

案 241 肝肺有热，胃蓄湿滞

【症状】头闷作疼，膈间不爽，咳嗽酸饮，时作躁急，手心发热，脉息左关

弦数，右寸关滑数有力。

【方剂】清热调中化湿饮。

【药物组成】前胡一钱五分，枳壳（炒）二钱，蔓荆子（炒）二钱，郁金（研）二钱，焦三仙九钱，黄芩三钱，槟榔（炒）二钱，神曲二钱。

【药引】桑叶三钱。

【患者】慈禧太后。

【医家】全顺。

案 242　心肺二经有热

【症状】咳嗽口渴，烦闷。

【方剂】清热导赤汤。

【药物组成】杏仁二钱，桑白皮（炙）一钱五分，黄芩一钱五分，天花粉一钱五分，桔梗二钱，橘红一钱，生地黄二钱，赤茯苓二钱，木通一钱五分，羚羊角一钱，甘草五分。

【药引】竹叶一钱。

【患者】乾隆朝循嫔。

【医家】武世倬、李德宣。

案 243　内有饮热，外受风凉

【症状】头目不清，胸闷咳嗽，脉息浮数。

【方剂】清解杏苏饮。

【药物组成】杏仁（炒）二钱，苏叶一钱五分，枳壳一钱五分，陈皮一钱五分，前胡一钱五分，防风一钱五分，桔梗二钱，赤茯苓二钱，葛根一钱五分，桑白皮一钱五分，瓜蒌子三钱，甘草八分。

【药引】生姜二片，灯心三十寸。

【患者】乾隆朝禄贵人。

【医家】张肇基、王文彬。

案 244　肺胃滞热

【症状】咳嗽懒食，脉息沉缓。

【方剂】清胃化滞汤。

【药物组成】桔梗三钱，山楂（炒）三钱，前胡二钱，牛蒡子三钱，瓜蒌仁三钱，大黄一钱，焦神曲三钱，桑白皮（生）二钱，知母（炒）二钱，枳壳二钱。

【药引】荷梗一尺。

【患者】道光朝四阿哥。

【医家】栾泰。

案 245　血分湿热，熏蒸肺气

【症状】咳嗽发热，身软懒食，脉息弦数。

【方剂】清热宁嗽汤。

【药物组成】天冬三钱，麦冬三钱，知母二钱，贝母二钱，桑白皮二钱，杏仁（炒）二钱，黄芩二钱，陈皮一钱五分，瓜蒌子（研）三钱，枳壳一钱五分，桔梗二钱，地骨皮三钱，甘草八分。

【药引】灯心五十寸，荷蒂二枚。

【患者】乾隆朝循嫔。

【医家】张肇基、姜晟。

案 246　肺气郁遏，肠胃蕴热

【症状】时作咳嗽，唾吐痰黏，目皮发眩，谷食欠香，身肢较倦，脉息左关弦数，右寸关滑数，重按鼓指。

【方剂】清热和中饮。

【药物组成】白芍（生）三钱，桑叶三钱，菊花三钱，槐花（炒）二钱，黄连（酒，研）五分，羚羊角一钱，枳壳（炒）二钱，天冬三钱。

【药引】青果（研）七个，芦根（切碎）一支。

【患者】慈禧太后。

【医家】张仲元。

案 247　肺气未清，胃经湿饮，脾元运化不快

【症状】咳嗽顿轻，时吐痰饮，背热未减，夜寐欠实，脉息右寸滑而稍弦，关部滑缓，余部调和。

【方剂】理肺化湿饮。

【药物组成】紫菀一钱五分，桔梗一钱，桑白皮（蜜炙）一钱，杏仁（去皮尖，研）二钱，茯苓二钱，半夏曲一钱五分，浙贝母一钱，麦冬（去心）二钱，菊花一钱，薏苡仁（炒）三钱，甘草七分。

【药引】旋覆花（绢包煎）二钱。

【患者】慈禧太后。

【医家】薛福辰、汪守正、庄守和、李德昌、王应瑞。

案 248   风寒入肺络

【症状】咳嗽声重，唯早晨有痰，已及两月，咳时牵引胸膈作痛，背热亦稍重，脉息右寸微弦微滑而滞，关滑，余部尚调。

【药物组成】麻黄四分，紫菀一钱，桔梗一钱，杏仁（去皮尖，研）二钱，橘红一钱，浙贝母一钱，茯苓三钱，生甘草五分。

【药引】生姜二片。

【患者】慈禧太后。

【医家】汪守正、庄守和、李德昌。

案 249   肝肺气道仍滞，饮热尚盛

【症状】时作咳嗽，咽干口渴，身肢酸倦，脉息左关弦数，右寸关滑数。

【治法】养阴清热理气。

【药物组成】生地黄四钱，玄参三钱，瓜蒌（研）三钱，知母三钱，枳壳（炒）一钱五分，前胡二钱，黄芩（酒）三钱，橘红一钱五分，杏仁（炒，研）三钱，桔梗三钱，桑白皮二钱，桑叶二钱，羚羊角一钱五分。

【药引】川贝母二钱。

【患者】慈禧太后。

【医家】张仲元、姚宝生。

案 250   肺胃气道未舒，饮热尚盛

【症状】时作咳嗽，顿引胸胁作痛，口干而渴，时或作呕，脉息左寸关弦数，浮象渐减，右寸关滑数。

【治法】清热化饮兼佐和解。

【药物组成】瓜蒌仁（研）二钱，川贝母（研）三钱，桑白皮二钱，桑叶二钱，知母三钱，黄芩（酒）三钱，牛蒡子（炒，研）二钱，薄荷八分，葛根二钱，橘红一钱五分，郁金（研）二钱，神曲三钱，前胡二钱。

【药引】竹茹二钱。

【患者】慈禧太后。

【医家】庄守和、张仲元、姚宝生。

案 251   表感未净，肺胃气道仍滞，饮热尚盛

【症状】时作咳嗽，顿引筋脉作疼，恶心头晕，身肢酸倦，脉息左寸关弦数稍浮，右寸关滑数。

【治法】清解调中化饮。

【药物组成】苏叶一钱五分，黄芩（酒）三钱，橘红二钱，厚朴（炙）一钱五分，神曲（炒）三钱，前胡二钱，青皮（炒）一钱五分，黄连（研）八分。

【患者】慈禧太后。

【医家】庄守和、张仲元、姚宝生。

案 252　肝经脉络瘀滞湿痰，肺气欠调，胃热不净

【症状】有时咳嗽痰黏，目皮颊旁筋脉有时掣动，脉息左关弦数，右寸关滑数有力。

【方剂】清热和络化痰饮。

【药物组成】羚羊角八分，赤芍二钱，僵蚕（炒）三钱，钩藤三钱，前胡二钱，桑叶二钱，菊花二钱，橘络二钱。

【药引】一捻金（煎）七分。

【患者】慈禧太后。

【医家】全顺、张仲元。

案 253　肝胃带热尚盛，肺气欠调，经络瘀滞痰湿

【症状】时作咳嗽，唾痰黏，鼻涕带有血色，目皮掣动，胸膈不爽，脉息左关弦数，右寸关滑数有力。

【方剂】清热化痰调中饮。

【药物组成】羚羊角二钱，白芍（生）三钱，僵蚕（炒）三钱，钩藤三钱，黄芩（酒）二钱，前胡二钱，橘红一钱五分，枳壳（炒）二钱，郁金（研）二钱，杏仁（研）三钱。

【药引】一捻金（煎）七分。

【患者】慈禧太后。

【医家】全顺、张仲元。

案 254　肝胃滞热尚盛，肺气不清

【症状】时作咳嗽，唾有痰黏，耳中咽嗌作痒，肩臂筋脉微疼，脉息左关弦数，右寸关滑数稍浮。

【方剂】和解清热调中饮。

【药物组成】薄荷五分，前胡三钱，桔梗二钱，桑叶三钱，菊花二钱，郁金（研）二钱，枇杷叶（包煎）三钱，竹茹三钱，黄芩（酒）二钱，枳壳（炒）二钱。

【药引】青果七个。

【患者】慈禧太后。

【医家】全顺、张仲元。

案 255   中气欠和，痰饮未清

【症状】有时咳嗽，脉息左关弦缓，右寸关滑缓。

【治法】理脾和中。

【药物组成】党参一钱，白术（炙）八分，薏苡仁（炒）三钱，半夏曲一钱五分，橘红七分，茯苓二钱，枇杷叶（炙）二钱，砂仁五分。

【药引】生姜一小片，佛手柑三分。

【患者】同治朝太监李莲英。

【医家】张仲元、李德源、戴家瑜。

案 256   气血两亏

【症状】头眩足软，有痰，脉息右寸弦象已退，尚滑而微大。

【方剂】调胃养荣饮。

【药物组成】党参二钱，白术（炒焦）二钱，薏苡仁（炒焦）三钱，黑豆衣一钱五分，半夏（制）二钱，茯苓二钱，浙贝母一钱五分，炙甘草八分，续断（酒炒）一钱五分，砂仁六分。

【药引】生姜三片。

【患者】慈禧太后。

【医家】薛福辰、汪守正、李德立、庄守和、李德昌。

案 257   风热

【症状】咳嗽痰色带黄，不易上出，脉息左寸稍虚，右寸微浮而弦。

【方剂】清肺安神饮。

【药物组成】前胡一钱，杏仁（去皮尖，研）三钱，女贞子二钱，紫菀一钱五分，桑叶一钱，沙参三钱，苏叶四分，款冬花（蜜炙）一钱五分，枇杷叶（蜜炙）一钱五分，麦冬（朱砂拌）二钱。

【药引】香橼皮七分。

【患者】慈禧太后。

【医家】薛福辰、汪守正、李德立、庄守和、李德昌。

案 258   肝郁不舒，肺气未和

【症状】身肢软倦，有时作嗽，脉息左关弦滑，右关缓软。

【方剂】调胃和中饮。

【药物组成】半夏（制）二钱，陈皮八分，茯苓二钱，藿香八分，枇杷叶（去毛，炙）一钱五分，沙参三钱，白扁豆（炒）二钱，甘草（水炙）五分，款冬花（蜜炙）二钱，薏苡仁（炒焦）三钱。

【药引】砂仁六分。

【患者】慈禧太后。

【医家】薛福辰、汪守正、李德立、庄守和、李德昌。

案 259　肝肺结热，痰饮不宣

【症状】左臂作疼，时有咳嗽，脉息左关弦而近数，右寸关滑数。

【治法】清肝理肺化痰。

【药物组成】龙胆草（酒）三钱，厚朴三钱，羚羊角（面）六分，牡丹皮三钱，苏叶四钱，杏仁（炒）三钱，橘红三钱，瓜蒌八钱，辛夷（研）二钱，黄芩三钱，枳壳三钱，大黄（酒）二钱。

【药引】钩藤三钱，桑叶一两。

【患者】光绪朝瑾妃。

【医家】赵文魁。

案 260　肺气欠和，寒火未净

【症状】有时咳嗽，脉息右寸关滑缓，余部均调。

【方剂】清肺代茶饮。

【药物组成】苏子二钱，前胡一钱五分，金沸草（包煎）一钱五分，枳壳（炒）一钱五分，橘红一钱，砂仁八分。

【药引】竹茹二钱。

【评注】这是珍妃早岁为嫔时之脉案，据其脉症表明，当患有劳嗽之症，与其姊瑾妃之劳嗽相类，结合光绪帝患有多系统结核病，抑或与传染有关。金沸草即旋覆花之全草，消痰平喘，下气降逆之功甚好。

【患者】光绪朝珍妃。

【医家】李德昌。

案 261　肝经有热，肺胃痰饮，夹以寒火郁遏

【症状】胸闷咳嗽，咯之不爽，脉息右寸关沉滑，左关稍弦近数。

【方剂】理嗽清解饮。

【药物组成】前胡三钱，苏子三钱，桑白皮（炙）三钱，款冬花三钱，橘红

二钱，枳壳（炒）三钱，木香（研）八分，焦三仙六钱。

【药引】竹茹二钱。

【患者】光绪朝珍妃。

【医家】李德昌。

案 262 肺胃蓄有饮热，膈间气道不舒

【症状】时作咳嗽，唾有稀痰，脉息右寸关滑而稍数，左关弦而近数。

【治法】清肺化湿和肝。

【药物组成】枇杷叶（炙）三钱，川贝母三钱，桑叶三钱，苏梗一钱，杏仁三钱，陈皮一钱五分，茯苓四钱，泽泻一钱五分，栀子（炒）一钱五分，香附二钱，甘草一钱。

【药引】芦根二支。

【患者】光绪朝四格格。

【医家】姚宝生。

案 263 肺胃郁热，气道不舒，肝木郁而有火

【症状】胸膈不爽，呛嗽无痰，不能安卧，脉息右寸关滑数，左关弦而近数。

【治法】清肺理气平肝。

【药物组成】枇杷叶三钱，款冬花三钱，桑叶三钱，川贝母二钱，杏仁三钱，麦冬三钱，瓜蒌三钱，陈皮一钱五分，栀子（炒）二钱，香附（炙）二钱，云茯神四钱，生甘草一钱。

【药引】芦根二支。

【患者】光绪朝四格格。

【医家】姚宝生。

案 264 病后余热未清

【症状】咳嗽有痰，夜间少寐，胁肋胀闷，脉息渐和。

【方剂】清金育神汤。

【药物组成】枳壳一钱五分，桔梗二钱，橘红二钱，川贝母二钱，知母一钱五分，麦冬二钱，茯神三钱，黄连一钱，黄芩一钱五分，天花粉二钱，甘草八分。

【药引】灯心三十寸，竹叶八分。

【患者】乾隆朝十一阿哥福晋。

【医家】张肇基、姜晟、王诏恩。

案 265　肝阴不足，气郁夹湿

【症状】胸满胁痛，口渴咳嗽，两腿作痛，脉息弦滑。

【方剂】除湿拈痛汤。

【药物组成】羌活三钱，防己三钱，木瓜三钱，牛膝三钱，当归三钱，苍术一钱五分，天花粉三钱，陈皮二钱，延胡索三钱，木香一钱，黄连一钱，浙贝母三钱。

【药引】桑枝三钱。

【患者】咸丰朝祺嫔。

【医家】周之桢。

案 266　肝肺气道不和，脾胃欠调

【症状】舌干口苦，目皮眩涩，胸闷不畅，有时咳嗽痰涎，谷食欠香，脉息左寸关弦数，右寸关滑数。

【方剂】清肺和肝开胃饮。

【药物组成】瓜蒌四钱，川贝母（研）三钱，橘红一钱五分，黄芩（酒）三钱，密蒙花一钱五分，菊花二钱，桑叶三钱，枳壳（炒）二钱，厚朴（炙）二钱，谷芽（炒）三钱，砂仁（研）八分，甘草八分。

【药引】荷蒂五个。

【患者】慈禧太后。

【医家】庄守和、张仲元。

案 267　肺胃湿饮，外受风凉

【症状】喉中味咸，有时咳嗽口干，脉息左关稍弦，右寸关沉滑。

【方剂】清肺和胃代茶饮。

【药物组成】石斛三钱，麦冬三钱，菊花三钱，桑叶三钱，天花粉二钱，桔梗二钱，知母（炒）二钱，甘草八分。

【患者】光绪皇帝。

【医家】庄守和。

案 268　肺胃尚有饮热未净

【症状】口渴，有时咳嗽，脉息左部和缓，右寸关滑而稍数。

【方剂】清嗽代茶饮。

【药物组成】黄芩（酒）一钱五分，前胡二钱，紫菀一钱五分，桑白皮

（炙）二钱，天花粉二钱，川贝母（研）二钱，枳壳（炒）一钱五分，芦根一支。

【患者】光绪皇帝。

【医家】庄守和。

案 269　肺燥湿饮

【症状】喉中发咸，夜间微嗽，脉息左部和缓，右寸关滑而稍数。

【方剂】清肺化湿代茶饮。

【药物组成】石斛二钱，菊花二钱，桑叶二钱，前胡一钱五分，黄芩（酒）一钱五分，陈皮一钱五分，神曲（炒）二钱，青果七个。

【患者】光绪皇帝。

【医家】庄守和。

案 270　肺胃积热，外受风凉

【症状】发热头闷，咳嗽痰盛，胸胁胀痛，脉息浮数。

【方剂】宣肺宁嗽汤。

【药物组成】杏仁（炒，研）一钱五分，苏叶一钱五分，前胡一钱五分，枳壳（炒）一钱五分，桔梗二钱，防风一钱五分，牛蒡子（炒，研）二钱，浙贝母一钱五分，瓜蒌三钱，黄芩一钱五分，玄参二钱，生甘草五分。

【药引】灯心三十寸，秋梨三片。

【患者】乾隆朝循嫔。

【医家】陈世官、张肇基、鲁维淳。

案 271　脾胃热盛，外感微凉

【症状】咳嗽有痰，胸胁痞闷，烦热身软，脉息弦数。

【方剂】清解宁嗽汤。

【药物组成】杏仁一钱五分，苏叶一钱五分，枳壳（炒）一钱五分，桔梗一钱五分，陈皮一钱，半夏（制）一钱五分，黄芩一钱五分，天花粉一钱五分，前胡一钱五分，赤茯苓二钱，甘草八分。

【药引】姜一片。

【患者】乾隆朝循嫔。

【医家】罗衡、张肇基。

案 272　肝肺饮热，稍感风凉

【症状】头疼咳嗽，口黏无味，夜寐不实，脉息左寸关浮弦而数，右寸关沉滑。

【治法】清解育神。

【药物组成】南薄荷一钱，前胡三钱，杏仁（炒，研）三钱，牛蒡子（炒）二钱，生地黄四钱，玄参三钱，麦冬（朱）四钱，浙贝母（研）三钱，桑白皮（生）二钱，竹茹二钱，枳壳（炒）二钱，生甘草八分。

【药引】青果五个。

【患者】光绪朝隆裕皇后。

【医家】张仲元、佟文斌。

案 273　肺有热，胃气不和

【症状】咳嗽胸闷，烦热，脉息缓滑。

【方剂】宁嗽和胃饮。

【药物组成】苏梗一钱，薄荷六分，前胡一钱，玄参一钱五分，杏仁一钱，枳壳一钱五分，桔梗一钱五分，陈皮一钱五分，贝母二钱，赤茯苓二钱，黄芩一钱五分，麦芽二钱，甘草五分。

【药引】生姜一片，红枣肉二枚。

【患者】乾隆朝循嫔。

【医家】田福。

案 274　肝胃有热，感受风凉

【症状】咳嗽声重，身肢微觉酸疼，脉息左关弦数，右寸沉缓，关部滑数。

【治法】清解风热。

【药物组成】荆芥二钱，防风三钱，神曲（炒）三钱，枳壳（炒）二钱，黄芩（酒）三钱，羚羊角一钱，陈皮一钱，甘草一钱。

【药引】苏梗一钱。

【患者】慈禧太后。

【医家】张仲元。

案 275　心肝气郁，夹饮乘风，上舍于肺

【症状】寒热如疟，胸胁胀闷，痰壅气逆，频频作嗽，脉息浮弦而滑。

【方剂】顺气化痰汤。

【药物组成】杏仁三钱，白芍三钱，麻黄（蜜炙）六分，桂枝六分，川芎二钱，当归三钱，生地黄五钱，甘草八分。

【药引】木香六分，半夏一钱。

【患者】咸丰朝丽皇贵妃。

【医家】李万清。

案 276 肝阳气道欠畅，肺经饮热未清

【症状】咳嗽，口渴中满，肢体酸倦，眠寐不实，有时自汗，脉息左关弦涩，两寸滑数而缓。

【治法】舒肝理肺，清热消饮止嗽。

【药物组成】前胡一钱五分，杏仁（研）四钱，川贝母（研）二钱，天冬三钱，法半夏（研）二钱，苏子（研）三钱，瓜蒌仁（研）三钱，枳壳（炒）二钱，化橘红三钱，桑白皮（炙）三钱，麦冬（去心）四钱，黄芩（酒）三钱。

【药引】栀子（炒）三钱，竹茹一钱，大黄八分，益元散（煎）四钱。

【患者】光绪朝瑾妃。

【医家】石国庆。

案 277 肝郁伤神，气道欠畅，肺经湿热未净

【症状】咳嗽时作，口渴中满，身体酸倦，头额偶时作烧，脉息左关弦涩，右寸滑数，余部和缓。

【治法】和肝清肺渗湿止嗽。

【药物组成】杭菊花二钱，杏仁（研）四钱，麦冬（去心）四钱，瓜蒌仁（研）三钱，法半夏（研）一钱五分，青皮二钱，茯苓（研）五钱，枳壳（炒）三钱，化橘红二钱，桑叶（炙）三钱，炙甘草一钱，桔梗二钱。

【药引】竹茹六分，川芎一钱五分，黄芩（酒）二钱。

【患者】光绪朝瑾妃。

【医家】石国庆。

案 278 肝阳蒸肺，偶受外感

【症状】咳嗽头闷，中满口渴，体倦，脉息左关弦涩，两寸浮缓。

【治法】舒肝理肺清解止嗽。

【药物组成】前胡二钱，川芎二钱，麦冬（去心）四钱，瓜蒌四钱，半夏曲二钱，杏仁（研）四钱，桑白皮（炙）三钱，枳壳（炒）三钱，化橘红三钱，苏子（研）三钱，浙贝母二钱，甘草一钱。

【药引】黄芩（酒）三钱，桔梗二钱，鲜姜一片。

【患者】光绪朝瑾妃。

【医家】石国庆。

案 279　肝火熏肺，荣分有热

【症状】干嗽无痰，左目大眦红赤涩痛，脉息弦数。

【方剂】清肝导赤饮。

【药物组成】柴胡一钱，黄芩（酒）一钱，赤芍一钱，牡丹皮二钱，生地黄二钱，木通一钱五分，当归一钱，连翘（去心）一钱五分，栀子（炒）一钱五分，桔梗一钱五分，大黄一钱，生甘草五分。

【药引】生姜一片，灯心三十寸。

【患者】乾隆朝循嫔。

【医家】陈世官、罗衡。

案 280　肝火熏肺，荣分有热

【症状】干嗽无痰，左目大眦红赤涩痛，脉息弦数。

【方剂】清热宁嗽饮。

【药物组成】桑白皮（炒）一钱，枳壳（炒）一钱五分，知母一钱五分，桔梗一钱五分，黄芩一钱五分，石膏（煅）二钱，牡丹皮一钱五分，薄荷八分，连翘一钱五分，栀子（炒）一钱五分，生甘草五分。

【药引】生姜皮一片，藕节三个。

【患者】乾隆朝循嫔。

【医家】陈世官、罗衡。

案 281　内热过盛，肺热

【症状】咳嗽。

【方剂】柴胡清热汤。

【药物组成】柴胡一钱五分，黄芩一钱五分，知母（蜜炙）二钱，桔梗三钱，半夏曲（炒）二钱，前胡一钱五分，桑白皮一钱五分，杏仁（去皮尖）二钱，枳壳（炒）一钱五分，栀子（炒）一钱五分，天花粉一钱五分，生甘草五分。

【药引】生姜二片，灯心三十寸。

【患者】嘉庆朝华妃。

【医家】田广福、吴锦。

案 282　肺胃积热

【症状】咳嗽痰盛，胸膈满闷，身热口干，夜间少寐，脉息弦滑。

【方剂】清金宁嗽汤。

【药物组成】苏叶一钱五分，杏仁一钱五分，地骨皮一钱五分，瓜蒌二钱，前胡一钱五分，桔梗一钱五分，大黄（酒）二钱，葛根一钱五分，枳壳一钱五分，黄芩一钱五分，桑白皮一钱五分。

【药引】生姜二片，红枣肉三枚。

【患者】乾隆朝循嫔。

【医家】武世倬、沙成玺、张肇基、马敬伦。

案 283　肝阴不足，肺燥有热

【症状】夜间发热，咳嗽无痰，胸膈烦满，脉息弦数。

【方剂】滋肝宁嗽饮。

【药物组成】当归二钱，焦芍二钱，柴胡（醋炒）一钱五分，牡丹皮二钱，茯苓三钱，半夏曲（炒）一钱五分，陈皮一钱，枳壳（炒）一钱五分，桔梗一钱五分，栀子（炒）一钱五分，麦冬二钱，甘草五分。

【药引】煨姜一片，荷蒂二个。

【患者】乾隆朝循嫔。

【医家】罗衡、武世倬。

案 284　肝阴有热，熏蒸于肺

【症状】夜间发热，干嗽无痰，脉息弦数。

【方剂】宁嗽泻白汤。

【药物组成】桑白皮（炒）一钱五分，地骨皮二钱，枳壳一钱五分，桔梗一钱五分，半夏（制）一钱五分，麦冬一钱五分，石膏（煅）二钱，甘草五分。

【药引】生姜一片，粳米一钱。

【患者】乾隆朝循嫔。

【医家】陈世官。

案 285　肺胃积热

【症状】咳嗽痰盛，胸胁胀痛，脉息弦数。

【方剂】清肺宁嗽汤。

【药物组成】前胡一钱五分，半夏（制）二钱，橘红一钱五分，枳壳（炒）

一钱五分，桔梗一钱五分，瓜蒌三钱，黄芩一钱五分，厚朴二钱，柴胡一钱五分，大黄二钱，天花粉二钱，生甘草八分。

【药引】生姜三片，秋梨五片。

【患者】乾隆朝循嫔。

【医家】花映墀、姜晟。

案286　肝肺有热，外受微凉

【症状】咳嗽咽紧，音哑胸闷，脉息浮数。

【方剂】清热宁嗽饮。

【药物组成】苏叶一钱五分，杏仁一钱，桑白皮（炒）一钱五分，薄荷一钱，桔梗二钱，枳壳一钱五分，黄芩一钱五分，天花粉二钱，川贝母一钱五分，前胡一钱，生甘草五分。

【药引】生姜一片，灯心五十寸。

【患者】乾隆朝循嫔。

【医家】陈世官、刘凤鸣。

案287　肝肺郁热

【症状】发热咳嗽，有痰，脉息滑数。

【方剂】清肝宁嗽汤。

【药物组成】苏叶一钱五分，前胡一钱五分，半夏一钱五分，天花粉二钱，牛蒡子一钱五分，桔梗一钱五分，杏仁一钱五分，黄芩（酒）一钱五分，栀子（炒）一钱五分，陈皮一钱，茯苓二钱。

【药引】生姜一片。

【患者】乾隆朝循嫔。

【医家】陈世官、罗衡、武世倬。

案288　肝火冲肺

【症状】干嗽无痰，胸膈满闷，脉息沉弦。

【方剂】泻白宁嗽饮。

【药物组成】桑白皮（炙）一钱五分，枳壳一钱五分，瓜蒌三钱，半夏一钱五分，桔梗二钱，苏梗一钱五分，黄连一钱，黄芩一钱五分，地骨皮一钱五分，栀子（炒）一钱五分，神曲一钱五分，甘草五分。

【药引】生姜二片，荷蒂三个。

【患者】乾隆朝循嫔。

【医家】陈世官、花映墀、马敬伦。

案 289　火郁熏蒸

【症状】咳嗽无痰，发热自汗，脉息沉数。

【方剂】宣肺宁嗽汤。

【药物组成】麻黄（蜜炙）一钱，石膏（煅）三钱，杏仁（研）一钱五分，半夏（制）一钱五分，橘红一钱，枳壳（炒）一钱五分，前胡一钱，黄芩（酒）一钱五分，桑白皮（炙）一钱五分，天花粉三钱，葛根一钱五分，生甘草五分。

【药引】生姜一片。

【患者】乾隆朝循嫔。

【医家】陈世官、刘凤鸣。

案 290　肝虚有热，熏蒸肺气

【症状】咳嗽时缓、时多，脉息和缓。

【治法】滋肝养肺。

【方剂】宁嗽太平膏。

【药物组成】天冬一两，麦冬一两，百合一两，款冬花三钱，生地黄五钱，玄参四钱，桔梗四钱，石斛一两，知母四钱，川贝母一两，枇杷叶五钱。

【患者】乾隆朝循嫔。

【医家】陈世官、姜晟、鲁维淳、田福。

案 291　肝阴不足，肺胃之气欠调

【症状】时作咳嗽，唾有痰饮，膈间不畅，时或嘈闷，谷食欠香，身肢懒倦，大便后似觉作坠，脉息左关见弦重按软，右寸关滑而稍数。

【方剂】益阴调中化湿饮。

【药物组成】白芍（炒）二钱，茯苓（朱拌）三钱，半夏曲（炒）二钱，陈皮二钱，金石斛三钱，薏苡仁（炒）三钱，香附（炙）七分，谷芽（炒）三钱，麻子仁（研）一钱五分，砂仁一钱。

【药引】荷蒂五个。

【患者】同治朝太监李莲英。

【医家】范绍相、全顺、李崇光。

案 292　湿饮浮热熏蒸于肺，胃气不和

【症状】胸膈不爽，咳嗽痰黏，身肢软倦，似觉恶寒，脉息左关见弦，右寸

关滑而近数。

【方剂】和胃化湿饮。

【药物组成】茯苓三钱，橘红一钱，半夏曲（炒）一钱五分，竹茹二钱，桑叶三钱，金石斛三钱，薏苡仁（炒）三钱，神曲（炒）三钱，谷芽（炒）三钱，甘草七分。

【药引】枇杷叶（炙，包煎）三钱。

【患者】同治朝太监李莲英。

【医家】全顺、李崇光。

案293　肺胃湿瘀，气滞浮火

【症状】胸膈不爽，有时咳嗽，语言之时舌似肿疼，右胁之下，气息仍觉未畅，脉息左关见弦，右寸关滑而近数。

【治法】调气化湿和胃。

【药物组成】茯苓三钱，川贝母（研）二钱，薏苡仁（炒）三钱，莲子心五分，神曲（炒）三钱，陈皮一钱，谷芽（炒）三钱，甘草七分。

【药引】荷梗一尺。

【患者】同治朝太监李莲英。

【医家】李崇光。

案294　蕴热炽盛，风感未清

【症状】头疼作嗽，气道欠调，脉息左关沉弦，右部滑而稍数。

【治法】疏风清热调中。

【药物组成】杏仁三钱，苏子（炒）三钱，白芷三钱，葛根二钱，瓜蒌六钱，栀子（炒）三钱，黄芩三钱，陈皮三钱，枳壳（炒）三钱，法半夏三钱，薄荷二钱。

【药引】浙贝母三钱，龙胆草三钱。

【患者】宣统朝三格格。

【医家】赵文魁。

案295　肝热冲肺

【症状】干咳无痰，胸膈不利，脉息弦数。

【方剂】清肝润肺汤。

【药物组成】杏仁一钱五分，苏梗一钱，石膏（煅）二钱，知母（炒）一钱五分，前胡一钱五分，桔梗一钱五分，枳壳（炒）一钱，桑白皮（炙）一钱五分，牡丹皮二钱，栀子（炒）一钱五分，赤茯苓一钱五分，甘草五分。

【药引】姜皮二片，秋梨三片。

【患者】乾隆朝循嫔。

【医家】罗衡、马秀。

第三节　喘　证

喘证是指由于外感或内伤，导致肺失宣降，肺气上逆或气无所主，肾失摄纳，以致呼吸困难，其则张口抬肩、鼻翼扇动、不能平卧为临床特征的一种病证。

轻者仅表现为呼吸困难、不能平卧；重者稍动则喘息不已，甚则张口抬肩、鼻翼扇动；严重者，喘促持续不解、烦躁不安、面青唇紫、肢冷、汗出如珠、脉浮大无根，甚则发为喘脱。

清宫喘证医案以喘促不得卧、咳嗽作喘、喘息不休等为主要症状，多伴有面目浮肿、腹胀、夜间少寐等症状。病机主要为肺脾肝肾亏虚，兼有停饮、痰浊、风凉等证，治法主要以补肺健脾益肾、化痰理气化饮为主。常用方剂有益阴定喘汤、茯苓导水汤、清金化饮汤、安神理肺定喘化痰汤等。

案 296　肝阴虚损，痰饮素盛

【症状】周身麻木，喘息不休，脉息弦细。

【方剂】益阴定喘汤。

【药物组成】沙参五钱，浙贝母三钱，陈皮二钱，桔梗三钱，麦冬三钱，茯神三钱，瓜蒌仁二钱，焦芍二钱。

【药引】生姜二片。

【患者】同治朝妈妈罗氏。

【医家】蔡钟彝。

案 297　脾肺两亏

【症状】痰盛喘促不得卧，胸满腹胀，不思食，四肢浮肿，身软气怯。

【方剂】益脾化痰汤。

【药物组成】白术（土炒）二钱，茯苓一钱五分，陈皮一钱五分，半夏（制）一钱五分，当归一钱，白芍（炒）一钱，桑白皮（蜜炙）一钱，地骨皮一钱，川贝母一钱五分，桔梗一钱，苏子（炒）一钱，炙甘草五分。

【药引】姜一片，红枣二个。

【患者】乾隆朝贝勒罗布藏。

【医家】王育。

案298 停饮受凉

【症状】痰喘咳嗽,面目浮肿,懒食少寐,脉息滑数。

【方剂】清金化饮汤。

【药物组成】苏梗一钱五分,葶苈子(研)四分,大腹皮二钱,黄芩(生)二钱,茯苓(研)二钱,瓜蒌仁泥二钱,桑叶二钱,橘皮二钱,桔梗一钱五分,白芥子(炒,研)七分,半夏曲三钱,麦冬(去心)三钱,生甘草七分。

【药引】杏仁(研)一钱五分,薏苡仁三钱。

【患者】道光朝和妃。

【医家】苏钰。

案299 肝热上冲

【症状】有时作喘,痰扰不寐,身肢尚软,脉息弦数。

【方剂】调气化饮汤。

【药物组成】苏梗二钱,砂仁六分,浙贝母(研)三钱,生地黄五钱,黄连八分,厚朴(炒)一钱五分,知母(生)三钱,竹茹三钱,木香八分,半夏曲(炒)三钱,麦冬(去心)三钱,橘皮二钱,茯苓三钱。

【药引】生姜二片,荷梗一尺。

【患者】道光朝孝慎成皇后。

【医家】郝进喜、张新、苏钰。

案300 停饮舍肺

【症状】面目浮肿,咳嗽作喘,夜间少寐,脉息沉滑。

【方剂】茯苓导水汤。

【药物组成】苏梗二钱,茯苓(块)三钱,大腹皮三钱,黄芩(生)二钱,桑白皮(生)三钱,木香(研)八分,砂仁(研)一钱五分,桔梗二钱,泽泻三钱,陈皮二钱,麦冬三钱,生甘草八分。

【药引】生姜三片,薏苡仁三钱。

【患者】道光朝和妃。

【医家】苏钰。

案301 饮热尚盛

【症状】躁汗微喘,身软气怯,脉息弦缓。

【方剂】益气化饮汤。

【药物组成】沙参三钱，茯苓三钱，白术三钱，陈皮二钱，麦冬三钱，半夏（炙）二钱，玄参三钱，白芍三钱。

【药引】焦三仙三钱，生姜一片。

【患者】咸丰朝丽皇贵妃。

【医家】钟龄。

案 302　心虚肝旺，气道不顺，脾肺积蓄痰热不净

【症状】动则气促，有时喘满胸堵，咳嗽痰黏如胶，躺卧不实，睡仍虚空，谷食不香，神倦自汗，小便勤而色赤，脉息左寸力弱，关部沉弦，右寸关沉滑，两尺见弱。

【方剂】安神理肺定喘化痰汤。

【药物组成】茯神（朱）三钱，酸枣仁（炒焦）三钱，沙参四钱，麦冬（朱拌）四钱，溏瓜蒌五钱，川贝母（研）三钱，橘红一钱五分，海浮石三钱，苏子（炙）一钱五分，款冬花三钱，桑白皮（炙）三钱，百部二钱。

【药引】金沸草（包煎）三钱，竹茹二钱。

【患者】光绪朝恭亲王。

【医家】庄守和。

案 303　心气不定，痰热未清，汗多伤阴，气血未能骤复

【症状】遇多言劳神即觉气促，时或喘满咳嗽痰黏，肢体有时颤动，心悸惊恐，谷食欠香，脉息左寸仍弱，关部沉弦而数，右寸关沉滑，两尺细数。

【治法】养心清燥，润肺化痰。

【药物组成】西洋参（研）三钱，茯神（朱）五钱，远志肉一钱五分，橘红八分，牡蛎（生）四钱，玄参六钱，生地黄六钱，白芍（生）三钱，浙贝母（研）三钱，黄柏三钱，知母（炒）三钱，栀子三钱。

【药引】石斛三钱。

【患者】光绪朝恭亲王。

【医家】张仲元。

第四节　伤　暑

伤暑又称感暑，指夏季伤于暑邪或暑湿，出现多汗身热、心烦口渴、气粗、四肢疲乏、小便赤涩等证候。清宫伤暑医案以头闷、胸满、身倦、腹满、口干等为主要症状，病机主要为感受暑邪或暑湿，兼有停饮、内热、风凉等证，治法主要以清解暑热、调中化饮为主，配以理气、疏表、止呕、化痰等。常用药物有香薷、藿香、黄连、黄芩、陈皮等，常用方剂有香薷饮、益元散、藿香正气散、二香饮为主加减。

案 304　内停饮热，外感暑湿

【症状】头闷胸满，肢体倦软，脉息虚浮。

【方剂】香薷饮。

【药物组成】香薷一钱五分，厚朴（炒）一钱五分，黄连一钱，枳壳（炒）一钱五分，陈皮一钱五分，半夏（炙）一钱五分，白术（土炒）一钱五分，白扁豆二钱。

【药引】益元散（冲服）一钱。

【患者】嘉庆朝二阿哥大侧福晋。

【医家】陈昌龄。

案 305　胃有停饮，外受暑热

【症状】恶心头闷，烦热口渴，脉息微数。

【方剂】清暑二香汤。

【药物组成】香薷一钱五分，藿香一钱五分，厚朴（炒）一钱五分，黄连一钱，苏叶一钱五分，陈皮一钱五分，白扁豆（炒）一钱五分，半夏（制）一钱五分，赤茯苓二钱，枳壳（炒）一钱五分，葛根一钱五分，苍术一钱（炒）五分。

【药引】生姜二片。

【评注】本方系仿《太平惠民和剂局方》藿香正气汤意化裁，具燥湿化浊之功效。

【患者】乾隆朝循嫔。

【医家】罗衡、沙惟一。

案 306　肺胃有热，外受暑邪

【症状】胸满作呕，身肢疲倦，脉息左关弦数，右关滑数。

【治法】清暑调中化饮。

【药物组成】藿香叶二钱，葛根二钱，黄芩二钱，黄连（研）一钱，枳壳（炒）二钱，槟榔（焦）二钱，木通二钱，滑石（包煎）三钱。

【药引】焦三仙六钱。

【患者】宣统皇帝。

【医家】赵文魁。

案 307　暑邪未清，蓄饮尚盛

【症状】身肢仍倦，时作呕吐，脉息左关弦数，右关滑数。

【治法】清暑止呕化饮。

【药物组成】藿香叶二钱，薄荷一钱五分，葛根二钱，黄芩二钱，大腹皮三钱，枳壳（炒）二钱，大黄（酒）一钱五分，木通一钱。

【药引】益元散三钱。

【患者】宣统皇帝。

【医家】赵文魁。

案 308　心肺有热，停蓄暑饮，兼受风凉

【症状】头晕肢倦，有时作呕，腹满口干，舌苔微黑，脉息两寸浮数，右关滑数。

【治法】清暑疏解化饮。

【药物组成】藿梗叶二钱，薄荷一钱，黄连（研）一钱五分，槟榔炭二钱，葛根二钱，陈皮三钱，竹茹一钱，益元散（煎）三钱，厚朴一钱五分，香薷一钱五分，枳壳（炒）二钱，泽泻二钱。

【药引】焦三仙六钱，黄芩二钱。

【患者】宣统皇帝。

【医家】石国庆、赵文魁。

案 309　停饮伤暑

【症状】头疼身热，呕恶胀满，脉息浮数。

【方剂】清解二香汤。

【药物组成】香薷一钱五分，藿香一钱五分，苏叶一钱五分，羌活一钱五分，厚朴二钱，白扁豆三钱，黄连一钱，陈皮一钱，半夏（制）一钱五分，赤茯苓二钱，滑石三钱，生甘草五分。

【药引】生姜二片，灯心五十寸。

【患者】乾隆朝循嫔。

【医家】陈世官、牛永泰。

案 310　内停饮滞，外受暑热

【症状】头疼呕恶心，周身酸痛，脉息浮数。

【方剂】二香饮。

【药物组成】藿香一钱五分，香附一钱，苏叶一钱五分，大腹皮一钱五分，桔梗二钱，苍术（炒）一钱五分，羌活一钱五分，葛根一钱五分，茯苓二钱，半夏曲一钱，厚朴（炙）一钱五分，白芷一钱。

【药引】生姜二片，红枣二枚。

【患者】嘉庆朝二阿哥福晋。

【医家】郝进喜。

案311　暑湿凝结

【症状】口干，胸满，腹胁胀痛，脉息弦数。

【方剂】乌药正气汤。

【药物组成】乌药三钱，木瓜三钱，苍术（炒）一钱五分，山楂二钱，藿香二钱，半夏（炙）二钱，青皮（炒）二钱，麦芽三钱，厚朴（炒）二钱，砂仁（研）一钱，木香（煨）八分，黄连一钱。

【药引】益元散三钱。

【评注】乌药功能顺气、开郁、散寒、止痛，《本草求真》谓其"为胸腹逆邪要药"。本案系暑湿凝结之证，仅清暑则不能解其结，故方中除暑药外，重用燥湿行气之品，气行湿化，其结可解。现代药理研究提示乌药煎剂能增进肠蠕动，促进肠道气体之排除，珍贵人服本方后，胸满、胁腹胀痛俱减，可能与乌药作用有关。

【患者】光绪朝珍嫔。

【医家】曹进昇。

案312　胃经饮滞，脾不运化，外感暑湿风凉

【症状】头闷沉晕，恶寒发热，呕吐酸水，大便溏泄，脉息浮弦而滑。

【方剂】疏解调中饮。

【药物组成】苏叶八分，苏梗八分，藿梗一钱五分，香薷七分，葛根一钱，苍术（炒）二钱，厚朴（炙）二钱，陈皮二钱，赤茯苓（研）三钱，神曲三钱，法半夏一钱，益元散（煎）三钱。

【药引】生姜三片。

【评注】亦平胃二陈合方，加减用药。

【患者】光绪皇帝。

【医家】李德昌。

案 313　肝经火郁，胃阳饮滞未清

【症状】有时头痛，起坐头目眩晕，身倦发热，胸满嘈杂，懒食口黏，舌苔黄腻见退而未净，脉息左关弦数，人迎浮象见减。

【方剂】调中化饮汤。

【药物组成】藿梗二钱，赤茯苓四钱，苍术（炒）二钱，桑白皮（炙）三钱，陈皮二钱，厚朴二钱，砂仁（研）一钱，葛根三钱，栀子（炒）二钱，连翘二钱，焦三仙六钱，菊花二钱。

【药引】蔓荆子三钱。

【评注】调中化饮汤治其内停之饮滞，祛暑解热药以清未尽之余邪，亦是力求万全之法。

【患者】光绪皇帝。

【医家】李德昌。

案 314　暑邪未解

【症状】体倦嗜卧，胸满嘈杂，懊恼呕吐，懒思饮食，唇赤口黏，舌苔黄腻，大便未行，脉息左关弦数，人迎浮缓，右关沉滑而滞。

【方剂】清解化滞汤。

【药物组成】藿梗二钱，荆芥三钱，香薷一钱五分，葛根三钱，陈皮二钱，砂仁（研）一钱，栀子（炒）二钱，连翘二钱，郁金（研）二钱，苍术（炒）二钱，大黄（酒）一钱，焦三仙六钱。

【药引】蔓荆子三钱。

【患者】光绪皇帝。

【医家】李德昌。

案 315　肝肺有热，感受暑邪

【症状】头晕身倦，恶寒发热，胸闷烦躁，时作鼻衄，脉息左寸关浮数，右寸关滑数。

【治法】清暑化热。

【药物组成】藿香叶二钱，南薄荷一钱，桑白皮三钱，桑叶三钱，菊花三钱，金银花三钱，黄芩（酒）三钱，连翘三钱，栀子（炒）二钱，白扁豆（研）三钱，黄连一钱五分，生甘草一钱。

【药引】青果七个。

【患者】光绪朝总管崔玉贵。

【医家】张仲元。

案316　内停饮滞，外受暑热

【症状】胸腹胀满，腿膝过痛，脉息浮数。

【方剂】柴胡清热饮。

【药物组成】柴胡二钱，赤茯苓三钱，木通三钱，生地黄三钱，黄芩（酒）一钱五分，陈皮二钱，槟榔一钱五分，苍术（炒）一钱五分，大腹皮一钱五分，厚朴二钱，滑石一钱五分。

【药引】生姜皮三片。

【患者】嘉庆朝二阿哥福晋。

【医家】郝进喜。

案317　内有停饮，外受暑热

【症状】膈间闷满，中脘微痛，有时咳嗽。

【方剂】清暑六合汤。

【药物组成】苏梗一钱五分，半夏（制）一钱五分，杏仁（研）一钱五分，厚朴（炒）一钱五分，白扁豆（炒）一钱五分，砂仁一钱，藿香一钱五分，滑石一钱五分，神曲（炒）二钱，大腹皮一钱，生甘草四分。

【药引】生姜皮四分。

【患者】乾隆朝循嫔。

【医家】武世倬、沙惟一。

案318　肝热气滞，复受暑热

【症状】头痛烦热，恶心干呕，脉息微数。

【方剂】清热香薷饮。

【方剂】香薷一钱五分，厚朴一钱五分，黄连一钱，白扁豆二钱，赤茯苓一钱五分，半夏（制）一钱五分，陈皮一钱，枳壳一钱五分，苏梗一钱五分，香附二钱，甘草五分。

【药引】姜皮一片，灯心五十寸。

【评注】本方系辛温与苦寒合剂，共成辛散之方，因暑必夹湿，过凉易致冰伏。此即薛生白《湿热病篇》有四味香薷饮、黄连香薷饮、五物香薷饮、十味香薷饮之由来。方中用苏梗、姜皮代金银花、连翘，即寓新加香薷饮之意，不过一偏于辛温（微），一偏于辛凉而已。据脉案记载，服药后之次日，"惇妃暑热已解"，可见清宫中治疗暑热表证用药之精当。

【患者】乾隆朝惇妃。

【医家】陈世官、罗衡。

案 319　停饮受暑

【症状】头闷胸满，周身酸软，发热恶寒，脉息浮数。

【方剂】清暑六合汤。

【药物组成】香薷一钱，苏叶一钱五分，茯苓（研）三钱，藿香一钱五分，半夏曲三钱，砂仁（研）一钱，羌活一钱五分，厚朴二钱，黄连八分，益元散三钱。

【药引】生姜二片。

【患者】道光朝孝慎成皇后。

【医家】郝进喜。

案 320　内停饮滞，外受风凉

【症状】头疼身痛，胸隔满闷，夜间烦躁口渴，脉息弦滑。

【方剂】二香饮。

【药物组成】藿香一钱五分，香薷一钱五分，苏叶一钱五分，羌活一钱五分，葛根二钱，天花粉二钱，大腹皮一钱五分，陈皮一钱五分，桔梗二钱，茯苓二钱，黄芩（酒）一钱五分，苍术（炒）一钱五分。

【药引】生姜二片。

【患者】嘉庆朝四阿哥福晋。

【医家】郝进喜。

案 321　内停饮热，外受暑邪

【症状】胸满气道壅结，头晕心悸，身肢酸软，左胁微痛，脉息浮弦。

【方剂】二香饮。

【药物组成】香薷一钱五分，厚朴（制）二钱，黄连八分，苏叶二钱，香附（制）三钱，陈皮三钱，赤茯苓三钱，泽泻四钱，六一散二钱。

【药引】生姜三片。

【评注】二香饮为清宫治暑时感冒之方，因人而有小的变异，但大致总以清暑除湿为要。本方用香附，在于调肝而开通气道。

【患者】咸丰朝玫嫔。

【医家】冯钰。

案 322　暑湿痰热

【症状】胸满热盛，气道不宣，言语闭塞，脉息弦数。

【方剂】清暑化痰汤。

【药物组成】藿香一钱，桔梗一钱，赤茯苓一钱五分，羌活一钱五分，陈皮一钱五分，僵蚕一钱五分，半夏（炙）一钱五分，木瓜二钱，黄芩一钱五分，厚朴（炒）一钱五分，天麻一钱，甘草五分。

【药引】生姜汁一小匙。

【外治】通关散取嚏。

【患者】嘉庆朝三阿哥。

【医家】吴锦、徐明德。

案 323　内有郁热，外伤暑湿

【症状】头疼满闷，脉息浮大。

【方剂】香苏饮。

【药物组成】香薷一钱五分，白扁豆二钱，厚朴二钱，赤茯苓二钱，苏梗二钱，枳壳一钱五分，陈皮一钱，黄连一钱，滑石二钱，甘草五分。

【药引】生姜一片，灯心五十寸。

【患者】乾隆朝惇妃。

【医家】陈世官、罗衡。

案 324　湿饮内郁，外受暑气

【症状】身肢酸痛，胸胁胀满，头目眩晕，脉息浮滑。

【方剂】清暑化饮汤。

【药物组成】藿香一钱，苏叶一钱，苍术三钱，厚朴二钱，陈皮二钱，茯苓三钱，半夏二钱，大腹皮二钱，枳壳二钱，六一散二钱。

【药引】羌活一钱。

【患者】光绪朝福嫔。

【医家】李万清。

案 325　停饮伤暑

【症状】胸膈满闷，肚腹溏泄，脉息弦缓。

【方剂】清暑和中汤。

【药物组成】藿香一钱五分，厚朴（炒）一钱，木瓜二钱，苏梗一钱五分，赤茯苓二钱，半夏（炙）一钱五分，砂仁一钱，白扁豆（炒）二钱，黄连（姜炒）一钱，泽泻一钱五分，苍术（炒）一钱，陈皮一钱，甘草五分。

【药引】生姜一片。

【患者】乾隆朝惇妃。

【医家】陈世官、李德宣。

案 326　内蓄饮热，外薄暑邪

【症状】头晕肢倦，口渴引饮，脉息左寸关弦而近数，右寸关浮滑。

【治法】清暑调中化饮。

【药物组成】葛根二钱，薄荷一钱五分，防风一钱五分，苏梗一钱五分，生石膏六钱，知母三钱，黄连（研）二钱，橘红三钱，大腹皮四钱，枳壳三钱，大黄（酒）二钱，黄芩四钱。

【药引】滑石（块）六钱。

【患者】光绪朝瑾妃。

【医家】赵文魁。

案 327　热伤气分

【症状】身体酸软无力，脉息缓软。

【方剂】正气保和汤。

【药物组成】白扁豆三钱，厚朴一钱五分，陈皮一钱，茯苓二钱，苏梗一钱五分，半夏二钱，麦冬二钱，知母一钱五分，黄连六分，甘草三分。

【药引】竹叶五片。

【评注】本方，暗寓二陈、平胃、四七之意，并以白扁豆、厚朴以行气醒脾，麦冬、知母以养阴，诸药配伍，共臻健脾和胃、行气育阴之效。

【患者】乾隆朝惇妃。

【医家】陈世官、林隽。

案 328　肝郁夹饮

【症状】周身酸疼，胸膈胀痛，夜不得寐，脉息弦数。

【方剂】加味二香饮。

【药物组成】香薷一钱，藿香一钱五分，半夏曲（炒）三钱，赤茯苓三钱，厚朴（炙）一钱五分，苏梗二钱，木瓜二钱，香附（炙）三钱，桔梗二钱，栀子（炒）一钱五分，焦山楂三钱，黄连一钱。

【药引】荷梗一尺。

【患者】道光朝和妃。

【医家】郝进喜。

案329　停蓄饮滞，感受暑邪

【症状】头闷晕疼，胸中嘈杂，时觉恶心，口黏作渴，有汗恶寒，皮肤微热，身肢酸倦，大便不调，脉息左寸关弦软兼浮，右寸关沉滑近数，两尺细软。

【方剂】清暑平胃化湿饮。

【药物组成】党参三钱，藿香叶二钱，香薷一钱，苍术（炒）二钱，白扁豆（炒）四钱，厚朴（炙）二钱，陈皮二钱，天花粉三钱，焦三仙三钱，菊花三钱，川芎一钱五分，砂仁八分。

【药引】蔓荆子（炒）一钱五分。

【患者】光绪皇帝。

【医家】庄守和、杨际和。

第五节　心　悸

心悸是以心中急剧跳动、惊慌不安，甚则不能自主为主要临床表现的一种病证。因惊恐、劳累而发，时作时止，不发时如常人，病情较轻者为惊悸；若终日悸动，稍劳尤甚，全身情况差，病情较重者为怔忡。

清宫心悸医案以心悸（慌）、惊悸为主要表现，多伴有头晕、不寐、健忘、耳鸣、发热、身倦等症，病机表现多样，以肝热、脾湿、痰饮、气虚为主，治疗方面主要清热化湿、健脾化痰为主，常用组方结构为补气药＋清热药＋补阴药＋化痰药为主。

案330　肝阳上冲

【症状】遇有劳累则头晕心跳，背热早作，午后精神较倦，大便仍溏，脉息左寸仍弱，两关微弦。

【治法】补益心脾。

【方剂】益气滋荣汤。

【药物组成】人参（蒸兑）一钱，白术（炒）三钱，茯苓三钱，白芍（炒）二钱五分，当归（土炒）二钱，麦冬二钱，柏子仁（去油）二钱五分，砂仁八分，菊花二钱五分，沙苑蒺藜三钱，橘络一钱，炙甘草八分。

【药引】生姜三片，红枣肉三枚。

【患者】慈禧太后。

【医家】薛福辰、汪守正、李德昌、佟文斌。

案 331   肝阳上冲

【症状】心悸，唇，欲作眩晕，眼眩发红，脉息左部弦缓，右寸关滑缓。

【治法】养阴柔肝祛风化湿。

【药物组成】熟地黄四钱，生地黄三钱，白芍（生）二钱，牡丹皮二钱，汉防己二钱，黄芩二钱，杏仁（炒，研）二钱，麻黄八分，独活一钱五分，防风一钱五分，甘草一钱。

【药引】桂枝八分。

【患者】光绪皇帝。

【医家】张仲元、忠勋。

案 332   肝胃有热，湿痰闭塞

【症状】胸满痰盛，气道不宣，身热，惊悸，脉息弦数。

【方剂】清热化痰汤。

【药物组成】苏叶二钱，橘红二钱，枳壳一钱五分，前胡一钱五分，赤茯苓二钱，天花粉二钱，半夏（炙）二钱，黄芩（酒）二钱，甘草五分，桔梗一钱五分。

【药引】生姜一片，灯心一子。

【患者】嘉庆朝三阿哥。

【医家】商景霭、赵璧。

案 333   胃气欠和，蓄有痰饮

【症状】心悸跳动，夜寐欠实，脉息左关沉弦，右寸关沉滑。

【治法】育神和胃化饮。

【药物组成】茯神（朱）四钱，酸枣仁三钱，生地黄三钱，龙齿三钱，法半夏三钱，化橘红三钱，白芍（生）三钱，菊花三钱，竹茹三钱，生甘草一钱五分。

【患者】光绪朝四格格。

【医家】张仲元。

案 334   脾湿肝热

【症状】头闷身倦发热，时或胸间悸动，脉息左关弦稍数，右寸关沉滑数。

【方剂】清热调中饮。

【药物组成】云茯神三钱，麦冬三钱，石斛三钱，川贝母三钱，桑叶三钱，栀子（炒）三钱，白芍（炒）三钱，陈皮五分。

【药引】荷蒂五个。

【患者】宣统皇帝。

【医家】全顺。

案 335　饮热受凉

【症状】心悸，气怯身软，脉息弦滑。

【方剂】清热调中汤。

【药物组成】黄芩（酒）二钱，竹茹三钱，橘皮二钱，麦芽（炒）三钱，栀子（炒）二钱，赤茯苓三钱，山楂（炒）三钱，青皮（醋）二钱，半夏（炙）三钱，黄连（酒）八分，神曲（炒）三钱，枳壳（炒）一钱五分。

【药引】灯心三十寸。

【患者】道光朝孝慎成皇后。

【医家】张永清、苏钰、王明福、郝进喜。

案 336　气郁血热夹湿

【症状】烦倦不寐，发热，心悸，脉息弦缓。

【方剂】清热育神汤。

【药物组成】当归二钱，生地黄四钱，牡丹皮二钱，栀子（炒）一钱五分，知母一钱五分，黄柏一钱，砂仁一钱五分，地骨皮二钱，茯神二钱，酸枣仁（炒）二钱，陈皮一钱五分，香附（炒）二钱，生甘草八分。

【药引】灯心五十寸，荷叶蒂二枚。

【患者】乾隆朝循嫔。

【医家】张肇基、姜晟。

案 337　肝郁气滞

【症状】心悸胸闷，肌肤内隐隐发热，脉息沉弦。

【方剂】清热和气饮。

【药物组成】苏梗一钱五分，枳壳（炒）一钱五分，桔梗一钱，香附（酒炒）一钱五分，半夏曲（炒）一钱五分，栀子（炒）一钱，天花粉二钱，赤茯苓二钱，苍术（炒）一钱，黑麦芽一钱五分，砂仁壳八分，木通一钱。

【药引】姜皮二片，灯心五十寸。

【患者】乾隆朝惇妃。

【医家】田福。

案 338　心经稍有余热未净

【症状】食后尚觉心悸，脉息左关弦缓，右寸关缓滑。

【药物组成】石斛五钱，白扁豆八钱，茯神（朱）五钱，芦荟三钱，酸枣仁五钱，山楂五钱，石决明五钱，砂仁一钱五分，谷芽（焦）五钱，陈皮一钱五分。

【患者】光绪朝瑾妃。

【医家】忠勋。

案 339　心气偶伤，肝郁停饮

【症状】胸胁胀痛，神虚心悸，身软气怯，脉息虚软，两关弦滑。

【方剂】和肝化饮汤。

【药物组成】香附（制）三钱，木香一钱，大腹皮三钱，厚朴二钱，郁金三钱，茯神三钱，当归二钱，白芍（酒炒）二钱，焦三仙六钱，甘草（制）七分。

【药引】荷梗一尺，朱砂面二分。

【评注】自闰七月十八日至二十一日，因心气偶伤、肝郁停饮证，用和肝化饮、和肝益气，佐以益心之法，"诸症俱好"，方药精而不杂。心悸用朱砂面冲服，亦甚可取，盖朱砂《山海经》称"丹粟"，《神农本草经》谓可"养精神，安魂魄"，《珍珠囊药性赋》谓"心热非此不能除"；故《医宗金鉴》朱砂安神丸、《百一选方》之归神丹中均用之，配当归可养心，配厚朴可理脾，配香附、白芍可舒肝。现在朱砂应用的剂量在《中华人民共和国药典》中有限量标准，应注意参照。

【患者】慈禧太后。

【医家】李德立。

案 340　胃蓄痰热未清，阻滞正气

【症状】气息觉短，时出躁汗，脉息左关弦数，右寸关沉滑。

【治法】清肝化痰。

【药物组成】生地黄四钱，白芍（生）三钱，羚羊角一钱，竹茹三钱，橘红二钱，西洋参（研）二钱，茯神（朱）四钱，玉竹三钱，柏子仁三钱，生甘草一钱。

【药引】青果七个。

【患者】光绪朝隆裕皇后。

【医家】张仲元。

案341 肝气郁遏，壅滞胃肠

【症状】心慌气短，四肢觉凉，脉息左寸关沉弦，右关沉滑。

【治法】调气和胃。

【药物组成】橘红二钱，法半夏二钱，茯神（朱）四钱，白芍（炒）三钱，竹茹二钱，西洋参（研）二钱，麦冬（朱）三钱，石斛三钱，远志一钱五分，青果七个。

【患者】光绪朝隆裕皇后。

【医家】张仲元。

案342 肝胃不和，气滞饮热

【症状】心悸头眩，胸满烦热。

【方剂】理气化饮汤。

【药物组成】香附（炒）三钱，苏梗一钱五分，陈皮一钱五分，茯苓四钱，半夏（制）一钱五分，枳壳（炒）一钱五分，苍术（炒）一钱五分，桂枝（炙）一钱，栀子（炒）一钱五分，黄连一钱，竹茹一钱五分，甘草五分。

【药引】生姜三片，灯心五十寸。

【患者】乾隆朝惇妃。

【医家】罗衡。

案343 心气不足，阴分尚弱

【症状】心悸气短，有时咳嗽，身肢觉软，脉息左寸关弦软，右寸关沉缓。

【治法】益气育神养阴。

【药物组成】潞党参二钱，茯神（朱）四钱，白术（生）一钱五分，酸枣仁三钱，生牡蛎（研）三钱，白芍（炒）三钱，五味子一钱，柏子仁三钱，法半夏（研）一钱五分，麻黄根一钱五分，桂枝八分，炙甘草一钱。

【药引】小枣肉五个。

【患者】光绪朝隆裕皇后。

【医家】张仲元。

第六节 胸痹心痛

胸痹心痛是以膻中或左胸部发作性憋闷、疼痛为主要临床表现的一种病证。

轻者偶发短暂轻微的胸部沉闷或隐痛，或为发作性膻中或左胸含糊不清的不适感；重者疼痛剧烈。常伴有心悸、气短、呼吸不畅等。

清宫医案中具有较为完整的病证－症－法－方（药）的医案主要症状有胸闷、胸满、胸痛，或胸膈、胸胁满闷，口渴，身肢酸倦，头闷头疼等，脉弦数或滑数，或见沉滑弦象。口渴症状的出现，是由于胸痹的医案中内热证居多。

胸痹医案中出现的证候以气道不畅、肝经有热、胃蓄湿饮为主，气道不畅往往是由肝热或湿热等内证导致。在清宫医案中胸痹主要与肝、胃有关，与现在认为的病位在心，发病多与肝、脾、肾三脏有关的看法并不完全相同。胸痹的用方多为太医以治法命名自拟的方剂，如理气化饮汤、滋肝和气汤等。与证候对应，清宫胸痹案中最常用的治法是调气、清肝、化饮、清热等。调气常用青皮、枳壳、香附等，清肝常用龙胆草，柔肝常用白芍，化饮常用枳壳，清热常用栀子、黄连、黄芩和大黄等。此外豁胸多用瓜蒌，拈痛常用沉香、延胡索，调中和中常用白术、厚朴。

按照清宫胸痹医案中中药出现频率的多少排列依次为青皮、枳壳、瓜蒌、香附、厚朴、栀子、大黄、黄连、延胡索、龙胆草、半夏、黄芩等，可见清宫治疗胸痹病主用理气之品。胸痹医案中的方剂最多使用的药类配伍是理气药配伍化湿药，其次是理气药配伍清热化痰药、清热化湿药及活血止痛药等。半夏、瓜蒌多与青皮或香附一起出现，半夏瓜蒌薤白汤中的薤白似乎被青皮与香附所代替。活血之品也用得不少，用得最多是延胡索，其他还有当归、赤芍、川芎、丹参、桃仁等，赤芍基本与香附伍用。

胸痹病不同症状对应的用药有所差别，如胸闷、胸满最常用枳壳、青皮、瓜蒌、香附等药，脉数时注重对瓜蒌的应用，脉沉时注重对香附的应用；胸膈满闷时，常用大黄、黄连清利中焦；胸痛突出时，最常用延胡索理气止痛；口渴时加用栀子，头疼时加用薄荷。

案 344　阴分尚欠充足

【症状】胸满头痛，中气欠调，脉息左关沉弦，右关沉滑。

【治法】益阴清肝调中。

【药物组成】龟板（炙）六钱，当归四钱，赤芍四钱，川芎二钱，延胡索（炙）三钱，青皮三钱，香附（炙）三钱，牡丹皮三钱，郁金（研）三钱，丹参三钱，栀子三钱，焦山楂四钱。

【药引】薄荷一钱，大腹皮四钱。

【患者】光绪朝瑾妃。

【医家】赵文魁、佟成海。

案 345 肝气尚欠调畅

【症状】胸膈堵满，身肢酸倦，脉息左关沉弦，右关沉缓。

【治法】益阴清肝调气。

【药物组成】龟板（炙）六钱，白术（切）五分，当归四钱，赤芍三钱，香附（炙）四钱，厚朴三钱，青皮三钱，乌药一钱五分，郁金（研）四钱，枳壳（炒）三钱，大黄（酒）一钱五分，牛膝三钱。

【药引】沉香（研）四分，续断三钱。

【患者】光绪朝瑾妃。

【医家】赵文魁、佟成海。

案 346 气道郁结未开

【症状】胸次尚堵，夜间微疼，时作烦急，脉息左关沉弦，右寸关滑而近数。

【治法】豁胸开痞。

【药物组成】瓜蒌（捣）一两，黄连（研）四钱，法半夏（研）六钱，薤白二钱，代赭石（煅）八钱，白豆蔻（研）三钱，旋覆花（包煎）四钱，枳实（研）四钱。

【药引】白芍（生）八钱，川锦纹三钱，

【患者】光绪朝瑾妃。

【医家】张仲元、佟文斌。

案 347 肝胃未和，气道欠畅

【症状】胸膈堵闷，口黏而渴，谷食不多，消化不快，腰际酸胀，身肢力软，脉息左寸关沉弦，右寸关沉滑。

【方剂】调气和中饮。

【药物组成】白芍（炒）三钱，香附（炙）三钱，陈皮三钱，谷芽（炒）三钱，薏苡仁（炒）三钱，山楂三钱，茯苓三钱，生甘草八分。

【药引】石斛二钱。

【患者】光绪朝隆裕皇后。

【医家】张仲元。

案 348 气道欠畅，蓄有湿热

【症状】胸闷口渴，身倦酸疼，谷食欠香，食后胸次欠爽，微觉作痛，脉息左关弦数，右寸关滑数。

【治法】调气清热化湿。

【药物组成】香附（炙）四钱，瓜蒌（捣）八钱，法半夏三钱，黄连（研）三钱，生地黄六钱，当归四钱，白芍（生）五钱，川芎三钱，枳壳（炒）三钱，牡丹皮四钱，栀子四钱，白豆蔻（研）二钱。

【药引】川锦纹三钱，秦艽三钱。

【患者】光绪朝瑾妃。

【医家】张仲元、佟成海。

案 349

【症状】胸次欠爽，食后稍觉不适，脉息左关沉弦，右寸关滑数。

【治法】调胃豁胸。

【药物组成】香附（炙）四钱，木香（研）三钱，法半夏四钱，瓜蒌（捣）一两，生地黄六钱，当归三钱，白芍（生）五钱，砂仁（研）二钱，黄连（研）三钱，焦山楂四钱，栀子（炒）三钱，牡丹皮五钱。

【药引】一捻金一钱五分。

【患者】光绪朝瑾妃。

【医家】张仲元、佟成海。

案 350   肝胃不和，饮热凝滞

【症状】发热身酸，胸膈膨闷，脉息弦数。

【方剂】理气化饮汤。

【药物组成】香附一钱五分，苏梗一钱五分，厚朴一钱五分，枳壳一钱五分，桔梗一钱，砂仁一钱，栀子（炒）一钱五分，赤茯苓二钱，半夏曲一钱五分，陈皮一钱五分，黄芩（酒）一钱五分，甘草五分。

【药引】生姜一片。

【评注】本方宗《太平惠民和剂局方》香苏散合二陈汤化裁，对肝胃不和者当有疗效。

【患者】乾隆朝惇妃。

【医家】田福。

案 351   内有滞热，外受微凉

【症状】停饮胸满，头闷身酸，脉息沉缓。

【方剂】清热和中汤。

【药物组成】苏梗一钱，香附（炒）一钱五分，枳壳一钱五分，桔梗一钱，瓜蒌二钱，栀子（炒）一钱五分，厚朴一钱五分，麦芽一钱五分，黄芩一钱五分，半夏曲（炒）一钱五分，赤茯苓二钱，甘草三分。

【药引】生姜二片，灯心五十寸。

【外治】外用朴硝五钱。

【患者】乾隆朝惇妃。

【医家】田福。

案352　肝经有热，气道不调

【症状】胸膈堵满，身肢酸倦，脉息左关沉弦，右寸关沉滑。

【治法】调肝清热宽中。

【药物组成】香附（炙）四钱，青皮三钱，乌药三钱，木香（研）二钱，枳壳（炒）三钱，厚朴三钱，当归四钱，赤芍四钱，桃仁泥三钱，延胡索（炙）三钱，苏木二钱。

【药引】丹参三钱，大腹皮四钱。

【患者】光绪朝瑾妃。

【医家】佟成海。

案353　肝胃不和，气滞，膈间有热

【症状】胸胁满闷，身体酸软，脉息沉弦。

【方剂】和肝化饮汤。

【药物组成】苏梗一钱五分，香附（炒）三钱，青皮一钱五分，厚朴（炒）二钱，半夏（制）一钱五分，茯苓一钱五分，枳壳（炒）一钱五分，栀子（炒）一钱五分，焦神曲二钱，桔梗一钱五分，橘红一钱，生甘草五分。

【药引】生姜一片，荷蒂二个。

【患者】乾隆朝惇妃。

【医家】陈世官、罗衡。

案354　肝经有热，湿饮欠调

【症状】胸膈堵满，身肢酸倦，脉息左关沉弦，右寸关滑数。

【治法】清肝调气化饮。

【药物组成】青皮（研）三钱，香附（炙）三钱，枳壳三钱，龙胆草三钱，当归六钱，赤芍三钱，丹参三钱，厚朴三钱，汉防己三钱，牛膝三钱，锦纹三钱，橘红三钱。

【药引】焦山楂一两，郁李仁四钱。

【患者】光绪朝瑾妃。

【医家】赵文魁。

案 355   肝经有火，肺胃蓄有湿热

【症状】胸胁刺痛，时觉满闷，饮食不香，脉息右寸关滑数有力，左关弦数。

【治法】清热化滞利湿。

【药物组成】黄芩（酒）二钱，栀子（炒）二钱，槟榔炭三钱，厚朴（炙）二钱。

【患者】光绪朝瑾妃。

【医家】姚宝生。

案 356   肝胃不和，气滞有热

【症状】胸膈满闷，头眩心悸，脉息弦缓。

【方剂】理气化饮汤。

【药物组成】香附（炒）二钱，厚朴二钱，枳壳（炒）一钱五分，半夏（制）一钱五分，茯苓二钱，神曲一钱，竹茹二钱，栀子（炒）一钱五分，桔梗（炒）一钱五分，甘草五分。

【药引】生姜一片，荷叶蒂二枚。

【患者】乾隆朝惇妃。

【医家】陈世官、姜晟。

案 357   肝虚有热，气道不宣

【症状】胸膈满闷，烦热不寐，脉息沉弦。

【治法】滋肝解郁，理气清热。

【方剂】滋肝和气汤。

【药物组成】当归二钱，白芍（炒焦）二钱，牡丹皮二钱，柴胡（醋炒）一钱五分，茯苓三钱，白术一钱五分，陈皮一钱，枳壳（炒）一钱五分，香附（炒）三钱，竹茹一钱五分，栀子（炒）一钱五分，甘草五分。

【药引】煨姜二片，荷蒂三个。

【评注】沉主里，弦主肝。脉证合参，其证似属肝郁气滞，木失条达，郁而化热，致胸膈满闷，烦热不寐。所立处方具滋肝解郁、理气清热之作用，故惇妃连连用之。

【患者】乾隆朝惇妃。

【医家】罗衡。

案 358　肝胃未和，饮邪上冲

【症状】右胁下间有微痛，与胸前或发阻塞，脉右关大于左关，右有力而左软，寸尺甚平。

【治法】调胃扶脾，疏肝化饮。

【药物组成】党参（生）一钱五分，半夏曲（炒）二钱，薏苡仁五钱，吴茱萸炭一钱，茯苓三钱，白芍（炒）二钱，当归二钱，炙甘草八分，竹茹一钱五分，陈皮一钱。

【药引】鲜姜粗皮八分，红枣三枚。

【患者】慈禧太后。

【医家】施焕。

案 359　肝经不和，湿滞未净

【症状】胸膈满闷，胃气不开，脉息滑缓。

【方剂】和肝化滞汤。

【药物组成】柴胡（醋炒）二钱，半夏（制）三钱，香附（醋制）三钱，大黄三钱，茯苓三钱，枳壳（炒）二钱，陈皮二钱，代赭石（煅，研）三钱，五灵脂（炒）一钱，甘草一钱。

【药引】荷梗一尺。

【患者】道光朝静贵妃。

【医家】栾泰。

案 360　肝经有热，微受浮感

【症状】胸胁满闷，身肢酸倦，脉息左寸关弦而近数，右寸关浮滑。

【治法】清解和肝化饮。

【药物组成】淡豆豉三钱，薄荷一钱五分，后煎防风二钱，苏叶一钱五分，白芷二钱，陈皮三钱，栀子（炒）三钱，黄芩三钱，枳壳（炒）三钱，大黄（酒）一钱五分，厚朴三钱。

【药引】地骨皮三钱，大腹皮四钱。

【患者】光绪朝瑾妃。

【医家】赵文魁。

案 361　心脾有热

【症状】胸膈不畅，两肋串疼，舌燥口干，有时脾热发倦，脉息右寸沉滑，左寸关弦滑见数。

【治法】舒郁调气清热。

【药物组成】郁金（研）三钱，青皮（炒）二钱，香附（炙）三钱，黄连（研）一钱，延胡索（炙）二钱，枳壳（炒）二钱，羚羊角八分，竹茹二钱。

【药引】芦根（切碎）一支，青果（研）五个。

【患者】慈禧太后。

【医家】庄守和。

案 362

【症状】胸膈满闷，脉息滑缓。

【方剂】四七化饮汤。

【药物组成】苏梗三钱，瓜蒌三钱，厚朴二钱，青皮（炒）二钱，半夏（炙）三钱，茯苓三钱，黄连八分，枳壳（炒）二钱，桔梗一钱五分，木香（煨）六分，生甘草五分。

【药引】荷梗一尺。

【患者】道光朝孝慎成皇后。

【医家】郝进喜。

案 363　肝肺气道郁遏不舒，胃阳蓄有饮滞，湿热熏蒸

【症状】鼻涕稠黏，上腭发干，口中觉厚，胸膈不宽，脉息右寸关滑数，左寸关沉弦而数。

【治法】调气清热化滞。

【药物组成】郁金（研）三钱，橘红二钱，枳壳（炒）二钱，密蒙花（炒）二钱，黄芩（酒）三钱，桑叶三钱，青皮（炒）一钱五分，焦三仙九钱。

【药引】石斛三钱。

【患者】慈禧太后。

【医家】庄守和、张仲元。

案 364　饮滞受凉

【症状】妊娠已进七个月，胸膈疼痛，脉息安和。

【方剂】和气饮。

【药物组成】当归（酒洗）三钱，苏叶二钱，黄芩（酒炒）二钱，枳壳一钱五分，橘皮二钱，木香（煨，研）六分，砂仁（研）一钱五分，茯苓三钱，香附（醋炙）三钱，大腹皮一钱，桔梗二钱。

【药引】生姜一片。

【患者】道光朝祥妃。

【医家】张永清、苏钰、崔良玉、郝进喜。

案 365　肝肺饮热，气道不宣

【症状】胸满痰盛，心烦身软，脉息弦数。

【方剂】清金化饮汤。

【药物组成】苏梗一钱五分，厚朴（炒）一钱五分，半夏（制）一钱五分，赤茯苓二钱，青皮（炒）一钱五分，竹茹一钱五分，桔梗一钱五分，黄芩一钱五分，焦神曲二钱，瓜蒌一钱五分，枳壳（炒）一钱，生甘草五分。

【药引】生姜二片。

【患者】乾隆朝禄贵人。

【医家】鲁维淳。

案 366　肝阳气滞，微感浮风

【症状】胸满胁痛，肢倦神疲，脉息左寸关弦而近数，右寸关缓滑。

【治法】清解调肝舒化。

【药物组成】淡豆豉三钱，薄荷二钱，防风一钱五分，连翘三钱，白芷二钱，瓜蒌八钱，延胡索（炙）四钱，橘红三钱，大腹皮四钱，枳壳三钱，大黄炭一钱五分。

【药引】沉香面（煎）八分，柴胡（醋）八分。

【患者】光绪朝瑾妃。

【医家】赵文魁。

案 367　肝胃湿热未清，里滞不化

【症状】大关防行而不畅，时作腹痛，胸中刺疼，恶食口渴，脉息左关弦数，右寸关沉数。

【治法】清热降滞。

【药物组成】瓜蒌五钱，枳实三钱，厚朴三钱，法半夏三钱，槟榔三钱，木香（煨）二钱，大黄（酒）三钱，焦三仙九钱。

【药引】二丑二钱，鸡内金四钱。

【患者】光绪朝瑾妃。

【医家】忠勋。

案 368　气道不宣，饮热凝滞

【症状】胸膈满闷，烦热口渴，脉息沉弦。

【方剂】清热化饮汤。

【药物组成】香附（炒）二钱，苏梗一钱五分，厚朴一钱五分，茯苓二钱，枳壳（炒）一钱五分，陈皮一钱五分，半夏（制）一钱五分，栀子（炒）一钱五分，神曲二钱，砂仁一钱五分，黄连一钱，赤芍一钱。

【药引】荷叶二钱。

【患者】乾隆朝惇妃。

【医家】张肇基、李德宣。

案 369　肝肺气滞，水饮不化

【症状】夜间少寐，口干胸痛，连及两肋。

【治法】调中止痛。

【药物组成】厚朴二钱，延胡索二钱，香附（炙）二钱，砂仁一钱五分，葶苈子二钱，鸡内金三钱，五灵脂二钱，草果一钱五分，大黄（酒）二钱，白芥子（炒）二钱，焦三仙三钱，苏梗二钱。

【药引】沉香（研）五分，大腹皮三钱，

【患者】光绪朝瑾妃。

【医家】忠勋。

案 370　肝气尚滞，湿饮不净

【症状】饮食之后，犹觉胸痛，夜寐不适，右肋痞硬，脉息仍见弦软而滑。

【治法】调气利湿和肝。

【药物组成】白术三钱，茯苓四钱，茵陈三钱，葛根（炒）三钱，延胡索二钱，郁金（研）二钱，黄芩（酒）二钱，酸枣仁三钱，青皮二钱，焦三仙三钱，赤芍二钱，沉香八分。

【药引】明矾三分。

【患者】光绪朝瑾妃。

【医家】忠勋。

案 371　肝气欠调，脾元亦弱，食滞未化

【症状】食后仍作胸痛，心忙气怯，脉息左关弦数，右寸关滑数而软。

【治法】养脾和肝化滞。

【药物组成】党参三钱，白术三钱，茯苓四钱，酸枣仁四钱，茵陈三钱，法半夏三钱，枳实二钱，焦麦芽四钱，鸡内金三钱，陈皮二钱，胡黄连（研）三钱，莱菔子（炒）三钱。

【药引】郁李仁三钱，大黄炭二钱，独活三钱。

【调养】调肝化湿膏：西洋参三钱，白术三钱，茯苓八钱，香附二钱，白芍（生）三钱，青皮二钱，茵陈五钱，枳椇子五钱，酸枣仁三钱，鸡内金五钱，泽泻三钱，焦三仙九钱，白扁豆三钱，胡黄连四钱，共以水煎透去渣，兑炼蜜六两收稠膏，每服一茶匙，白开水送下。

【患者】光绪朝瑾妃。

【医家】忠勋。

案 372　气道未畅，肝胃欠和

【症状】身肢酸软，胸胁微作满闷，有时心悸，脉息滑缓。

【方剂】调气和中饮。

【药物组成】香附三钱，缩砂八分，陈皮二钱，半夏（姜炙）三钱，茯苓三钱，枳壳（炒）一钱五分，白术（炒）一钱五分，甘草五分。

【药引】生姜三片，红枣三枚。

【患者】咸丰朝玟嫔。

【医家】冯钰。

案 373　肝脾不和，中气欠畅

【症状】胸膈满闷，食后肢倦，时作嘈杂，夜寐欠适，脉息左寸关弦而近数，右寸关沉滑。

【治法】清肝快脾育神。

【药物组成】白芍四钱，青皮（研）三钱，焦山楂四钱，厚朴三钱，大腹皮四钱，陈皮三钱，瓜蒌六钱，枳壳三钱，牡丹皮三钱，稻芽（炒）三钱，大黄（酒）一钱五分，甘草五分。

【药引】羚羊角面（先煎）六分。

【患者】光绪朝瑾妃。

【医家】赵文魁。

案 374   肝经有热，气道欠调

【症状】胸膈满闷，时作呕恶，脉息左关弦而近数，右关沉滑。

【治法】清肝调气化饮。

【药物组成】青皮（研）三钱，厚朴三钱，瓜蒌六钱，沉香（研）六分，大腹皮四钱，黄连（研）二钱，橘红三钱，黄芩三钱，枳壳（炒）三钱，大黄（酒）一钱五分，焦山楂六钱。

【药引】龙胆草（酒）三钱，钩藤三钱。

【患者】光绪朝瑾妃。

【医家】赵文魁。

案 375   肝气尚欠调和

【症状】胸膈满闷，左臂抽疼，脉息左关沉弦，右关沉滑。

【治法】清肝活络化饮。

【药物组成】青皮（研）三钱，厚朴三钱，枳壳三钱，瓜蒌六钱，橘红络各三钱，黄连（研）一钱五分，黄芩（酒）三钱，钩藤三钱，大腹皮四钱，木通二钱，山楂四钱。

【患者】光绪朝瑾妃。

【医家】赵文魁。

案 376   肝气郁滞，湿饮不调

【症状】水气凌心，胸膈疼痛，脉息左寸关弦数，右部沉滑。

【治法】调肝拈痛化饮。

【药物组成】白芍（醋）四钱，延胡索（炙）三钱，柴胡（醋）一钱五分，香附（炙）三钱，木香（煨，研）二钱，枳壳三钱，白豆蔻（研）一钱五分，陈皮三钱，青皮（研）三钱，防风二钱，丁香八分，泽泻三钱。

【药引】大腹皮四钱，西瓜翠衣熬汤煎药。

【患者】光绪朝瑾妃。

【医家】赵文魁。

案 377   气道欠调，肝胃蓄热

【症状】胸次欠爽，有时躁急，脉息左关弦数，右寸关滑数，脉息左关弦数，右寸关滑数。

【治法】清热豁胸。

【药物组成】香附（炙）三钱，瓜蒌六钱，龙胆草三钱，羚羊角（先煎）一钱，青皮三钱，小黄连（研）二钱，栀子三钱，法半夏三钱，枳实（炒）三钱，菊花三钱，大黄（酒）二钱。

【药引】鲜荷叶半张。

【患者】光绪朝瑾妃。

【医家】张仲元、佟成海。

案 378　肝经有热，气道欠调

【症状】胸膈堵闷，两胁胀满，脉息左寸关弦数，右寸关滑而近数。

【治法】清肝调气舒化。

【药物组成】青皮（研）三钱，厚朴三钱，沉香（研）八分，延胡索（炙）三钱，大腹皮四钱，黄连（研）一钱五分，瓜蒌六钱，枳壳三钱，竹叶三十片，大黄（酒）一钱五分，木通二钱。

【药引】山楂四钱，黄芩四钱。

【患者】光绪朝瑾妃。

【医家】赵文魁。

案 379　湿滞未化，气道不舒

【症状】有时胸满刺痛，脉息弦缓。

【方剂】调气利湿汤。

【药物组成】泽泻二钱，赤茯苓四钱，木通三钱，滑石二钱，猪苓三钱，枳壳二钱，桔梗三钱，厚朴二钱，川芎二钱，陈皮三钱。

【药引】荷梗一尺。

【患者】光绪朝福嫔。

【医家】王允之。

案 380　肝木欠调，脾湿不尽

【症状】诸症虽好，而胸前尚觉堵闷，左半筋络有时作抽，脉息左关尚弦，右关微滑。

【方剂】和肝理脾膏。

【药物组成】当归四钱，白芍三钱，柴胡（醋）三钱，黄芩（酒）三钱，赤茯苓四钱，白术三钱，薄荷一钱，牡丹皮四钱，栀子三钱，延胡索一钱五分，秦艽三钱，生甘草一钱。

【药引】焦三仙三钱。

【患者】光绪朝瑾妃。

【医家】忠勋。

案381

【症状】胸前觉堵，左半身筋脉时或抽疼，脉息左关仍弦，右寸关滑而稍数。

【治法】宽中和脉。

【药物组成】羚羊角一钱，胡黄连（研）二钱，厚朴（炙）一钱五分，枳壳二钱，瓜蒌三钱，钩藤二钱，延胡索一钱五分，秦艽二钱，槟榔（炒）二钱，茵陈三钱，莱菔子（炒）二钱，黄芩（酒）二钱。

【药引】焦三仙三钱。

【患者】光绪朝瑾妃。

【医家】忠勋。

案382　肝气不舒，劳碌伤脾

【症状】胸满胁胀，脉息弦涩。

【方剂】逍遥归脾汤。

【药物组成】人参（去芦，另煎）四分，白术（焦）一钱五分，茯神五钱，远志二钱，当归（土炒）五钱，白芍（焦）三钱，酸枣仁（炒）一钱五分，阿胶三钱，蒲黄（炒）艾叶炭一钱五分，香附炭（研）一钱五分，陈皮一钱，柴胡（醋）五分，炙甘草五分。

【药引】福圆肉三枚。

【患者】道光朝孝全成皇后。

【医家】苏钰。

案383　气血两虚

【症状】身软气怯，胸满作痛，脉息虚细无力。

【方剂】人参归脾汤。

【药物组成】人参（去芦）四分，黄芪三钱，白术（土炒）一钱五分，茯神（研）三钱，酸枣仁（盐水炒）一钱五分，远志一钱，陈皮一钱，当归（土炒）三钱，白芍（焦）二钱，炙甘草七分。

【药引】福圆肉三枚。

【患者】道光朝孝全成皇后。

【医家】苏钰。

案 384

【症状】头身仍觉串痛，胸满不开，脉息尚好。

【治法】和肝调气。

【药物组成】当归三钱，川芎二钱，白芍三钱，生地黄四钱，乌药二钱，木瓜三钱，桑寄生二钱，香附（醋炒）二钱，陈皮一钱五分，柴胡（醋）一钱，羚羊角一钱五分，钩藤三钱。

【药引】青风藤二钱。

【患者】光绪朝垣大奶奶。

【医家】戴家瑜。

案 385　里热尚盛，气道欠和

【症状】胸膈堵闷，口黏而渴，皮肤作痒，谷食不香，身肢懒倦，脉息左寸关浮数，右寸关滑数。

【治法】清解化热。

【药物组成】荆芥二钱，葛根三钱，藿香二钱，防风二钱，黄连（研）一钱五分，黄芩三钱，连翘三钱，金银花三钱，枳壳（炒）三钱，桔梗三钱，郁金三钱，瓜蒌（研）三钱。

【药引】羚羊角一钱五分。

【患者】光绪朝隆裕皇后。

【医家】张仲元。

案 386

【症状】膈间气道郁结，脉络串痛，脉息左寸关沉弦，右寸关沉滑。

【治法】舒郁止痛。

【药物组成】郁金（研）二钱，木香八分，党参二钱，桔梗二钱，延胡索（炒）一钱五分，橘络一钱五分，茯苓三钱，僵蚕（炒）一钱，片姜黄二钱，乳香二钱，没药二钱，砂仁（研）五分。

【药引】荷蒂五个。

【患者】光绪皇帝。

【医家】庄守和、忠勋。

案 387　肝郁气滞，夹饮

【症状】胸满胁胀，牵引周身酸痛懒食，少寐，脉息弦滑。

【方剂】舒郁化饮汤。

【药物组成】柴胡（醋）一钱五分，香附三钱，枳壳三钱，青皮三钱，木香（研）八分，川芎二钱，橘红二钱，赤茯苓（块）三钱，大腹皮三钱。

【药引】荷梗一尺。

【患者】道光朝彤妃。

【医家】纪振纲。

案388　肝气壅闭，饮滞凝结

【症状】胸膈稍宽，左胁作痛，牵引周身。

【方剂】调气化饮汤。

【药物组成】柴胡（醋）一钱，苏梗一钱五分，青皮三钱，枳壳（炒）三钱，郁金三钱，黄连一钱，香附三钱，川芎二钱，赤茯苓三钱，木香（研）八分，橘红三钱，白芍（焦）三钱。

【药引】荷梗一尺。

【患者】道光朝彤妃。

【医家】纪振纲。

案389　肝阴有热，上焦浮火

【症状】左目有时发胀，胸膈时觉堵满，脉息左关弦缓，右寸关滑缓。

【治法】清热益阴。

【药物组成】生地黄三钱，白芍（生）二钱，竹茹二钱，麦冬三钱，薄荷八分，菊花二钱，瓜蒌仁（研）三钱，生甘草八分。

【药引】石斛二钱，谷芽炭三钱。

【患者】宣统朝老太太。

【医家】李崇光。

案390　气滞不开

【症状】胸膈满闷，脉息弦缓。

【方剂】四七二陈汤。

【药物组成】苏梗三钱，厚朴二钱，青皮二钱，半夏（炙）二钱，茯苓二钱，黄连八分，焦神曲三钱，麦芽（炒）三钱，陈皮二钱，焦山楂三钱，砂仁一钱五分。

【药引】生姜一片，荷梗一尺。

【评注】四七汤即《金匮要略》半夏厚朴汤，可治七情之郁，与治痰之二陈汤合方加味，于全贵妃病情颇适合。

【患者】道光朝孝全成皇后。

【医家】郝进喜、曹进昇。

案 391　停饮

【症状】胸膈满闷，脉弦数。

【方剂】清热化饮汤。

【药物组成】黄芩一钱五分，黄连八分，栀子一钱（生，研）五分，赤茯苓三钱，陈皮一钱五分，半夏曲（炒）二钱，枳壳一钱五分，桔梗二钱，苏梗一钱五分，厚朴（炙）二钱，槟榔一钱五分，瓜蒌三钱。

【药引】灯心一子。

【患者】嘉庆朝二阿哥福晋。

【医家】傅仁宁、陈嘉善。

案 392　肝阳有热，气滞停饮

【症状】胸胁满闷，有时腹痛，脉息左关弦数，右寸关沉滑。

【治法】清肝调中化饮。

【药物组成】香附（炙）三钱，青皮二钱，厚朴三钱，木香二钱，当归四钱，赤芍三钱，栀子二钱，川芎一钱五分，大腹皮四钱，枳壳（炒）三钱，大黄（酒）二钱，木通一钱。

【药引】郁金（研）三钱，橘红二钱。

【患者】光绪朝瑾妃。

【医家】赵文魁、佟成海。

案 393　阴分素亏，脾元欠畅

【症状】胸满肢倦，精神不爽，脉息左关沉弦，右寸关沉滑。

【治法】养阴调中益脾。

【药物组成】香附（制）三钱，青皮三钱，柴胡（醋）一钱五分，厚朴三钱，赤芍三钱，白芍三钱，当归三钱，川芎一钱五分，栀子三钱，白术（切）三分，枳壳（炒）三钱，白扁豆（炒）三钱。

【药引】茯神（朱）四钱，大腹皮四钱。

【患者】光绪朝瑾妃。

【医家】赵文魁、佟成海。

案 394　气滞不宣

【症状】胸膈少腹凝结作痛，脉息沉弦。

【方剂】调气化滞汤。

【药物组成】橘皮二钱，厚朴二钱，青皮（醋炒）二钱，赤茯苓三钱，瓜蒌三钱，枳实（炒）二钱，半夏曲（炒）二钱，苏梗二钱，大黄（酒）三钱，莱菔子（炒）一钱五分，焦山楂三钱，玄明粉一钱五分。

【药引】木通三钱。

【患者】嘉庆朝二阿哥福晋。

【医家】陈昌龄、郝进喜。

案 395　肝热渐轻，中焦湿热化而未净

【症状】胸胁胀闷，中焦气道欠畅，脉息左关弦缓，右寸关滑而微数。

【治法】利湿清热。

【药物组成】龙胆草二钱，青皮二钱，槟榔（炒）三钱，枳壳（炒）二钱，瓜蒌皮三钱，赤茯苓三钱，黄连（研）一钱五分，木通二钱，栀子（炒）一钱五分，猪苓三钱，泽泻二钱，香附（炙）八分。

【药引】益元散三钱。

【患者】宣统朝总管春恒。

【医家】李崇光。

案 396　肝脾欠和

【症状】时有胸闷，腹胀，两胁不舒，少寐，脉息弦缓。

【治法】滋肝血而调脾。

【方剂】和肝理脾丸。

【药物组成】柴胡二钱，当归（酒洗）一两五钱，白芍八钱，牡丹皮五钱，栀子四钱，香附八钱，白术（土炒）八钱，茯苓八钱，陈皮四钱，青皮三钱，生地黄一两，神曲（炒）一两，麦芽（炒）八钱，莲子五钱，炙甘草二钱。

【评注】和肝理脾丸即逍遥散加减，仍宗舒肝理脾意化裁。

【患者】乾隆朝惇妃。

【医家】刘太平。

案 397　肝阳未静，气道欠调

【症状】晚间头臂作痛，胸闷口渴，有时烦急，身肢稍倦，脉息左寸关弦

数，右寸关滑数。

【治法】清上柔肝。

【药物组成】薄荷三钱，菊花四钱，桑叶六钱，连翘四钱，生地黄六钱，川芎三钱，白芍（生）六钱，秦艽三钱，粉牡丹皮四钱，栀子四钱，瓜蒌（捣）八钱，青皮四钱。

【药引】青果（研）七个，天花粉四钱。

【患者】光绪朝瑾妃。

【医家】张仲元、佟文斌。

案398　肝经有热，胃蓄湿饮

【症状】胸膈堵满，有时头疼，脉息左寸关弦数，右关沉滑。

【治法】清肝调胃化饮。

【药物组成】青皮（研）三钱，香附（炙）三钱，瓜蒌（捣）八钱，柴胡（醋）一钱五分，大腹皮四钱，羚羊角（先煎）一钱五分，黄连（研）二钱，牡丹皮三钱，生石膏六钱，枳壳三钱，大黄（酒）三钱，龙胆草三钱。

【药引】薄荷二钱，橘红三钱，橘络三钱。

【患者】光绪朝瑾妃。

【医家】赵文魁。

第七节　不　寐

不寐是由于情志、饮食内伤，病后及年迈，禀赋不足，心虚胆怯等病因，引起心神失养或心神不安，从而导致经常不能获得正常睡眠为特征的一类病证。主要表现为睡眠时间、深度的不足以及不能消除疲劳、恢复体力与精力，轻者入睡困难，或寐而不酣，时寐时醒，或醒后不能再寐，重则彻夜不寐。

清宫不寐医案以夜不得寐、夜间少寐为主要症状，伴有头晕、胸满、少食、身倦、心悸等症状，主要病机为心肝气血虚弱，夹伴有肝热、痰浊等证，主要治法以安神（育神）为主，辅以养血、健脾、清热、化痰（饮）等。

案399　心肝血液不足

【症状】夜不得寐，心空懊侬，头晕身软，食少不香，背串凉热，大便带溏，脉息左部缓软，右关微滑，沉取力弱。

【方剂】育神健脾汤。

【药物组成】党参四钱，白术（炒）二钱，茯神（朱）三钱，半夏（炙）

三钱，白芍（炒）五钱，益智仁（炒）二钱，片姜黄二钱，薏苡仁（炒）三钱，白扁豆（炒）三钱，砂仁（研）六分，柴胡一钱，海桐皮三钱。

【药引】桑寄生三钱。

【患者】慈禧太后。

【医家】薛福辰、汪守正、庄守和、李德昌。

案 400　肝阴不和，停饮伤胃

【症状】头目眩晕，饮食少思，夜间不寐，脉息弦滑。

【方剂】和肝化饮汤。

【药物组成】木香（煨）六分，半夏（炙）二钱，香附（炒）三钱，陈皮二钱，白术（土炒）三钱，神曲（炒）三钱，厚朴（炒）二钱，大腹皮（洗）二钱，苏梗一钱五分，茯苓三钱，桔梗二钱。

【药引】荷梗一尺，生姜一片。

【患者】道光朝定贵人。

【医家】崔文光。

案 401　心气不足，饮热尚盛

【症状】胸胁胀满，有时不寐。

【方剂】育神化饮汤。

【药物组成】茯苓（研）三钱，当归三钱，白术（土炒）三钱，酸枣仁（炒）三钱，川芎一钱，厚朴（炒）二钱，远志（去心）三钱，陈皮二钱，半夏（炙）二钱。

【药引】荷梗一尺，生姜一片。

【患者】道光朝定贵人。

【医家】崔文光。

案 402　膈间痰热

【症状】胸胁胀闷，夜间少寐，脉息弦滑。

【方剂】四七育神汤。

【药物组成】茯神（研）三钱，苏梗二钱，生地黄五钱，天花粉三钱，麦冬（去心，朱砂炒）三钱，半夏曲三钱，栀子三钱，竹茹三钱，厚朴（炒）二钱，黄芩（酒）二钱，橘皮三钱，香附（炙）三钱，郁金（研）二钱。

【药引】荷梗二尺，灯心一束。

【患者】道光朝孝慎成皇后。

【医家】张新、苏钰、赵永年、李松盛。

案 403　血虚

【症状】少寐。

【方剂】养荣润燥汤。

【药物组成】生地黄（酒炒）四钱，秦艽二钱，白芍（酒炒）三钱，香附（醋炒）五钱，橘红二钱，郁李仁三钱，当归六钱，川芎一钱五分，茯神二钱，火麻仁三钱，砂仁一钱五分，炙甘草八分。

【药引】生姜一片，红枣肉二枚。

【患者】嘉庆朝玉贵人。

【医家】孔毓麟、张桐舒。

案 404　心气不足，饮热未净

【症状】夜间有时少寐，脉息和缓。

【方剂】育神代茶饮。

【药物组成】茯神三钱，酸枣仁（炒）二钱，远志一钱，半夏二钱，竹茹二钱。

【患者】道光朝定贵人。

【医家】崔文光。

案 405　肝经血液不足

【症状】夜寐欠实，形体未充，饮食较可，脉胀腰痛，自汗潮热均好，脉息左关弦象渐减，右寸关沉滑。

【方剂】养阴荣肤膏。

【药物组成】生地黄三钱，白芍三钱，天冬二钱，麦冬三钱，紫菀（炒）一钱五分，百合三钱，陈皮八分，北沙参三钱，茯神（朱拌）三钱，酸枣仁三钱，砂仁一钱，狗脊三钱。

【患者】光绪朝隆裕皇后。

【医家】张仲元、佟文斌。

案 406　神虚肝旺，阴热上浮

【症状】前夜不眠，脉息左寸关弦软，右关沉缓。

【方剂】育神养阴安眠膏。

【药物组成】西洋参三钱，茯神（朱）八钱，酸枣仁（研）四钱，竹茹四钱，生地黄六钱，白芍五钱，麦冬六钱，羚羊角二钱，远志一钱，五味子二钱，肉苁蓉五钱，甘草二钱，橘红三钱，青果十二个。

【患者】宣统朝总管春恒。

【医家】张仲元。

案 407　心气素弱，肝热上浮

【症状】夜寐有时欠实，脉息左关稍弦，右寸关沉滑。

【治法】育神养阴。

【药物组成】生地黄六钱，白芍（生）五钱，麦冬五钱，酸枣仁四钱，西洋参三钱，茯神（朱）六钱，石斛四钱，柏子仁四钱，橘红四钱，肉苁蓉五钱，淡竹叶三钱，生甘草二钱。

【患者】宣统朝总管春恒。

【医家】张仲元。

案 408　肝郁不舒，阴分不足

【症状】夜间不寐，身体酸倦，脉息弦缓。

【方剂】舒肝益阴汤。

【药物组成】柴胡（醋）五分，赤芍二钱，栀子（炒）三钱，天花粉三钱，生地黄五钱，牡丹皮一钱，当归三钱，麦冬四钱。

【药引】灯心三束。

【患者】道光朝彤妃。

【医家】杨春。

案 409　心气不足

【症状】夜间少寐，圣脉安和。

【方剂】养阴育神汤。

【药物组成】白芍（炒）一钱五分，龙齿（煅）三钱，远志（肉）一钱，麦冬（去心）三钱，茯神三钱，琥珀（灯心研）一钱，陈皮一钱，五味子一钱，酸枣仁（炒）四钱，生地四钱，甘草（炙）五分，人参一钱。

【药引】桂圆肉七枚。

【评注】脉虽安和，但已年迈（此时乾隆已八十八岁高龄），气血亏损可知。养阴育神汤寓天王补心丹之意，旨在补心安神，育阴清热，并配以人参补气，则气血两顾，阴阳双补，服之于乾隆帝相宜。

【患者】乾隆。

【医家】沙惟一、钱景。

第八节　胃　痛

胃痛是由于胃气阻滞、胃络瘀阻、胃失所养、不通则痛导致的以上腹胃脘部发生疼痛为主症的一种病证。胃痛，又称胃脘痛。本病在脾胃病证中最为多见，人群中发病率较高，中药治疗效果颇佳。

清宫胃痛医案以中脘隐疼、胃脘痛、胃脘膨闷等为主要症状，多伴有呕吐、饱胀、恶心、头目不清等症状。病因病机多由停饮、感寒、伤食、湿滞等导致胃气不和、胃失所养。治疗主要以"通"为主要治法，包括疏肝理气、消食导滞、温胃散寒化饮等。常用方剂主要以太医的自拟方为主，如香苏和胃汤、和胃化饮汤等，取得较好疗效。

案 410　胃气欠畅，寒湿凝结

【症状】中脘隐隐作疼，脉息左关弦滑，右关紧而微滑。

【治法】调气化寒。

【药物组成】厚朴（炙）一钱，陈皮一钱五分，砂仁（研）五分，白芍（炒）一钱，山楂炭二钱，谷芽（炒）二钱，木香（研）五分，生甘草六分。

【药引】鲜姜二片。

【患者】宣统皇帝。

【医家】张仲元。

案 411　膈间有饮

【症状】胃脘引痛，脉息和缓。

【方剂】和胃化饮汤。

【药物组成】苏梗一钱五分，桔梗一钱五分，枳壳（炒）一钱五分，陈皮一钱五分，厚朴一钱五分，赤茯苓三钱，半夏（制）一钱五分，砂仁一钱，香附（醋炒）二钱，神曲三钱，藿香一钱五分，生甘草八分。

【药引】生姜一片。

【患者】乾隆朝循嫔。

【医家】陈世官、刘彬。

案 412　荣分不和，肝胃积热

【症状】发热烦躁，胃脘膨闷，脉息弦数。

【方剂】调荣清胃饮。

【药物组成】苏梗一钱五分，青皮（炒）一钱，香附（炒）三钱，当归二钱，赤芍一钱五分，枳壳（炒）一钱五分，大黄（酒）一钱五分，牡丹皮一钱五分，黄芩（酒）一钱五分，厚朴（炒）一钱五分，神曲（炒）二钱，麦芽（炒）二钱。

【药引】荷蒂三个。

【患者】乾隆朝循嫔。

【医家】陈世官、刘彬。

案413 停饮

【症状】中脘作痛，脉息浮滑。

【方剂】分气和中饮。

【药物组成】苏梗一钱，枳壳一钱，桔梗一钱，半夏（制）一钱五分，厚朴一钱，陈皮一钱五分，赤茯苓一钱五分，木香六分（研末冲），郁金一钱，栀子（炒）一钱，甘草五分。

【药引】生姜二片，灯心五十寸。

【患者】乾隆朝循嫔。

【医家】田福。

案414 胃气不和，微受寒凉

【症状】胃脘作痛，头目不清，烦闷懒食，脉息滑数。

【方剂】香苏和胃汤。

【药物组成】香附（炒）三钱，苏叶一钱五分，陈皮一钱五分，厚朴一钱五分，苍术（炒）一钱，枳壳一钱五分，赤茯苓二钱，半夏（制）一钱五分，砂仁一钱，黄连（姜炒）一钱，神曲（炒）二钱，甘草三分。

【药引】生姜二片。

【患者】乾隆朝循嫔。

【医家】罗衡、陈维文。

案415 脾胃虚弱

【症状】呕吐已止，头迷身软好些，腹胁有时尚痛，饮食懒少，脾胃仍虚。

【方剂】和胃理脾汤。

【药物组成】当归一钱，白芍（炒）一钱五分，白术（炒）一钱五分，茯苓一钱，白豆蔻一钱，陈皮一钱，半夏（姜炒）一钱，枇杷叶（炙）一钱，石斛一钱，沉香（磨汁）三分，炙甘草三分，生姜一片。

【评注】保寿阿哥之病情类今之急性胃炎，和胃理脾汤温胃健脾，自属对症。

【患者】康熙朝保寿阿哥。

【医家】刘声芳。

案416　内伤饮食，外受寒邪

【症状】肚腹攻痛，胸胁饱胀，恶心，腰腿酸疼，夜间不宁。

【方剂】加减行气香苏饮。

【药物组成】紫苏一钱，陈皮一钱，枳壳（炒）一钱，乌药一钱，羌活一钱，川芎八分，木香六分，香附（炒）一钱五分，苍术（炒）一钱，延胡索（炒）一钱，藿香八分，炙甘草三分。

【药引】生姜三片。

【患者】康熙朝正黄旗一等侍卫那尔善。

【医家】刘炳斗、李之贤。

案417　肝胃欠和

【症状】中脘有时作痛，脉息左关沉弦，右寸关沉滑。

【治法】调中和胃。

【药物组成】白芍（炒）三钱，当归三钱，柴胡（醋）一钱五分，茯苓三钱，焦神曲四钱，陈皮三钱，山楂炭三钱，甘草一钱五分。

【药引】蔻仁（研）一钱，栀子三钱。

【患者】光绪朝隆裕皇后。

【医家】张仲元。

第九节　痞　满

痞满是指以自觉心下痞塞，胸膈胀满，触之无形，按之柔软，压之不痛为主要症状的病证。首见于《伤寒论》："满而不痛者，此为痞。""若心下满而硬痛者，此为结胸也。但满而不痛者，此为痞，柴胡不中与也，半夏泻心汤主之。"

清宫痞满医案多以胸胁或腹胁等部位的胀痛、满闷为主症，多伴有烦热、恶心、纳呆等兼症。病机多以肝胃失和为主，治法多调中和胃，常用方剂有和中化饮汤、和胃正气汤、调中和胃饮等。

案 418   胃气不开

【症状】胸胁膨胀，脉息沉缓。

【方剂】和中化饮汤。

【药物组成】香附（制）三钱，砂仁一钱五分，枳壳（炒）一钱五分，厚朴一钱五分，桔梗一钱五分，焦神曲三钱，陈皮一钱五分，赤茯苓四钱，郁金一钱五分，苍术一钱五分，大腹皮一钱五分，甘草四分。

【药引】陈佛手一钱。

【患者】嘉庆朝二阿哥福晋。

【医家】钱松。

案 419   心脾虚弱，胃经受寒

【症状】腹胁作胀，夜间少寐，时或头晕心跳。

【方剂】加味异功汤。

【药物组成】人参三钱，白术（土炒）二钱，陈皮一钱，茯苓二钱，炮姜八分，附子（制）一钱，炙甘草六分。

【患者】乾隆朝大学士张廷玉。

【医家】刘裕铎。

案 420   胃气不和，内有饮热

【症状】满闷恶心，烦热身酸，脉息滑数。

【方剂】和胃正气汤。

【药物组成】藿香一钱五分，苏梗一钱五分，大腹皮一钱，陈皮一钱，厚朴一钱五分，赤茯苓二钱，苍术（炒）一钱五分，神曲（炒）一钱五分，半夏（制）一钱，黄芩一钱五分，栀子（炒）一钱五分，枳壳（炒）一钱，甘草八分。

【药引】姜皮三片，灯心三十寸。

【患者】乾隆朝十五阿哥福晋。

【医家】罗衡、张肇基。

案 421   脾胃未调

【症状】食后胸膈膨闷，微觉恶心，脉息左关沉弦，右寸关滑缓。

【方剂】调胃理脾饮。

【药物组成】厚朴（炙）一钱五分，苍术（炒）二钱，陈皮一钱五分，茯苓

三钱，藿梗一钱五分，砂仁（研）八分，枳壳（炒）一钱五分，大腹皮一钱五分，薏苡仁（炒）四钱，白扁豆（炒）三钱，白芍（炒）二钱，炙甘草八分。

【药引】谷芽（炒）三钱。

【患者】光绪朝隆裕皇后。

【医家】庄守和。

案 422　肝胃欠和，脾经稍化

【症状】膳后胸膈堵闷，气道不畅，脉息左关沉弦，右寸关滑缓。

【方剂】调中和胃饮。

【药物组成】厚朴（炙）二钱，陈皮二钱，木香（研）八分，白豆蔻仁（研）八分，白术（炒）一钱五分，茯苓三钱，枳壳（炒）二钱，神曲（炒）三钱，谷芽（炒）三钱，香附（炙）三钱，甘草八分。

【药引】荷蒂七个。

【患者】光绪朝隆裕皇后。

【医家】庄守和。

案 423　肝胃之气欠调，蓄滞未清

【症状】胸膈不爽，口中味苦，谷食欠香，经络串凉，身肢觉倦，脉息左关沉弦，右寸关沉滑有力。

【治法】调中平胃化滞。

【药物组成】白芍（生）三钱，陈皮二钱，厚朴（炙）二钱，枳壳（炒）二钱，焦麦芽四钱，焦山楂三钱，白术（炒）二钱，莱菔子（炒）二钱。

【药引】砂仁八分。

【患者】慈禧太后。

【医家】张仲元。

案 424　肝郁夹饮

【症状】胸膈痞满，胁肋胀痛，脉息弦滑。

【方剂】调气化饮汤。

【药物组成】木香（研）一钱，槟榔二钱，青皮二钱，陈皮二钱，半夏（炙）二钱，赤茯苓三钱，苏叶一钱，藿香二钱。

【药引】沉香面（冲）八分。

【患者】咸丰朝丽皇贵妃。

【医家】李万清。

案425　肝阳结热，气滞欠调

【症状】胸膈堵满，午后腹胀，脉息左关沉弦，右寸关沉滑。

【治法】和肝调气消胀。

【药物组成】香附（炙）三钱，青皮三钱，厚朴三钱，乌药一钱五分，白芍四钱，苍术（炒）三钱，橘红三钱，赤茯苓六钱，枳实（研）三钱，大黄（酒）三钱，木通二钱，黄柏三钱。

【药引】大腹皮四钱，郁李仁二钱。

【患者】光绪朝瑾妃。

【医家】赵文魁。

案426　中州气道欠调

【症状】胸胁满闷，仍作腹胀，脉息左关沉弦，右关沉滑。

【治法】育神和肝，滋阴化湿。

【药物组成】当归四钱，白芍四钱，柴胡（醋）二钱，青皮三钱，香附（炙）四钱，厚朴三钱，苍术（炒）三钱，黄柏三钱，鳖甲（炙）四钱，牛膝三钱，续断三钱，丹参三钱。

【药引】牡丹皮三钱，赤石脂四钱。

【患者】光绪朝瑾妃。

【医家】赵文魁、佟成海。

第十节　嘈　杂

嘈杂是指胃中空虚，似饥非饥，似辣非辣，似痛非痛，莫可名状，时作时止的病证。可单独出现，又常与胃痛、吐酸兼见。本证见于《丹溪心法·嘈杂》，其曰："嘈杂，是痰因火动，治痰为先。"又说："食郁有热。"《景岳全书·嘈杂》谓："嘈杂一证，或作或止，其为病也，则腹中空空，若无一物，似饥非饥，似辣非辣，似痛非痛，而胸膈懊忱，莫可名状，或得食而暂止，或食已而复嘈，或兼恶心，而渐见胃脘作痛。"

清宫医案中嘈杂病的患者主要为慈禧太后和太监李莲英两人，主要症状为嘈杂伴有欲呕、口干、食少、头晕、便溏、神疲、眼目不爽等，主要治疗方法是在健脾和中的基础上，配合化饮（湿）、消食、清热、调肝等综合治法，主要方剂多为太医的自拟方为主，但组方模式多以补气药＋理气药＋利水消肿药＋发散风热药等。

案 427

【症状】嘈杂欲呕，喉间咽微干痛，头作眩晕，肩臂强痛少减，背热如旧，脉息左寸仍弱，右寸稍滑，余部均缓。

【方剂】补益健脾汤。

【药物组成】党参三钱，白术（生）三钱，茯神三钱，白芍（炒）五钱，当归（土炒）二钱，柴胡（醋）六分，麦冬（去心）二钱，菊花二钱五分，陈皮一钱，谷芽（炒）三钱，砂仁（研）八分，炙甘草八分。

【药引】桔梗（生）一钱五分，姜三片。

【患者】慈禧太后。

【医家】薛福辰、汪守正、庄守和、李德昌、王应瑞。

案 428 脾胃久亏，肝气微动

【症状】食少难化，嘈杂口干，身软烦急，顸颡浸渗黏涎带血，脉息左关弦，右关软。

【方剂】益气养荣汤。

【药物组成】人参一钱，白术（生）三钱，茯苓三钱，陈皮八分，当归（土炒）二钱，黄芪（生）二钱，谷芽（炒）三钱，砂仁（研）八分，白芍（炒）一钱，干姜（炒）五分，桔梗一钱五分，生甘草六分。

【药引】枸橘叶九片。

【患者】慈禧太后。

【医家】薛福辰、汪守正、李德立、庄守和、李德昌。

案 429 脾胃未壮，稍加寒凉

【症状】呕吐嘈杂，早晨头晕，大便稀溏，腹中作泻，指臂强痛，背热未减，脉息左寸稍弱，右关滑大，余部尚平。

【方剂】调脾和胃饮。

【药物组成】党参三钱，白术（炒）二钱，陈皮八分，茯苓（研）三钱，半夏（炙）二钱，苍术（炒）一钱五分，柴胡（醋）六分，白芍（炒）一钱五分，藿梗一钱五分，谷芽（炒）三钱，砂仁（研）八分，炙甘草八分。

【药引】生姜三片，红枣肉三枚。

【患者】慈禧太后。

【医家】薛福辰、汪守正、庄守和、李德昌。

案430   肝胃气壅，脾运不快

【症状】食后嘈杂，眼目不爽，神倦力软，大关防不调，脉息左关弦而近数，右关滑而鼓指。

【治法】益气轻清。

【药物组成】人参四分，白芍（生）一钱五分，菊花一钱五分，金银花二钱，青果（去尖，研）七个，金银花藤一钱，羚羊角五分。

【药引】鲜荷蒂五个。

【患者】慈禧太后。

【医家】张仲元、李德源。

案431   阳气郁遏，阻滞胃气

【症状】食后嘈杂，头目不爽，脉息左关弦而稍数，右寸关沉滑。

【治法】轻清和中。

【药物组成】白芍（生）一钱，菊花二钱，金银花二钱，钩藤三钱，五味子五分，桑叶一钱五分，竹茹一钱，谷芽（炒）三钱。

【药引】陈皮一钱。

【患者】慈禧太后。

【医家】张仲元、戴家瑜。

案432   胃中饮热上蒸

【症状】胸满嘈杂，脉息左关稍弦，右寸关缓滑。

【治法】化饮和胃。

【药物组成】桑叶二钱，菊花二钱，陈皮一钱，苍术一钱，厚朴（炙）一钱，砂仁（研）一钱五分，茯苓三钱，竹茹八分。

【药引】灯心一子。

【患者】同治朝太监李莲英。

【医家】李增蕃。

案433   气道欠和，壅滞胃气

【症状】食后嘈杂，眼目不爽，脉息左关沉弦，右寸关沉滑。

【方剂】加味焦三仙饮。

【药物组成】焦三仙二钱，瓜蒌（研）二钱，麦冬（去心）三钱，香附（醋炒）一钱五分，西洋参一钱，羚羊角四分，通草五分，茯苓一钱五分。

【患者】慈禧太后。

【医家】张仲元、戴家瑜。

案434 脾元较弱，运化迟慢

【症状】食后嘈杂，腹中作胀，脉息左关弦数，右寸关滑数。

【治法】和胃清热。

【药物组成】白芍一钱五分，麦冬（去心）二钱，天花粉二钱，谷芽（炒）三钱，山楂一钱五分，金石斛一钱，桑叶一钱五分，甘草八分。

【药引】厚朴二钱。

【患者】慈禧太后。

【医家】戴家瑜。

案435 肠胃渐和，湿滞见轻

【症状】食后嘈杂，口苦作渴，脉息左关弦缓，右寸关滑缓。

【治法】调脾和中。

【药物组成】党参一钱，白术（生）五分，茯苓三钱，橘红一钱，白扁豆三钱，谷芽（炒）三钱，猪苓一钱五分，甘草六分。

【药引】龙眼肉五个。

【患者】慈禧太后。

【医家】张仲元、李德源、戴家瑜。

案436 肝胃欠和

【症状】食后嘈杂，眼目不爽，脉息左关稍弦，右寸关沉滑。

【治法】益气和肝。

【药物组成】人参八分，麦冬（去心）二钱，五味子五分，羚羊角六分，谷芽（炒）三钱。

【药引】金银花一钱。

【评注】本方生脉散加羚羊角、谷芽、金银花，清补兼施，颇有特色。按古方生脉散加陈皮、炙甘草为五味子汤，可治肺虚少气；加黄芪及甘桔汤为补气汤，治自汗怔忡；加茯神、远志、木通，为茯神汤，宁心止咳，皆另有所用。

【患者】慈禧太后。

【医家】张仲元、戴家瑜。

案437   胃气稍滞

【症状】膈间觉嘈，脉息左关弦缓，右关沉滑。

【方剂】和胃代茶饮。

【药物组成】金石斛一钱，谷芽（炒）二钱，青果七个。

【患者】同治朝太监李莲英。

【医家】张仲元、李德源、戴家瑜。

案438   肝脾有热，上焦浮火

【症状】胸膈嘈闷摆布，时作头疼，鼻干口黏，倦怠嗜卧，脉息左关见弦，右寸关滑而稍数。

【方剂】清热调肝化湿饮。

【药物组成】黄芩（酒）一钱，陈皮一钱，菊花三钱，桑叶二钱，白芍（炒）二钱，冬瓜皮三钱，茯神三钱，金石斛三钱，砂仁（研）八分，莲子三钱，藿梗七分。

【药引】荷梗二尺。

【患者】同治朝太监李莲英。

【医家】全顺。

案439   气血虚弱

【症状】每申酉之时嘈杂懒倦，背热较甚，腰膝酸软，晚间足跗微觉浮肿，脉息右关稍弦，余部至数欠匀。

【方剂】保元健脾汤。

【药物组成】党参五钱，黄芪（米炒）四钱，白术（炒）三钱，鹿茸（炙）一钱五分，补骨脂（炒）三钱，煨姜三片，当归（土炒）二钱，续断（炒）二钱，半夏（制）二钱，茯苓（研）三钱，杜仲（炒）三钱，炙甘草八分。

【药引】银柴胡七分，砂仁八分。

【患者】慈禧太后。

【医家】薛福辰、汪守正、庄守和、李德昌、佟文斌。

案440   中气不足

【症状】食后药后数刻时，食水即觉下沉，中脘微觉嘈辣，脉息渐有神力。

【方剂】益气建中汤。

【药物组成】党参五钱，鹿茸片（炙）一钱五分，黄芪（米炒）四钱，白术

（土炒）二钱，肉桂六分，肉白芍（炒）二钱，茯神（研）三钱，杜仲（盐水炒）二钱，山茱萸（炙）二钱，补骨脂（炒）三钱，熟地黄二钱，炙甘草八分。

【药引】生姜三片，红枣五枚。

【患者】慈禧太后。

【医家】薛福辰、汪守正、马文植、庄守和、李德昌、佟文彬。

案 441　肝脾有热，上焦浮火

【症状】胸膈嘈闷摆布，时作头疼，鼻干口黏，倦怠嗜卧，脉息左关见弦，右寸关滑而稍数。

【方剂】清热调肝化湿饮。

【药物组成】黄芩（酒）一钱，陈皮一钱，菊花三钱，桑叶二钱，白芍（炒）二钱，冬瓜皮三钱，茯神三钱，金石斛三钱，砂仁八分，莲子三钱，藿梗七分。

【药引】荷梗二尺。

【患者】同治朝太监李莲英。

【医家】全顺。

案 442　肠胃未和，脾运仍慢，中气郁遏，清阳不升

【症状】头闷目倦，食后嘈杂，大便未调，身肢力软，脉息左关弦而近缓，右寸关较昨稍平。

【方剂】苓桂术甘汤。

【药物组成】茯苓（研）八钱，白术（炙）三钱，桂心七分，炙甘草一钱，党参三钱。

【药引】诃子三钱。

【患者】慈禧太后。

【医家】张仲元、李德源、戴家瑜。

案 443　心气不舒，肝脾郁遏

【症状】胸满嘈逆，胃气夹饮不降，头眩咽干，颃颡早晨尚有血丝，脊背凉热，脉息左寸关微郁，余部尚平。

【方剂】理脾解郁饮。

【药物组成】党参一钱，白术（生）一钱，茯神二钱，炙甘草四分，当归一钱五分，白芍（焦）一钱五分，香附（制）一钱五分，半夏（制）二钱，陈皮七分。

【药引】生姜三片。

【患者】慈禧太后。

【医家】薛福辰、程春藻、汪守正、马文植、赵天向、李德立、庄守和、李德昌。

案 444　肝胃气机不利，津液不舒

【症状】胸满嘈逆，颇颡酸干时发五味，头眩肋胀，脉息右关软，左关微弦，两寸仍虚，余部平平。

【方剂】益气养荣汤。

【药物组成】人参八分，白术（生）一钱五分，茯苓三钱，桂枝七分，香附（制）一钱五分，鹿角胶（蛤粉炒）一钱，陈皮七分，炙甘草六分，半夏（制）一钱五分，白芍（焦）一钱五分。

【药引】生姜三片。

【患者】慈禧太后。

【医家】薛福辰、程春藻、汪守正、马文植、赵天向、李德立、庄守和、李德昌。

案 445　胃气壅滞，脾运仍慢

【症状】胃膈发辣作疼，夜寐未能安睡，身肢力软，脉息左关弦缓，右寸关滑而近躁，中按鼓指。

【治法】和胃化燥。

【药物组成】石斛一钱五分，竹茹五分，青果十个，山楂一钱五分，五味子十粒，荷梗一尺。

【药引】灯心一子。

【患者】慈禧太后。

【医家】张仲元、戴家瑜。

案 446　胃气壅滞，阻遏清阳

【症状】浊气在上，头闷目倦，食后嘈杂，口干无味，身肢力软，脉息左关弦缓，右寸关沉滑。

【治法】轻扬肺胃。

【药物组成】桑叶一钱五分，陈皮五分，菊花二钱，葛根一钱，金石斛二钱，神曲（炒）一钱五分，青果十个。

【药引】荷梗一尺。

【患者】慈禧太后。

【医家】张仲元、李德源、戴家瑜。

案447　脾胃不和，尚有湿饮

【症状】胸膈不爽，时或嘈闷，身肢懒倦，谷食欠香，脉息左关见弦，右寸关滑数。

【方剂】清热调中化湿饮。

【药物组成】桑叶三钱，密蒙花二钱，菊花三钱，竹茹三钱，橘红八分，金石斛三钱，茯苓三钱，薏苡仁（炒）三钱，谷芽（炒）三钱，通草一钱，荷梗二尺。

【药引】青果（研）五个，芦根三把。

【患者】同治朝太监李莲英。

【医家】全顺。

案448　脾胃欠调，湿郁未化

【症状】中脘嘈杂，心微懊侬，困倦多眠，谷食欠香，脉息左关见弦，右寸关滑缓。

【方剂】和中醒脾化痰饮。

【药物组成】白术（炒）一钱五分，橘红一钱，茯苓三钱，薏苡仁（炒）三钱，法半夏（研）二钱，金石斛二钱，藿梗一钱，神曲（炒）三钱，麦芽（炒）三钱，甘草八分。

【药引】竹茹二钱。

【患者】同治朝太监李莲英。

【医家】庄守和。

案449　脾胃不和，湿饮痰热

【症状】倦怠嗜卧，胸膈作嘈，谷食欠香，脉息左关见弦，右寸关滑而近数。

【方剂】和胃调脾化湿饮。

【药物组成】桑叶三钱，菊花三钱，竹茹二钱，金石斛三钱，橘红一钱，茯苓三钱，薏苡仁（炒）三钱，谷芽（炒）三钱，砂仁（研）七分，神曲（炒）三钱，荷梗二尺。

【药引】灯心一子，青果五个。

【患者】同治朝太监李莲英。

【医家】全顺。

第十一节　呕　吐

呕吐是由于胃失和降、胃气上逆所致的以饮食、痰涎等胃内之物从胃中上涌，自口而出为临床特征的一种病证。对呕吐的释名，前人有两说：一说认为有物有声谓之呕，有物无声谓之吐，无物有声谓之干呕；另一说认为呕以声响名，吐以吐物言，有声无物曰呕，有物无声曰吐，有声有物曰呕吐。呕与吐常同时发生，很难截然分开，因此无细分的必要，故近世多并称为呕吐。呕吐是内科常见病证，中医治疗有较好的疗效。

呕吐的病因是多方面的，且常相互影响，兼杂致病，如外邪可以伤脾，气滞可致食停，脾虚可以成饮等。呕吐的病机无外乎虚实两大类，实者由外邪、饮食、痰饮、气郁等邪气犯胃，致胃失和降，胃气上逆而发；虚者由气虚、阳虚、阴虚等正气不足，使胃失温养、濡润，胃失和降，胃气上逆所致。一般来说，初病多实，日久损伤脾胃，中气不足，可由实转虚；脾胃素虚，复为饮食所伤，或成痰生饮，则因虚致实，出现虚实并见的复杂病机。但无论邪气犯胃，或脾胃虚弱，发生呕吐的基本病机都在于胃失和降，胃气上逆。《济生方·呕吐》云："若脾胃无所伤，则无呕吐之患。"《温病条辨·中焦篇》也谓："胃阳不伤不吐。"呕吐的病位在胃，与肝脾有密切的关系。

清宫医案中具有完整病证 – 症 – 法 – 方（药）的呕吐医案主要症状以呕吐、恶心（呕恶）为主，伴随有胸闷、头晕、头痛等。常用药物主要为厚朴、陈皮、香附、半夏、栀子、枳壳、苍术、黄连等。常用的组方模式为理气药＋化湿药＋温阳药等。

案 450　肝热气滞，中州蓄饮

【症状】胸膈堵满，头晕呕恶，脉息左寸关弦数，右关滑数。

【治法】清热调气化饮。

【药物组成】藿香梗三钱，薄荷三钱，荆芥穗三钱，菊花三钱，香附（炙）四钱，青皮三钱，木香（研）二钱，黄连（研）一钱五分，羚羊角片（先煎）四钱，法半夏三钱，竹茹三钱，陈皮三钱。

【药引】炒栀子三钱，大黄（酒）二钱，益元散（包煎）三钱。

【患者】光绪朝瑾妃。

【医家】佟成海。

案 451　肝阳结热，胃蓄湿饮

【症状】胸胁满闷，肢倦呕恶，脉息左寸关弦数，右寸关滑数。

【治法】清肝止呕化饮。

【药物组成】香附（炙）四钱，青皮三钱，木香（研）一钱五分，乌药二钱，当归（酒）四钱，赤芍四钱，桃仁（研）三钱，茜草三钱，延胡索（炙）三钱，苏木二钱，橘红三钱，木通二钱。

【药引】法半夏三钱，大腹皮四钱。

【患者】光绪朝瑾妃。

【医家】赵文魁、佟成海。

案 452　脾胃不和，停蓄水饮未化

【症状】头晕恶心，呕吐饮沫，脉息弦滑。

【方剂】正气平胃化饮。

【药物组成】藿梗叶各一钱五分，橘皮二钱，苍术（炒）二钱，厚朴（炙）二钱，半夏（制）二钱，木香（煨）八分，砂仁（研）八分，炙甘草八分。

【药引】竹茹一钱五分。

【患者】光绪皇帝。

【医家】庄守和。

案 453　脾胃尚未调和，复夹水饮停蓄

【症状】呕吐，复作痰饮，清水强哕，少带血点，脉息右寸关弦滑而数，余部尚平。

【方剂】平胃化湿饮。

【药物组成】陈皮一钱，法半夏（研）二钱，茯苓二钱，桔梗二钱，栀子（炒）一钱五分，黄芩（酒）一钱五分，木香（研）五分，砂仁（研）四分，生地黄（次）三钱，牡丹皮二钱，茅根二钱，甘草五分。

【药引】竹茹一钱五分。

【患者】光绪皇帝。

【医家】庄守和、李德昌。

案 454　肝肺结热，气道欠调

【症状】食后作呕，有时头疼，脉息左关沉弦，右关滑而近数。

【治法】清上调中舒化。

【药物组成】菊花三钱，薄荷三钱，川芎一钱五分，龙胆草三钱，大腹皮四钱，栀子（炒）三钱，黄连（研）二钱，橘红三钱，枳壳（炒）三钱，大黄（酒）二钱，焦山楂四钱，黄芩（酒）三钱。

【药引】瓜蒌六钱，郁李仁三钱。

【患者】光绪朝瑾妃。

【医家】赵文魁。

案 455　胃气不和，蓄停水饮，微感寒凉闭伏

【症状】身肢觉热，早晨呕吐涎水，腹脘作痛，脉息左部稍浮，右关滑数。

【方剂】清解和胃化饮汤。

【药物组成】苏叶一钱，藿梗一钱，陈皮一钱五分，法半夏二钱，黄连（研）五分，焦神曲三钱，茯苓（研）三钱，砂仁（研）八分，厚朴（炙）一钱，竹茹二钱。

【药引】生姜三片。

【患者】光绪皇帝。

【医家】杨安贵。

案 456　中气不调，停蓄饮滞

【症状】嘈杂呕吐，腹中作疼，脉息左关弦数，右寸关滑数。

【治法】和胃调中。

【药物组成】厚朴（制）一钱，陈皮一钱，半夏（制）一钱，竹茹一钱五分，苍术（炒）八分，焦三仙一钱五分，甘草六分。

【药引】藿梗六分。

【患者】慈禧太后。

【医家】庄守和、张仲元、姚宝生。

案 457　内有湿热，外受微风

【症状】口干舌燥，呕吐恶心，脉息弦数。

【方剂】疏解除湿汤。

【药物组成】苍术（炒）一钱，黄柏（炒）一钱，藿香一钱，防风八分，黄芩一钱，香附（酒）二钱，栀子（炙）一钱，黄连（酒炒）八分，半夏曲（炒）二钱，泽泻一钱五分，赤茯苓二钱，生甘草三分。

【药引】灯心三十寸。

【患者】乾隆朝循嫔。

【医家】李德宣。

案 458 肝脾有热，胃气不和

【症状】表凉已解，烦热作呕，脉息微数。

【方剂】清热和胃饮。

【药物组成】苏梗一钱五分，陈皮一钱，厚朴一钱五分，香附（炒）二钱，半夏（制）一钱五分，枳壳（炒）一钱五分，砂仁（研）一钱，茯苓一钱五分，竹茹一钱五分，黄连七分。

【药引】生姜一片。

【患者】乾隆朝循嫔。

【医家】陈世官、沙惟一。

案 459 肝经有火，肺胃蓄有饮热

【症状】呕吐痰饮，有时作晕，脉息右寸关滑数有力，左关弦数。

【治法】清热兼化饮滞。

【药物组成】黄芩（酒）二钱，槟榔（炒）二钱五分，厚朴（炙）一钱五分，神曲（炒）三钱，橘红一钱五分，枳壳（炒）二钱，竹茹三钱，焦山楂三钱，羚羊角一钱，菊花二钱，香附（炙）二钱，生甘草一钱。

【药引】桑叶三钱。

【患者】慈禧太后。

【医家】姚宝生。

案 460 中脘停饮，胃气不和

【症状】呕恶发热，肚腹微痛，脉息沉滑。

【方剂】和胃正气汤。

【药物组成】藿香一钱五分，香附（炒）二钱，赤茯苓一钱五分，大腹皮一钱，苏梗一钱五分，厚朴（炒）一钱五分，枳壳（炒）一钱五分，生甘草五分，半夏（制）一钱五分，陈皮一钱，砂仁一钱。

【药引】生姜二片。

【患者】乾隆朝循嫔。

【医家】陈世官、罗衡。

案 461 胃气不和，内停饮热，外受风凉

【症状】恶心呕吐，头闷发热，胸膈满闷，脉息浮滑。

【方剂】清解正气汤。

【药物组成】苏叶一钱，藿香梗二钱，半夏（姜炒）一钱五分，白芷一钱，川芎八分，瓜蒌三钱，枳壳（炒）一钱五分，桔梗一钱，黄连（姜炒）一钱，赤茯苓二钱，陈皮一钱五分，生甘草五分。

【药引】生姜二片。

【患者】乾隆朝惇妃。

【医家】田福。

案 462　寒饮郁结，气血不通

【症状】腹腰胀疼，胸满呕逆，脉息沉迟。

【方剂】温中化饮汤。

【药物组成】香附三钱，郁金三钱，厚朴二钱，赤茯苓三钱，杜仲三钱，续断三钱，五灵脂二钱，炮姜八分，猪苓三钱，焦三仙六钱。

【药引】草豆蔻二钱。

【患者】慈禧太后。

【医家】李德立。

案 463　肝木欠和，胃脘稍蓄饮滞

【症状】有时呕吐，脉息左关沉弦，右寸关缓滑。

【治法】舒肝和胃。

【药物组成】白芍（酒）四钱，当归三钱，香附（炙）三钱，青皮（炒）一钱五分，茯苓四钱，法半夏（研）二钱，陈皮二钱，白术（土炒）一钱五分，苍术（焦，土炒）一钱五分，厚朴二钱，吴茱黄连（研）二钱，甘草一钱。

【药引】藿梗八分。

【患者】光绪朝垣大奶奶。

【医家】姚宝生。

案 464　蓄饮为热，膈间气道不舒

【症状】呕吐，腹下作胀，脉息右寸关滑数，左寸关弦数。

【治法】调中清热兼于利水。

【药物组成】苍术二钱，法半夏（研）四钱，茯苓三钱，陈皮二钱，槟榔（生）三钱，青皮三钱，木香（煨）一钱五分，泽泻三钱，砂仁一钱五分，瓜蒌三钱，白芍（生）二钱，木瓜一钱五分。

【药引】通草一钱。

【患者】宣统朝五奶奶。

【医家】任锡庚。

案465 停蓄饮滞，脾胃不和，外感风凉

【症状】头疼眩晕，身肢酸倦，胸满嘈杂，呕吐水饮，脉息左部浮弦，右关滑大。

【方剂】疏解调中化饮汤。

【药物组成】荆芥二钱，薄荷六分，藿香一钱五分，防风一钱五分，橘皮一钱五分，半夏曲二钱，苍术（炒）二钱，厚朴一钱，菊花一钱五分，神曲二钱，砂仁（研）六分，甘草六分。

【药引】生姜三片。

【患者】光绪皇帝。

【医家】李德昌。

案466 肝阳结热，胃蓄湿饮

【症状】胸满作呕，有时头晕，脉息左关弦数，右寸关滑数。

【治法】清肝止呕化饮。

【药物组成】郁金（研）三钱，青皮三钱，厚朴三钱，木香（研）二钱，赤芍（酒）四钱，当归三钱，黄芩三钱，牡丹皮三钱，大腹皮四钱，枳壳三钱，大黄（酒）二钱，木通二钱。

【药引】黄柏三钱，橘红一钱五分。

【患者】光绪朝瑾妃。

【医家】赵文魁、佟成海。

案467 肝阳热盛，中州蓄饮

【症状】胸满作呕，肚腹胀痛，脉息左关弦数，右寸关滑数。

【治法】调肝止呕定痛。

【药物组成】香附（炙）三钱，厚朴三钱，木香（研）一钱五分，青皮三钱，赤芍（酒）三钱，当归三钱，黄连（研）一钱五分，竹茹二钱，汉防己三钱，续断三钱，牛膝三钱，大黄（酒）一钱五分。

【药引】大腹皮四钱，薄荷（后煎）八分。

【患者】光绪朝瑾妃。

【医家】赵文魁、佟成海。

案468　肝胃蕴热夹饮

【症状】身倦胸闷，头重干呕，脉息弦数。

【方剂】清肝和胃饮。

【药物组成】藿香一钱，栀子（炒）二钱，柴胡一钱，半夏（制）二钱，陈皮二钱，赤茯苓三钱，生甘草八分。

【药引】灯心一子。

【患者】咸丰朝贞嫔。

【医家】杨泰恒。

案469　心力久伤，肝阳虚火寄于胃湿不化而成痰涎

【症状】偶作呕吐，虚烦懊恼，脉息左关脉象弦滑而重按无力，右部洪滑兼数。

【治法】潜阳化湿。

【药物组成】生石决明（研）三钱，莲子心一钱，茯神三钱，白芍（生）三钱，法半夏三钱，黄连炭一钱五分，当归三钱，泽泻二钱，橘红三钱，栀子三钱，胡黄连八分，神曲（炒）二钱。

【药引】干荷叶一钱。

【患者】光绪朝隆裕皇后。

【医家】周鸣凤。

第十二节　腹　痛

　　腹痛，首载于《内经》（《素问·举痛论》云："寒气客于肠胃之间，膜原之下，血不得散，小络急引故痛。"）指胃脘以下、耻骨毛际以上部位发生的疼痛。感受六淫之邪，虫积、食滞所伤，气滞血瘀，或气血亏虚、经脉失荣等，均可导致腹痛。

　　清宫医案中具有完整病证－症－法－方（药）的腹痛医案以腹痛为主症，疼痛性质有胀痛、刺痛、隐痛，疼痛部位有在少腹，有在小腹，亦有在脐腹痛。证候多以气滞、肝热、寒湿、血瘀为主，以理气、清热、调肝、温中、化湿、活血为主要治法，通、补结合。通过对腹痛医案中用药的统计分析，按照使用频次大小排列依次为厚朴、木香、陈皮、香附、当归、神曲、白芍、山楂，高频药对为厚朴＋香附、香附＋当归、神曲＋山楂等，组方模式多为理气药＋化湿药＋消食药。

案470　肝阳有热，阴分素亏

【症状】身肢酸倦，微作腹痛，脉息左关沉弦，右关滑缓。

【治法】益阴和肝调气。

【药物组成】龟板（炙）四钱，丹参三钱，当归四钱，赤芍四钱，桃仁泥三钱，延胡索（炙）三钱，香附（炙）三钱，青皮三钱，大腹皮四钱，木香（研）一钱五分，厚朴三钱，木通一钱五分。

【药引】焦山楂四钱，赤茯苓四钱。

【患者】光绪朝瑾妃。

【医家】赵文魁、佟成海。

案471　肝阳有热，中焦蓄饮

【症状】有时呕逆，微作腹胀，脉息左寸关弦数，右寸关滑数。

【治法】和肝清热化饮。

【药物组成】香附（炙）四钱，青皮（炒）三钱，厚朴三钱，木香（研）一钱五分，当归（酒）四钱，赤芍四钱，茜草三钱，桃仁（研）三钱，大腹皮四钱，枳实（研）三钱，大黄（酒）二钱，陈皮二钱。

【药引】木通二钱，竹茹一钱。

【患者】光绪朝瑾妃。

【医家】赵文魁。

案472　湿滞不净

【症状】少腹作痛，夜间少寐，脉息弦数。

【方剂】养荣润燥汤。

【药物组成】当归三钱，川芎一钱五分，火麻仁（炒）二钱，郁李仁（研）二钱，桃仁二钱，香附（醋炒）三钱，山楂（研）三钱，牡丹皮二钱，木香一钱，青皮一钱五分，赤茯苓三钱，砂仁一钱五分。

【药引】荷梗一尺。

【患者】道光朝定贵人。

【医家】白云昇、回清泰。

案473　肝热阴虚，气滞停饮

【症状】胸满肢倦，时作腹胀，脉息左寸关弦数，右寸关沉滑。

【治法】益阴和肝调气。

【药物组成】当归八钱，赤芍四钱，泽兰三钱，延胡索（炙）四钱，香附（炙）四钱，沉香（研）五分，乌药二钱，厚朴三钱，大腹皮四钱，青皮三钱，木香（研）一钱五分，丹参四钱。

【药引】炙龟板六钱，牛膝三钱。

【患者】光绪朝瑾妃。

【医家】赵文魁。

案 474　荣分不足，里滞未清

【症状】少腹作痛，夜间少寐，脉息弦数。

【方剂】芎归化滞汤。

【药物组成】当归三钱，焦山楂三钱，牡丹皮（炒）一钱五分，川芎二钱，麦芽二钱，柴胡一钱，竹茹三钱，黄芩一钱五分，茯神二钱，枳壳一钱五分，乌药（炒）一钱，橘核五分，生甘草八分。

【药引】生姜二片，灯心二十寸。

【患者】道光朝定贵人。

【医家】白云昇。

案 475　胃中饮热

【症状】身肢软倦，腹中微痛，口燥食少，脉息弦滑。

【方剂】清热调中饮。

【药物组成】麦冬（去心）三钱，陈皮二钱，枳壳（炒）二钱，厚朴一钱五分，黄芩二钱，香附（制）二钱，焦三仙六钱，生甘草一钱。

【药引】灯心一束。

【患者】咸丰朝钟郡王。

【医家】李德立、冯钰。

案 476　肝胃气道不宣，停滞受凉

【症状】口干胸满，腹胁胀痛，脉息弦数。

【方剂】乌药正气汤。

【药物组成】乌药三钱，陈皮二钱，半夏（炙）一钱五分，焦麦芽三钱，藿香一钱五分，厚朴（炒）二钱，焦神曲三钱，枳壳（炒）一钱五分，苏梗二钱，赤茯苓三钱，焦山楂三钱，生甘草八分。

【药引】煨姜三片。

【患者】嘉庆朝大阿哥。

【医家】张永清、崔良玉。

案 477　停滞受凉

【症状】恶寒口干，呕恶胸满，两胁牵引少腹胀痛，脉息弦滑。

【方剂】乌药正气汤。

【药物组成】乌药三钱，陈皮一钱五分，厚朴（炒）二钱，焦神曲三钱，藿香一钱五分，桔梗一钱五分，赤茯苓三钱，麦芽（炒）三钱，苏叶二钱，枳壳（炒）一钱五分，半夏（炙）三钱，生甘草八分。

【药引】生姜一片。

【患者】嘉庆朝大阿哥。

【医家】张永清、崔良玉、陈昌龄、王泽溥。

案 478　停滞受凉

【症状】呕恶口干，胁腹胀痛，脉息弦滑。

【方剂】调中化饮汤。

【药物组成】木香一钱，槟榔二钱，枳实（炒）二钱，厚朴（炒）三钱，橘皮三钱，苍术（炒）一钱五分，黄连八分，柴胡（醋）一钱，半夏曲三钱，香附（炒）三钱，砂仁一钱五分，草豆蔻（煨）一钱，伏龙肝三钱。

【药引】姜汁一茶匙。

【患者】嘉庆朝大阿哥。

【医家】崔良玉、陈昌龄。

案 479　脾热偶触微寒

【症状】腹中觉痛，咽间不爽，脉息右关沉滑稍数。

【方剂】和胃调中饮。

【药物组成】厚朴（制）一钱，陈皮一钱，茯苓三钱，木香一钱五分，天花粉二钱，白芍（炒）二钱，炙甘草七分。

【药引】川贝母二钱。

【患者】宣统皇帝。

【医家】全顺。

案 480　气道不宣，饮热凝滞

【症状】胸满腹痛，恶心嘈杂，脉息弦滑。

【方剂】香连化滞汤。

【药物组成】木香一钱，黄连（姜炒）一钱，苍术（炒）二钱，厚朴（炒）一钱五分，陈皮一钱五分，槟榔一钱五分，赤茯苓二钱，枳壳一钱五分，赤芍一钱五分，黄芩（酒）一钱五分，大黄一钱，甘草八分，麦芽二钱，神曲二钱。

【药引】生姜二片。

【患者】乾隆朝惇妃。

【医家】张肇基、李德宣。

案481　胃气未和

【症状】胸满腹痛渐减，脉息弦缓。

【方剂】香连和胃汤。

【药物组成】木香一钱，黄连一钱，赤茯苓三钱，猪苓一钱五分，泽泻二钱，苍术一钱五分，陈皮一钱五分，厚朴一钱五分，神曲二钱，半夏（制）二钱，麦芽（炒）二钱，甘草五分。

【药引】生姜二片。

【评注】湿浊已祛，理应和胃；热邪伤阴，自当养阴。唯湿邪未尽，故重在和胃。

【患者】乾隆朝惇妃。

【医家】张肇基、李德宣。

案482　肠胃欠和，脾元化湿较慢

【症状】腹中有时作痛，大便较勤，脉息左关稍弦，右寸关缓滑。

【治法】理脾调中。

【药物组成】党参一钱五分，白术（生）一钱五分，茯苓二钱，薏苡仁（炒）三钱，莲肉三钱，木香（煨）五分，砂仁（研）八分，炙甘草六分。

【药引】佛手柑五分。

【患者】同治朝太监李莲英。

【医家】张仲元、姚宝生。

案483　中气欠和

【症状】眼目发眩，肩臂酸沉，腹中隐隐作痛，脉息左关稍弦，右关滑而稍数。

【治法】调中和胃。

【药物组成】瓜蒌二钱，陈皮八分，通草八分，赤茯苓二钱，谷芽（炒）三钱，香附（炙）八分，甘草六分。

【药引】青果五个。

【患者】慈禧太后。

【医家】庄守和、张仲元、姚宝生。

案484　胃蓄湿滞，肠胃不和

【症状】身肢酸倦，谷食不香，有时腹中微疼，大关防欠调，脉息左关见弦，右寸关沉滑有力。

【方剂】平胃化湿饮。

【药物组成】厚朴（炙）二钱，陈皮二钱，茯苓三钱，藿香二钱，焦三仙九钱，苍术（炒）二钱，法半夏二钱，甘草八分。

【药引】枳壳（炒）二钱。

【患者】慈禧太后。

【医家】全顺、张仲元。

案485　气滞饮热

【症状】胸腹胀痛，荣分正行，脉息弦数。

【方剂】调荣理气汤。

【药物组成】川芎一钱五分，当归四钱，丹参二钱，山楂三钱，香附（制）三钱，砂仁一钱五分，枳壳一钱五分，木香一钱，黄芩三钱，大腹皮一钱五分，赤茯苓三钱，甘草四分。

【药引】生姜一片，灯心二十寸。

【患者】嘉庆朝二阿哥福晋。

【医家】钱松。

案486　胃气不和

【症状】肠胃气道欠和，食后腹中微疼，脉息左关弦缓，右关滑缓。

【方剂】和胃代茶饮。

【药物组成】陈皮一钱，木香（煨）五分，生姜一片，炙甘草四分。

【患者】同治朝太监李莲英。

【医家】张仲元、李德源。

案487　暑湿凝结，停滞未净

【症状】胸胁膨闷，肚腹微痛，脉息弦数。

【方剂】黄芩芍药汤。

【药物组成】黄芩三钱，芍药（焦）一钱五分，香附（制）三钱，砂仁一钱五分，枳壳（炒）二钱，厚朴二钱，焦神曲三钱，山楂三钱，麦芽三钱，木香一钱，连翘三钱，藿香五分，栀子（炒）三钱，甘草四分。

【药引】鲜白扁豆叶十片，白矾黄豆大一块。

【患者】嘉庆朝二阿哥福晋。

【医家】钱松、孙奉廷。

案488　肝胃不和

【症状】胸满腹痛，脉息弦数。

【方剂】和肝化饮汤。

【药物组成】柴胡一钱五分，青皮（醋）二钱，苏梗二钱，半夏（炙）三钱，枳实（炒）一钱五分，厚朴二钱，赤茯苓三钱，香附（醋炒）三钱，焦山楂三钱，焦神曲三钱，栀子（炒）三钱，黄连八分。

【药引】荷梗一尺。

【患者】道光朝孝慎成皇后。

【医家】郝进喜。

案489　肝肺有热，停饮受凉

【症状】寒热腹痛，夜间不寐，脉弦滑。

【方剂】清热化饮汤。

【药物组成】柴胡二钱，香附三钱，青皮二钱，桔梗三钱，白芍三钱，木香（研）一钱，陈皮三钱，赤茯苓（研）四钱，焦神曲三钱，天花粉三钱。

【药引】荷梗一尺。

【患者】同治朝瑊嫔。

【医家】王允之。

案490　停饮受凉

【症状】胸满腹痛，口干身懒，脉息弦滑。

【方剂】调中化饮汤。

【药物组成】藿香叶一钱五分，黄连一钱，半夏二钱，苏梗一钱，当归五钱，茯苓二钱，木香八分，川芎二钱，甘草一钱，砂仁八分，白芍（焦）四钱，陈皮一钱五分。

【药引】生姜一片。

【患者】道光朝孝全成皇后。

【医家】孔毓麟。

案491 寒饮下注

【症状】肚腹绕脐微痛，脉息沉缓。

【方剂】温中代茶饮。

【药物组成】香附三钱，乌药一钱五分，砂仁（研）一钱，丁香二分，藿香叶一钱五分，赤茯苓三钱，厚朴（炒）一钱五分。

【患者】道光朝孝全成皇后。

【医家】苏钰、张新。

案492 肝脾欠和，肠胃湿滞尚有未清

【症状】肚腹胀疼，谷食不香，脉息左关沉弦，右寸关沉滑。

【方剂】调胃化湿饮。

【药物组成】厚朴一钱五分，陈皮一钱五分，木香（研）八分，砂仁（研）八分，枳壳（炒）一钱五分，神曲（炒）三钱，泽泻一钱五分，焦山楂二钱，大腹皮二钱，赤茯苓三钱，麦芽（炒）三钱，甘草八分。

【药引】鲜荷叶（带梗）一小张。

【患者】光绪朝隆裕皇后。

【医家】庄守和。

案493 胃经湿滞，饮热未清

【症状】口渴腹中胀痛，脉息左关弦缓，右寸沉滑。

【方剂】清化湿滞饮。

【药物组成】厚朴（炙）二钱，陈皮二钱，木香（研）八分，砂仁（研）八分，藿香一钱五分，大腹皮二钱，枳壳（炒）二钱，赤茯苓三钱，泽泻二钱，神曲（炒）三钱，天花粉三钱，白芍（炒）二钱。

【药引】益元散三钱。

【患者】光绪朝隆裕皇后。

【医家】庄守和。

案494 肝经有热，气道欠调

【症状】腹胀作痛，腰酸腿疼，脉息右寸关滑数，左寸关弦而近数。

【治法】和肝养荣拈痛。

【药物组成】香附（炙）二钱，青皮二钱，赤芍二钱，当归三钱，泽兰二

钱，续断二钱，牛膝二钱，丹参一钱五分，木香（煨）一钱五分，艾叶炭三分，川芎一钱五分。

【药引】阿胶（炒）六分。

【患者】宣统朝淑妃。

【医家】赵文魁。

案 495　湿热过盛

【症状】胸胁胀满，少腹牵引攻冲作痛，脉息弦滑。

【方剂】疏肝定痛汤。

【药物组成】黄连（研）八分，砂仁（研）八分，当归（酒洗）三钱，栀子（炒）二钱，木香（煨）八分，枳壳（炒）二钱，山楂三钱，生地黄三钱，青皮（炒）三钱，槟榔二钱，麦芽（炒）三钱，炙甘草五分。

【药引】生姜三片，荷梗一尺。

【患者】道光朝孝慎成皇后。

【医家】陈昌龄、张新、郝进喜。

案 496　气滞停饮，外受风瘟

【症状】发热头疼，有时腹中牵引作痛，咳嗽懊侬，脉息浮弦。

【方剂】清瘟化饮汤。

【药物组成】苏叶二钱，防风二钱，杏仁（去皮尖，研）二钱，桔梗三钱，前胡二钱，荆芥穗二钱，赤芍（炒）二钱，橘皮三钱，赤茯苓（研）三钱，半夏三钱，连翘三钱，甘草八分。

【药引】淡豆豉三钱。

【患者】咸丰朝丽皇贵妃。

【医家】甄景芳。

案 497　饮滞受寒

【症状】肚腹疼痛，二便不利，头闷干呕，脉息沉弦。

【方剂】厚朴温中汤。

【药物组成】厚朴（姜炙）二钱，半夏（炙）二钱，乌药二钱，茯苓三钱，陈皮二钱，桂枝一钱五分，炮姜一钱，苍术（泔炙）一钱五分，木香八分，泽泻二钱，羌活一钱，独活一钱。

【药引】生姜三片。

【评注】寒湿腹痛，因于内有饮滞，外受寒邪而致。治疗先以温中除湿，次则温中和胃，终以健脾除湿，治疗之先后有序，自当收效。

【患者】嘉庆朝三阿哥。

【医家】商景霨、舒岱、孙奉廷。

案498　内停湿滞，寒冷凝结

【症状】胁肋牵引少腹作痛，腿膝酸疼，脉息沉缓。

【方剂】加减五积散汤

【药物组成】厚朴（炒）二钱，半夏（炙）二钱，白芍（姜炒）二钱，肉桂（肉）一钱，陈皮三钱，枳壳（炒）二钱，延胡索三钱，炮姜一钱，苍术（炒）一钱五分，当归四钱，香附（炒）四钱，茯苓三钱，川芎一钱五分，炙甘草八分。

【药引】煨姜二片。

【患者】道光朝孝慎成皇后。

【医家】崔良玉、王明福。

案499　肝经气滞

【症状】腰酸腿痛，肚腹疼痛，脉息沉数。

【方剂】养荣和肝汤。

【药物组成】当归四钱，白芍二钱，苏梗二钱，生地黄四钱，川芎一钱五分，延胡索二钱，香附三钱，柴胡（醋）一钱五分，丹参三钱，木香五分，甘草五分。

【药引】生姜二片。

【患者】嘉庆朝三阿哥大格格。

【医家】鲁桓。

案500　胃气尚欠和畅

【症状】身肢疲倦，微有腹痛，脉息左关沉弦，右关沉滑。

【治法】养阴和胃调中。

【药物组成】香附（炙）三钱，厚朴三钱，木香（研）一钱五分，柴胡（醋）一钱，白芍四钱，当归三钱，川芎一钱五分，栀子三钱，白术三分，白扁豆（炒）三钱，砂仁一钱，橘红一钱五分。

【药引】茯神（朱）四钱，大腹皮四钱。

【患者】光绪朝瑾妃。

【医家】赵文魁、佟成海。

案 501　停饮受凉

【症状】胸胁胀满，少腹作痛，气道不畅，脉息弦滑。

【方剂】调气四磨饮。

【药物组成】茯苓□□，厚朴（炒）二钱，乌药一钱五分，延胡索（炒）一钱五分，大腹皮二钱，枳壳（炒）二钱，香附（醋炙）三钱，砂仁（研）一钱五分，沉香（研末冲服）六分，橘红二钱，白芥子一钱，木通三钱。

【药引】生姜皮二钱。

【患者】嘉庆朝二阿哥福晋。

【医家】陈昌龄、郝进喜。

案 502　脾经欠调，肠胃蓄湿气滞

【症状】便后腹胁作痛，脉息左关稍弦，右寸关缓滑。

【治法】理脾止痛。

【药物组成】藿梗一钱，陈皮八分，白扁豆（炒）三钱，赤茯苓三钱，薏苡仁（炒）三钱，苍术（炒）一钱五分，香附（炙）八分，炙甘草八分。

【药引】砂仁七分。

【患者】同治朝太监李莲英。

【医家】庄守和。

第十三节　泄　泻

　　泄泻是以大便次数增多，粪质稀薄，甚至泻出如水样为临床特征的一种病证。泄与泻在病情上有一定区别，粪出少而势缓，若漏泄之状者为泄；粪大出而势直无阻，若倾泻之状者为泻，然近代多泄、泻并称，统称为泄泻。

　　泄泻是一种常见的脾胃肠病证，一年四季均可发生，但以夏秋两季较为多见。中医药治疗本病有较好的疗效。

　　清宫医案中具有完整病证－症－法－方（药）的泄泻医案主要症状有大便溏泄、夜间溏泄、腹中疼痛等，多由肝郁、脾虚、内寒、暑湿、停饮等引起，常用治法有理气、化湿、健脾、温中等，通过对泄泻医案中常用药物统计发现，按照使用频次高低排列依次为茯苓、白术、泽泻、陈皮、厚朴、猪苓、白芍等，可见这些常用药物是参苓白术散的主要组成药物，"以方测证"可以得出清宫泄泻医案中多以脾虚湿盛致泄为主，其主要组方模式多为补气药＋理气药＋化湿药为主。

案 503　内有寒饮，外受暑湿

【症状】腹中疼痛，大便溏泄，脉息弦滑。

【方剂】藿苓汤。

【药物组成】藿香一钱五分，紫苏一钱，大腹皮一钱，厚朴一钱五分，木香八分，泽泻一钱五分，赤茯苓二钱，猪苓一钱，白术（炒）一钱，桂枝一钱，半夏曲（炒）二钱，炙甘草五分。

【药引】生姜二片。

【患者】乾隆朝惇妃。

【医家】武世倬、李德宣。

案 504

【症状】谷食欠香，大便带溏，背热如旧，脉息左寸稍弱，右关缓弱，余部静细有神。

【方剂】益气健脾汤。

【药物组成】人参一钱，白术（生）二钱，茯神三钱，半夏（炙）二钱，干地黄三钱，白芍（炒）一钱五分，当归（土炒）二钱，谷芽（炒）三钱，枸杞子一钱五分，女贞子三钱，桑寄生三钱，炙甘草八分。

【药引】砂仁八分。

【患者】慈禧太后。

【医家】薛福辰、汪守正、庄守和、李德昌。

案 505　脾虚夹湿

【症状】中气不运，夜间溏泄，脉息弦软。

【治法】扶脾止泻。

【方剂】参苓白术丸。

【药物组成】玉竹二钱，茯苓三钱，白术（土炒）二钱，莲肉三钱，桔梗二钱，薏苡米四钱，山药（炒）五钱，白扁豆（炒）三钱，砂仁（炒）二钱，炙甘草八分。

【评注】皇后之病荣分不断，缘于脾气不足，脾失充摄，则淋漓不止，经用归脾诸方，症势递减。改以参苓白术散，健脾开胃，益气除湿，徐徐缓图，乃稳健之治法。

【患者】嘉庆朝孝淑睿皇后。

【医家】张自兴、舒岱。

案 506   脾胃运化迟慢，湿气下行

【症状】作泻，腹中微痛，脉息左关弦缓，右寸关滑而近数。

【治法】益气理脾。

【药物组成】人参六分，白术（生）八分，茯苓二钱，甘草五分，谷芽（炒）二钱，白扁豆（炒）三钱，莲肉（研）三钱，山药三钱。

【药引】灯心一子。

【患者】慈禧太后。

【医家】李德源、戴家瑜。

案 507   肠胃未和，湿气未净

【症状】口苦而渴，尚作泄泻，脉息左关沉弦，右寸关滑缓。

【治法】理脾分利。

【药物组成】人参六分，党参一钱五分，白术（生）五分，白术（炒）五分，茯苓三钱，猪苓二钱，泽泻二钱，车前子（包煎）三钱，白扁豆（炒）三钱，苍术八分，陈皮一钱，甘草五分。

【药引】五味子五分。

【患者】慈禧太后。

【医家】张仲元、李德源、戴家瑜。

案 508   湿滞夹寒

【症状】肚腹作痛，有时微泻，脉息滑缓。

【方剂】香砂化滞汤。

【药物组成】木香（研）一钱，砂仁（研）一钱五分，苍术（炒）一钱五分，白豆蔻（研）一钱，麦芽（炒）三钱，焦神曲三钱，厚朴（炒）二钱，陈皮二钱，生甘草七分。

【药引】煨姜三片。

【患者】道光朝祥妃。

【医家】张新、苏钰、郝进喜。

案 509   热多实少，湿不易化

【症状】腹痛作泻，脉息右关沉滑稍数。

【治法】清热化湿分利。

【药物组成】葛根一钱五分，猪苓二钱，陈皮一钱，白芍三钱，泽泻二钱，

茯苓三钱，木香一钱，藿梗二钱。

　　【药引】红枣五枚，黄连一钱五分。

　　【患者】宣统皇帝。

　　【医家】全顺。

案510　肝热湿盛

　　【症状】四肢倦怠，大便作泻，脉息左寸关弦滑，右寸关缓而兼数，两尺缓而少力。

　　【治法】化湿平肝。

　　【药物组成】茯苓二钱，猪苓二钱，石莲肉二钱，泽泻二钱，白术（生）一钱五分，陈皮一钱五分。

　　【药引】荷叶丝一钱，竹茹一钱。

　　【患者】宣统皇帝。

　　【医家】郭泮芹。

案511　肝热湿盛

　　【症状】腹痛作泻，脉息左寸关稍弦，右寸关微大。

　　【治法】化湿平肝。

　　【方剂】清胃和肝代茶饮。

　　【药物组成】黄芩一钱，知母一钱，玄参一钱五分，麦冬二钱，白扁豆（土炒）二钱，白芍一钱五分。

　　【患者】宣统皇帝。

　　【医家】何继德。

案512　湿滞下行

　　【症状】大关防泄泻，食后嘈杂，身肢较倦，脉息左寸关弦而近数，右关滑而鼓指。

　　【治法】和胃化湿。

　　【药物组成】沙参二钱，茯苓一钱五分，白术（荷叶包米蒸）六分，金石斛一钱，菊花一钱五分，金银花一钱，竹茹一钱，谷芽（炒）三钱。

　　【药引】鲜荷叶一角。

　　【患者】慈禧太后。

　　【医家】张仲元、李德源。

案 513　脾胃欠和，化湿较慢，湿气下行，清阳不升

【症状】作泻，脉息左关弦缓，右关滑缓。

【治法】益气升清。

【药物组成】人参须各四分，白术五分，茯苓二钱，甘草六分，谷芽（炒）三钱，白扁豆（炒）三钱，薏苡仁（炒）三钱，金银花一钱五分。

【药引】鲜荷叶一角。

【患者】慈禧太后。

【医家】李德源、戴家瑜。

案 514　胃蓄饮滞，过服寒凉

【症状】头闷肢倦，呕吐恶心，寒饮下注，泄泻腹疼，脉息左寸关弦数，右寸关滑而近数。

【治法】调中和胃化饮。

【药物组成】藿香梗二钱，黄连（研）一钱五分，竹茹一钱，泽泻三钱，赤茯苓四钱，木通一钱五分，新会二钱，猪苓二钱，木瓜二钱，鲜姜三片。

【药引】太乙紫金锭一粒。

【患者】宣统皇帝。

【医家】赵文魁。

案 515　肠胃欠和，湿滞尚盛

【症状】口干恶食，肌肤发热，大便泄泻，身肢酸倦，脉息左寸关浮躁渐缓，右寸关尚滑。

【治法】和中解表。

【药物组成】党参一钱，薏苡仁（炒）三钱，白扁豆（炒）三钱，莲肉（去心，研）二钱，葛根一钱，陈皮八分，甘草五分。

【药引】红枣肉二个，生姜一片。

【患者】同治朝太监李莲英。

【医家】张仲元、李德源。

案 516　暑湿停滞

【症状】腹胀便泻，身体微热，脉息浮数。

【方剂】胃苓代茶饮。

【药物组成】苏叶一钱，大腹皮一钱五分，猪苓一钱，泽泻一钱五分，赤茯

苓二钱，桔梗一钱五分，苍术（炒焦）八分，厚朴（制）二钱，陈皮一钱五分。

【药引】六一散二钱，灯心三十寸，薏苡仁四两。

【患者】嘉庆朝五阿哥。

【医家】赵璧。

案 517　内伤生冷，外感风寒

【症状】腹内微痛，大便泄泻，脉息弦数。

【方剂】清暑胃苓汤。

【药物组成】苍术（炒）一钱五分，厚朴一钱五分，茯苓二钱，陈皮二钱，猪苓二钱，泽泻二钱，白术（土炒）二钱，香薷一钱五分，木通二钱，白扁豆（炒，研）二钱，甘草一钱。

【药引】生姜二片。

【患者】道光朝曼常在。

【医家】孙景燕。

案 518　脾元积衰

【症状】大便六次，溏泄带水，并有不化，身软气怯，肢体仍热，脉息两关弦滑。

【方剂】益火理中汤。

【药物组成】党参五钱，鹿茸片（炙）一钱五分，黄芪（炒）三钱，白术（土炒）三钱，茯苓三钱，补骨脂（炒）三钱，肉桂六分，五味子（炙）五分，苍术（炒）二钱，巴戟肉（炙）二钱，干姜（炒）八分，炙甘草八分。

【药引】银柴胡七分，升麻三分。

【患者】慈禧太后。

【医家】汪守正、李德立、庄守和、李德昌。

案 519　脾元阳虚陷

【症状】食少口干，昨日下泻，间有完谷无味，气软形瘦较甚，口气五味，脊背凉热仍然，症势疲缓，脉息两寸虚弱，两关弦滑，重按亦无力。

【方剂】温补固肠饮。

【药物组成】人参（蒸兑）一钱五分，白术（炒）三钱，茯苓三钱，赤石脂（煅）三钱，肉豆蔻一钱，诃子（煨）一钱五分，肉桂（去皮）六分，禹余粮（煅）三钱，葛根一钱五分，白芍（炒）二钱，炙甘草八分，车前子二钱。

【药引】煨姜三片，乌梅二个。

【评注】西太后患有久泻之症，光绪六年时，四十六岁，宫中御医先以温补固肠饮治疗，温肾、健脾之中加仲景之赤石脂禹余粮汤，效不显，改加四神丸后好转，足见四神确为治脾肾泄泻良好之方，今人亦证明可用于慢性肠炎、肠结核等之久泻。四神丸方出明王肯堂《证治准绳》，原方有补骨脂、肉豆蔻、五味子、吴茱萸，姜枣为丸，临卧盐汤下。张仲景《伤寒论》用赤石脂禹余粮汤止利，系下利不止，心中痞硬，服泻心汤已，复以他药下之，利不止，医以理中与之，利益甚，改用赤石脂禹余粮汤；与此案似有异曲同工之妙。四神丸方单用补骨脂、肉豆蔻名二神丸；单用五味子、吴茱萸，名五味子散；《澹寮方》除五味子、吴茱萸，加茴香、木香，姜煮枣丸，亦名四神丸，治同。

【患者】慈禧太后。

【医家】汪守正、马文植、李德立、庄守和、李德昌。

案520　湿热未净，肝胃不调

【症状】滞泻数次，胸闷倦怠恶食，脉息沉缓。

【治法】清热平肝，和中利湿。

【药物组成】柴胡一钱五分，黄芩（酒炒）三钱，谷芽（炒）三钱，黄连一钱，龙胆草一钱五分，白芍（炒）三钱，青皮（炒）三钱，木香七分，麦冬三钱，茯苓三钱，薄荷四分，天花粉三钱。

【药引】益元散（煎）四钱。

【患者】光绪朝瑾妃。

【医家】戴家瑜。

案521　寒热凝结，水饮不化

【症状】腹痛作泻作呕，寒热往来，胸膈不快，脉息沉缓。

【治法】和中分利。

【药物组成】茯苓四钱，法半夏二钱，檀香一钱五分，肉豆蔻一钱五分，六一散（煎）三钱，大腹皮二钱，厚朴一钱五分，藿梗二钱，车前子（包煎）三钱，木瓜三钱，砂仁（研）八分，香附（炙）二钱。

【药引】生姜一片。

【患者】光绪朝瑾妃。

【医家】戴家瑜。

案522　水饮运化失常

【症状】日夜作泻数次，脉息右部沉滑，左部弦缓。

【治法】利湿分解。

【药物组成】茯苓四钱，厚朴（炙）一钱五分，木香一钱，泽泻二钱，白术（焦）二钱，猪苓三钱，诃子（煨）一钱五分，车前子（包煎）三钱，白扁豆（炒）三钱。

【药引】藿梗一钱五分。

【患者】光绪朝垣大奶奶。

【医家】戴家瑜。

案 523　肠胃未和，饮滞尚盛

【症状】头闷觉疼，有时恶心，大便尚泄，胸胁作疼，身肢发热，脉息左关沉弦，右寸关沉滑有力，紧象见缓。

【治法】调气化饮。

【药物组成】藿香二钱，苏叶一钱五分，陈皮三钱，厚朴（炙）二钱，茯苓四钱，泽泻三钱，猪苓三钱，白术（炒）三钱，白扁豆（炒）三钱，大腹皮二钱，木瓜二钱，甘草一钱。

【药引】生姜二片，红枣肉三个。

【患者】光绪朝隆裕皇后。

【医家】张仲元。

案 524　寒气凝结，停蓄饮滞

【症状】胸间作疼，呕吐饮沫，大便泄泻，脉息左寸关沉弦，右寸关滑紧。

【方剂】温中化饮汤。

【药物组成】厚朴三钱，陈皮三钱，苍术二钱，茯苓四钱，法半夏三钱，泽泻二钱，猪苓三钱，木香（研）一钱五分，白术（炒）三钱，藿梗二钱，甘草一钱。

【药引】生姜三片。

【患者】光绪朝隆裕皇后。

【医家】张仲元。

案 525　肠胃未和，饮滞未净

【症状】大便尚泄，有时恶心，口渴而黏，腰间酸胀，身肢力软，脉息左寸关弦而近数，右寸关沉滑有力。

【治法】和中分利。

【药物组成】葛根二钱，白扁豆（炒）三钱，薏苡仁（炒）三钱，赤茯苓三钱，黄连（研）一钱，木香（研）一钱，白术（炒）三钱，泽泻三钱，猪苓三钱，木瓜三钱，白芍（炒）三钱，甘草一钱。

【药引】陈皮二钱。

【患者】光绪朝隆裕皇后。

【医家】张仲元。

案526   肠胃未和，饮滞未净

【症状】头闷微疼，大便尚泄，口黏无味，身肢酸倦，脉息左寸关沉弦，右寸关沉滑有力。

【治法】平胃化饮。

【药物组成】藿香一钱五分，南薄荷一钱，葛根一钱五分，陈皮三钱，茯苓四钱，白术（炒）三钱，泽泻三钱，猪苓三钱，白扁豆（炒）三钱，大腹皮二钱，薏苡仁（炒）四钱，甘草一钱。

【药引】生姜二片，红枣三个。

【患者】光绪朝隆裕皇后。

【医家】张仲元。

案527   寒湿凝结

【症状】腹痛下利，脉息右关沉弦。

【治法】温中化湿。

【药物组成】人参一钱，白术（生）二钱，苍术一钱五分，陈皮一钱五分，厚朴（炙）一钱，木香（煨）五分，桂枝六分，甘草八分。

【药引】老姜二片。

【患者】慈禧太后。

【医家】张仲元。

案528   肝经有热，肠胃气道不和

【症状】大关防作泻，脉息左关弦而近数，右寸关沉滑稍数。

【治法】和中化湿。

【药物组成】茯苓四钱，陈皮一钱五分，苍术（焦，土炒）一钱五分，白扁豆（炒）四钱，黄连炭一钱五分，木香（煨）一钱五分，槟榔（焦）三钱，泽泻二钱，谷芽（炒）三钱，砂仁（研）一钱，甘草一钱。

【药引】桑叶二钱。

【患者】慈禧太后。

【医家】姚宝生。

案529　气血虚弱，脾胃不能健运

【症状】泄痢不止，脉息郁滞。

【方剂】舒郁化滞汤。

【药物组成】郁金二钱五分，当归三钱，蕲艾叶（炒）三钱，香附（制）三钱，谷芽（焦）四钱，赤芍二钱，远志三钱，苏梗三钱，川芎二钱，没药二钱，炙甘草八分，肉桂五分。

【药引】生姜三片，红枣三枚。

【患者】道光朝定贵人。

【医家】郑汝骧。

案530　寒湿伤脾

【症状】肚腹溏泄，大便泄泻清水，日夜五六次，气弱身软，懒食恶心，六脉沉迟无神。

【治法】升阳除湿。

【方剂】加减升阳除湿汤。

【药物组成】苍术（炒）一钱五分，陈皮一钱，赤茯苓二钱，猪苓八分，泽泻八分，升麻三分，柴胡五分，木香五分，砂仁七分，炮姜七分，白扁豆（炒）二钱，甘草（蜜炙）五分。

【药引】姜皮三片，陈仓米五分。

【患者】康熙朝御前一等侍卫海清。

【医家】李德聪。

案531　木郁土弱

【症状】食少难消，胸胁不畅，颅颡如昨，呕饮便溏，脉息右关滑而微大，左关稍弦，余部平平。

【方剂】理脾化饮汤。

【药物组成】人参六分，白术（土炒）二钱，黄芪（生）一钱五分，茯苓三钱，橘皮六分，半夏（制）三钱，砂仁（研）八分，谷芽（炒）三钱，沙苑蒺藜二钱，佩兰六分。

【药引】生姜三片，红枣三枚。

【患者】慈禧太后。

【医家】薛福辰、程春藻、汪守正、马文植、赵天向、李德立、庄守和、李德昌。

案 532　肝火克于脾土，肺气逆行

【症状】头眩酸倦，懒食作泻，精神不振，胸中觉干，烦杂少安，脉息左关弦数，右关滑缓。

【治法】柔肝利湿。

【药物组成】生地黄二钱，茯神（朱）二钱，白芍二钱，泽泻一钱五分，薏苡仁（炒）三钱，益智仁二钱，菊花三钱，莲子三钱，代赭石（煅）三钱，枳壳（炒）二钱。

【药引】羚羊角五分。

【患者】慈禧太后。

【医家】王祯福。

案 533　心脾素亏，虚火上浮

【症状】大便作溏，气怯神倦，睡醒时口干黏腻，舌边作痛，脉息左关尺平平，心脉虚软，右关稍见浮弦，尺部较弱。

【方剂】养心归脾饮。

【药物组成】党参二钱，白术（炒）一钱五分，茯神二钱，益智仁（炒）二钱，黄芪一钱五分，炙甘草五分，橘皮六分，莲子二钱，谷芽（炒）一钱五分，山药二钱。

【药引】生姜三片，红枣三枚。

【患者】慈禧太后。

【医家】薛福辰、汪守正、马文植、赵天向、薛宝田、仲学辂、李德立、庄守和、李德昌。

案 534　脾元不壮，肠胃蓄有湿滞，气不调畅

【症状】大便见溏，肚腹便前作痛，脉息左关稍弦，右寸关缓滑。

【治法】益气健脾化湿。

【药物组成】潞党参二钱，白术（土炒）二钱，茯苓三钱，白扁豆（炒）三钱，薏苡仁（炒）四钱，木香（煨）六分，陈皮八分，泽泻一钱五分，白芍（炒）一钱五分，炙甘草八分。

【药引】生姜二片。

【患者】同治朝太监李莲英。

【医家】庄守和。

第十四节 痢 疾

痢疾是因外感时行疫毒、内伤饮食而致邪蕴肠腑，气血壅滞，传导失司，以腹痛腹泻、里急后重、排赤白脓血便为主要临床表现的病证。

痢疾，古代亦称肠、滞下等，含有肠腑"闭滞不利"的意思。本病为最常见的肠道传染病之一，一年四季均可发病，但以夏秋季节为最多，可散在发生，也可形成流行，无论男女老幼，对本病"多相染易"。在儿童和老年患者中，常因急骤发病、高热惊厥、厥脱昏迷而导致死亡，故须积极防治。中医药对各类型痢疾常有良好的疗效，尤其是久痢，在辨证的基础上，采用内服中药或灌肠疗法。

清宫痢疾医案主要症状多以腹痛、下痢红白、里急后重等为主，伴有胃不思食、胸满、恶心等症状。治疗主要以清热化湿、调气活血为主，主要药物有木香、黄连、大黄等药物，主要常用方剂有香连胃苓汤、香连化滞汤、香连芍药汤、香连仓廪汤等"香连"类方。

案 535 暑滞凝结

【症状】腹痛重坠，下痢红白，脉息沉数。

【方剂】香连胃苓汤。

【药物组成】木香（煨）八分，黄连一钱，大黄（酒）一钱，枳实二钱，槟榔一钱五分，神曲（炒）三钱，山楂三钱，苍术（炒）二钱，厚朴（炒）一钱五分，陈皮二钱，赤茯苓三钱，猪苓二钱，泽泻二钱，木通三钱，生甘草五分。

【药引】灯心一子。

【患者】嘉庆朝二阿哥。

【医家】张自兴、王文彬。

案 536 寒暑凝结

【症状】下痢红白，昼夜三十余次，肚腹重坠疼痛，脉息浮数。

【方剂】香连化滞汤。

【药物组成】羌活一钱五分，独活一钱五分，川芎一钱五分，柴胡一钱，枳壳一钱五分，木香一钱，黄连一钱，大黄一钱，赤芍二钱，槟榔一钱五分，槐花三钱，甘草五分。

【药引】炒仓米一钱五分。

【评注】本例暑湿蕴热侵于肠胃，湿热蕴蒸，肠胃气血阻滞，气血与湿热之邪搏结而成。香连化滞汤具清热解毒、理气通滞之功效。

【患者】嘉庆朝总管张进忠。

【医家】张铎。

案537　湿热下行

【症状】下痢红白，色如鱼脑，里急后重，腰腹坠痛，年老气虚，又兼病后六脉尚大，脉症不宜。

【治法】调中益气。

【方剂】加减调中益气汤。

【药物组成】玉竹二钱，白芍（酒炒）二钱，茯苓二钱，陈皮一钱五分，黄连（酒炒）六分，木香（煨）四分，泽泻八分，炙甘草三分。

【药引】陈仓米（炒）二钱，灯心三十寸。

【患者】康熙朝武英殿赫世亨。

【医家】刘声芳、张睿。

案538　肺热熏蒸，湿热下流，元气大伤

【症状】脉息尚未宁净，下痢便数大减，小便赤色少退，咳嗽，两腿酸痛，时有发迷，气喘。

【方剂】加减归芍六君子汤。

【药物组成】玉竹二钱，当归二钱，白芍一钱，沙参二钱，麦冬二钱，茯苓一钱二分，陈皮一钱，白扁豆二钱，黄连五分。

【药引】灯心二十寸。

【患者】康熙朝武英殿赫世亨。

【医家】刘声芳、张睿。

案539　暑湿伤气下痢，元气大虚

【症状】腰腹坠痛，下痢紫红血水，两胁胀满，小水结涩不通，发烧烦躁，不思饮食，胸胃胀满。

【方剂】加减升阳益胃汤。

【药物组成】茯苓一钱五分，白芍（酒炒）一钱五分，牛膝一钱，薏苡仁二钱，椿皮（醋炒）一钱，萆薢一钱，玉竹一钱五分，当归八分，山药（炒）一钱，白扁豆（炒）一钱五分，车前子（炒）一钱，炙甘草三分。

【药引】莲子（去心）八个。

【评注】此案下痢，先后以清热除湿仓廪等汤调治，时好时复，后又以加减

升阳益胃汤调治。由于前者效验不著，康熙皇帝朱批"尔等皆因医学粗浅之故，所以往往不能救人"，如此评斥宫中御医之词，不可谓不重，结合前此数案中朱批"用心治"及"用心救治"等语，再次证明宫中医疗必以疗效为重。

【患者】康熙朝正黄旗包依护军参领莫尔洪。

【医家】刘声芳。

案 540　内停暑湿，外感风凉

【症状】头闷身酸，恶心胸满，肚腹泄泻，兼带红白下痢，日夜十余次，脉息浮缓。

【方剂】加减仓廪汤。

【药物组成】羌活一钱，独活一钱，前胡一钱，柴胡一钱，川芎八分，茯苓二钱，枳壳（炒）八分，桔梗一钱，木香（研）六分，黄连（姜炒）八分，白扁豆（炒）二钱，生甘草六分。

【药引】生姜一片，陈仓米一钱。

【评注】仓廪汤能治各种痢疾，发热心烦，头痛，食即呕吐。本方去人参合香连丸等药，旨在清热解毒，并止下痢。此方二活具祛风除湿之功，寓"风能胜湿"之意。

【患者】乾隆朝庄亲王。

【医家】刘裕铎。

案 541　暑湿下痢

【症状】周身发热，肚腹重坠，凝结疼痛，下痢红白黏冻，口渴懒食，脉息弦滑。

【方剂】香连仓廪汤。

【药物组成】木香八分，柴胡一钱五分，薄荷一钱，黄连八分，前胡一钱五分，川芎一钱五分，羌活一钱五分，荆芥一钱三分，茯苓二钱，独活二钱五分，防风一钱五分，甘草八分。

【药引】仓米二钱。

【患者】嘉庆朝总管张进忠。

【医家】傅仁宁。

案 542　寒暑凝结

【症状】呕吐胸满，口渴腹痛，下利日夜数十次，脉息弦滑。

【方剂】香连芍药汤。

【药物组成】木香一钱，厚朴（炒）二钱，枳壳（炒）一钱五分，半夏曲（炒）三钱，黄连八分，青皮一钱五分，黄芩（酒）一钱五分，生甘草五分，苍术（炒）一钱五分，槟榔一钱五分，赤茯苓三钱，赤芍一钱五分。

【药引】炒仓米二钱。

【患者】嘉庆朝总管张进忠。

【医家】刘德福。

案543　脾胃积蓄湿热，外感风凉

【症状】头晕身疼，腹痛凝坠，大关防五次，下痢黏冻，脉息左寸关浮弦而数，右寸关滑数。

【方剂】解表清化湿滞饮。

【药物组成】苏叶一钱五分，防风三钱，葛根二钱，黄芩（酒）二钱，苍术（炒）二钱，陈皮一钱五分，木香（研）八分，白术（炒）三钱，黄连（研）八分，枳壳（炒）二钱，槟榔（炒）二钱，甘草八分。

【药引】神曲（炒）二钱。

【患者】光绪朝隆裕皇后。

【医家】庄守和。

案544　内有湿滞，外受风凉

【症状】头疼身痛，发热口渴，大便红白结滞作痛，脉息浮数。

【方剂】香连仓廪汤。

【药物组成】木香（煨，研）八分，黄连（姜炒）一钱，羌活一钱五分，独活一钱五分，柴胡一钱五分，前胡一钱五分，苍术（焦）一钱五分，芍药（焦）一钱五分，槟榔二钱，枳壳（炒）二钱，六一散三钱。

【药引】陈仓米（炒）三钱，生姜一片。

【患者】道光朝和妃。

【医家】郝进喜。

案545　暑滞湿热

【症状】夜间下痢红白二十余次，脉息滑数。

【方剂】香连化滞汤。

【药物组成】木香（煨，研）一钱，黄连一钱，槟榔二钱，赤茯苓三钱，当归二钱，赤芍二钱，大黄（酒）二钱，黄芩（酒）三钱，枳实一钱五分，青皮二钱，陈皮二钱，厚朴（炒）二钱，焦山楂三钱。

【药引】六一散三钱，兑红白蜜一茶匙。

【患者】道光朝和妃。

【医家】孔毓麟、郝进喜。

案546　肠胃滞热未清，气道不和，上焦浮热

【症状】口黏作渴，腹中觉痛，即作躁汗，便痢尚勤，里急后重，有时烦躁，脉息左关沉弦，右寸关沉滑稍数。

【治法】调中清热分解。

【药物组成】白芍（炒）四钱，白头翁二钱，黄连（研）七分，槟榔一钱五分，侧柏叶（炒）二钱，山楂三钱，木香（煨）七分，甘草一钱。

【药引】金银花五钱。

【评注】总管之案，脾胃素虚，故而虽用白头翁、黄连、木香等味治其痢，而用量皆轻，是虑其伤损胃气也。

【患者】同治朝太监李莲英。

【医家】全顺、张仲元。

案547　湿热下行

【症状】腰腿酸疼，腹胀坠痛，微见白痢。

【方剂】调中化滞汤。

【药物组成】木香（煨）一钱，黄连（姜炒）一钱，厚朴（炒）一钱五分，苍术（炒）一钱五分，槟榔二钱，陈皮一钱五分，枳壳（炒）二钱，白芍（炒）一钱五分，黄芩（酒）二钱，赤茯苓三钱，羌活一钱，独活一钱，六一散三钱。

【药引】陈仓米（炒）三钱。

【患者】道光朝和妃。

【医家】郝进喜。

案548　内有湿滞，外受于风

【症状】头痛恶心，少腹作痛，便泻白冻，脉息沉缓。

【方剂】仓平藿苓汤。

【药物组成】苍术一钱，陈皮一钱五分，厚朴一钱五分，羌活一钱，藿香一钱，赤茯苓二钱，猪苓一钱，泽泻八分，防风一钱，枳壳（炒）一钱，青皮八分，黄连一钱，半夏曲（炒）一钱五分，生甘草五分。

【药引】生姜二片，仓米三钱。

【患者】乾隆朝循嫔。

【医家】田福。

案549　暑湿滞热，外寒所闭

【症状】身热酸软，腹胀满闷，大便下痢，脉息沉弦。

【方剂】香连仓廪汤。

【药物组成】羌活一钱五分，独活二钱，柴胡一钱五分，苍术一钱五分，赤芍二钱，厚朴一钱五分，木香一钱，黄连一钱，大黄一钱五分，槟榔一钱，枳壳一钱五分。

【药引】生姜一钱。

【患者】乾隆朝循嫔。

【医家】罗衡、武世倬。

第十五节　便　秘

便秘是指由于大肠传导功能失常导致的以大便排出困难、排便时间或排便间隔时间延长为临床特征的一种大肠病证。中医药对本病证有着丰富的治疗经验和良好的疗效。

清宫便秘医案以胃阳燥结、便秘、大便未行等为主症，与脾胃不调关系密切，病因有燥热、血虚、湿滞等，治法多以通下热结、养血润燥为主。

案550　里滞未净，郁寒化热

【症状】胃阳燥结，蒸腾手心，以及周身皮肤发热，口黏而渴，有时躁汗，腹中闷胀，身肢懒倦，脉息左关弦而近数，右寸关滑数。

【方剂】调胃承气汤

【药物组成】大黄（酒）一钱，甘草六分，玄明粉八分。

【患者】宣统皇帝。

【医家】张仲元。

案551　肺胃蕴热，湿滞尚盛

【症状】身肢酸倦，头晕耳响，微觉恶心，似饥非饥，大关防欠调，脉息左关弦而微浮，右寸关滑数，重按有力。

【方剂】平胃调中化湿饮。

【药物组成】苏叶一钱，厚朴（炙）二钱，苍术（炒）二钱，陈皮一钱五分，白扁豆（炒）三钱，猪苓三钱，泽泻二钱，甘草八分。

【药引】砂仁七分。

【患者】慈禧太后。

【医家】全顺、张仲元。

案 552　血虚

【症状】便秘。

【方剂】当归润燥汤。

【药物组成】当归三钱，生地黄三钱，火麻仁二钱，郁李仁二钱，桃仁（研）一钱五分，升麻（蜜炒）八分，枳壳（炒）一钱五分，焦神曲三钱，山楂二钱，甘草五分。

【药引】红蜂蜜一茶匙。

【患者】嘉庆朝玉贵人。

【医家】王泽溥、李承缮。

案 553　经络尚有湿饮，肠胃燥结不润

【症状】皮肤中隐隐刺痛，大便秘结，脉息弦缓。

【方剂】除湿润燥汤。

【药物组成】苍术（炒）一钱，羌活三钱，川牛膝三钱，白术（土炒）三钱，当归五钱，赤茯苓五钱，大腹皮三钱，大黄（酒）一钱。

【药引】玄明粉（冲）一钱。

【患者】道光朝四福晋。

【医家】曹宗岱。

案 554　里滞未净

【症状】便秘。

【方剂】调中润燥汤。

【药物组成】当归三钱，火麻仁三钱，郁李仁二钱，杏仁二钱，大黄（酒）二钱，生地黄三钱，生甘草五分，焦山楂三钱，枳实（炒）一钱五分。

【药引】蜂蜜（兑服）一茶匙。

【调养】玄明粉（冲）一钱五分，服调理。

【评注】玄明粉在《神农本草经》中云其能"主百病，除寒热邪气，逐六腑积聚、结固、留癖"，结合二福晋病情，用此药亦属妙法。

【患者】嘉庆朝二阿哥福晋。

【医家】傅仁宁、陈嘉善。

案 555　停滞受凉

【症状】里滞未行，脉息滑数。

【方剂】当归润燥汤。

【药物组成】当归三钱，大黄二钱，枳实一钱五分，火麻仁（研）三钱，黄芩（酒）二钱，厚朴二钱，焦山楂三钱，郁李仁（研）三钱，神曲（焦，研）三钱，六一散一钱五分。

【药引】蜂蜜一茶匙。

【评注】静妃里滞未行，润燥不下则用大黄下之，可见御医用药绝非一味平和敷衍，而是因证选方，辨证施治。此案一药之更，效即显著，足证其有识有胆。

【患者】道光朝静贵妃。

【医家】郝进喜。

案 556

【症状】腹胁胀满，大便未行，脉息弦数。

【方剂】当归润燥汤。

【药物组成】当归三钱，生地黄三钱，桃仁（研）二钱，羌活一钱五分，火麻仁（炒）三钱，大黄三钱，赤芍二钱，玄明粉一钱五分，郁李仁（研）二钱，枳实（炒）二钱，厚朴（炒）二钱，生甘草五分。

【药引】蜂蜜一茶匙。

【患者】道光朝和妃。

【医家】赵汝梅、崔良玉。

案 557

【症状】大便未行，脉息滑数。

【方剂】调中化滞汤。

【药物组成】大黄（酒）三钱，枳实（炒）二钱，厚朴二钱，焦山楂三钱，焦神曲三钱，麦芽（炒，研）三钱，苏梗二钱，赤茯苓三钱，半夏（炙）三钱，青皮（炒）二钱，木瓜三钱，六一散三钱。

【药引】荷梗一尺。

【患者】道光朝和妃。

【医家】郝进喜。

案 558　气滞湿饮尚盛

【症状】大便数日未行，两胁胀痛，脉息弦涩。

【方剂】养荣化滞汤。

【药物组成】当归四钱，川芎（研）一钱五分，柴胡（醋）八分，黄连（研）八分，枳实（炒）一钱五分，青皮（醋炒）二钱，焦山楂三钱，焦神曲三钱，香附（醋炒）三钱，大黄（酒）二钱，厚朴（姜炒）一钱五分，生甘草六分。

【药引】白蜜（冲服）半匙。

【患者】道光朝和妃。

【医家】王泽溥、方惟寅。

案 559　湿热凝滞，气不宣通

【症状】胸腹胀满，肢体麻木，二便结燥，脉息滑数。

【方剂】清热化滞汤。

【药物组成】枳实三钱，黄连一钱五分，黄芩二钱，赤茯苓三钱，槟榔三钱，大黄一钱五分，泽泻二钱，甘草八分，牵牛子一钱五分。

【药引】荷梗一尺。

【患者】咸丰朝玟嫔。

【医家】冯钰。

案 560　病后气滞痰热

【症状】胸膈痞满，大关方秘结，脉息沉弦。

【方剂】清热散结汤。

【药物组成】枳壳二钱，桔梗一钱五分，瓜蒌（捣）半个，黄芩一钱五分，黄连一钱，陈皮一钱五分，半夏（制）二钱，香附（炒）二钱，苏梗一钱五分，厚朴一钱五分，赤茯苓二钱，玄明粉（另包冲服）一钱五分。

【药引】灯心三十寸，荷叶三钱。

【患者】乾隆朝十一阿哥福晋。

【医家】张肇基、姜晟、王诏恩。

第十六节　胁　痛

胁痛是以胁肋部疼痛为主要表现的一种肝胆病证。胁，指侧胸部，为腋以下至第 12 肋骨部位的统称。如《医宗金鉴·卷八十九》明确指出："其两侧自腋而下，至肋骨之尽处，统名曰胁。"《医方考·胁痛门》又谓："胁者，肝胆之区也。"肝胆经脉布于两胁，故"胁"现代又指两侧下胸肋及肋缘部，肝胆胰所居之处。

清宫胁痛医案主要症状以胁痛为主，单侧或双侧，疼痛性质有胀痛、刺痛等，脉象多弦数。常见证候多以肝郁气滞为主，兼夹血瘀、湿阻、停饮等，治法主要以理气、疏（柔）肝、活血、止痛为主。对胁痛医案中用药进行分析，按照药物使用频率的大小排列依次为白芍、枳壳、当归、香附、青皮、延胡索等，高频药对为当归＋白芍、枳壳＋香附。可见白芍为治疗胁痛的主药，考白芍主入肝、脾经（《品汇精要》："行手太阴、足太阴经。"及《本草经疏》："手足太阴引经药，入肝、脾血分。"），功效养血柔肝，缓急止痛，其与胁痛的病位在肝胆相一致。胁痛医案中常用的组方模式主要为理气药＋活血止痛药＋利水消肿药。

案 561　气道欠调，湿痰流注

【症状】左胁作疼，中脘结满，谷食欠香，身肢稍倦，脉息左关弦数，右寸关沉滑。

【治法】调气和肝化痰。

【药物组成】香附（炙）三钱，青皮（醋）三钱，柴胡（醋）二钱，法半夏四钱，瓜蒌六钱，枳壳（炒）三钱，当归五钱，白芍（生）四钱，郁金（研）三钱，生地黄五钱，白芥子三钱，生甘草一钱五分。

【药引】一捻金（煎）二钱。

【患者】光绪朝瑾妃。

【医家】张仲元、佟文斌。

案 562　肝气滞胃

【症状】左臂以及胁间作疼，有时串响，饮食起居如常，脉息左关弦数鼓指，右寸关沉滑。

【治法】调气舒化。

【药物组成】枳壳（炒）三钱，青皮（炒）三钱，香附（炙，研）三钱，白芍（生）四钱，焦三仙九钱，鸡内金三钱，栀子（炒）三钱，乌药三钱，玄明粉（煎）二钱，羚羊角一钱五分，郁金（研）三钱，槟榔三钱。

【药引】一捻金二钱。

【患者】光绪朝隆裕皇后。

【医家】张仲元。

案 563 肝胃气道欠和

【症状】胁下觉胀，有时串响，脉息左关弦数，右寸关沉滑。

【治法】和肝调中。

【药物组成】白芍（生）四钱，羚羊角一钱，青皮（炒）三钱，陈皮三钱，枳壳（炒）三钱，鸡内金三钱，山楂炭四钱，大腹皮三钱，生地黄四钱，槟榔三钱，生甘草一钱。

【药引】橘红三钱。

【患者】光绪朝隆裕皇后。

【医家】张仲元。

案 564 肝阳结热，气道欠调

【症状】胸膈堵满，两胁作疼，脉息左寸关弦数，右关沉滑。

【治法】清肝调气舒化。

【药物组成】郁金（研）三钱，青皮三钱，厚朴三钱，乌药一钱五分，白芍四钱，羚羊角（先煎）一钱五分，黄芩三钱，黄连（研）二钱，香附（炙）三钱，延胡索（炙）三钱，枳壳（炒）三钱，大黄（酒）一钱五分。

【药引】焦山楂四钱，大腹皮四钱。

【患者】光绪朝瑾妃。

【医家】赵文魁。

案 565 肝木欠舒，气道郁结未畅

【症状】胸胁串疼，有时堵闷，脉息左关沉弦，右寸关弦而稍数。

【治法】和肝宣郁。

【药物组成】香附（炙）三钱，赤芍四钱，当归四钱，栀子（炒）二钱，黄连炭一钱，茯苓四钱，川楝子（肉）三钱，枳实（炒）一钱五分，大黄一钱，桃仁（炒、研）三钱，乌药二钱，甘草一钱。

【药引】小枣肉三个。

【患者】光绪朝垣大奶奶。

【医家】张仲元、姚宝生。

案 566 肝郁未和，气道欠畅

【症状】胸膈堵闷见好，胁间尚觉串疼。

【治法】建中和肝。

【药物组成】栀子（炒）一钱五分，当归四钱，延胡索（醋炒）二钱，川楝肉二钱，乌药一钱五分，怀牛膝三钱，赤芍四钱，五灵脂（炒）二钱，大黄三钱，枳壳（炒）一钱五分，桃仁（炒，研）三钱，甘草一钱。

【药引】郁李仁三钱。

【患者】光绪朝垣大奶奶。

【医家】张仲元、姚宝生。

案567　中气不足，肝木未畅

【症状】胸胁串疼见好，身肢尚觉酸倦。

【治法】和肝宣郁。

【药物组成】当归四钱，赤芍三钱，延胡索（醋炒）二钱，川楝肉（研）二钱，五灵脂（炒）二钱，桃仁（研）三钱，大黄一钱五分，乌药一钱五分，怀牛膝三钱，枳壳（炒）一钱五分，甘草一钱。

【药引】郁李仁三钱，

【患者】光绪朝垣大奶奶。

【医家】张仲元、姚宝生。

案568　肝郁未和，气血凝滞

【症状】脉息左关见弦，右寸关沉滑，胸胁时作串疼。

【治法】建中和肝。

【药物组成】当归四钱，赤芍四钱，延胡索（醋炒）二钱，五灵脂三钱，川楝肉二钱，三棱（醋炒）三钱，白豆蔻仁一钱，青皮（炒）一钱五分，大黄（醋）一钱五分，栀子（炒）二钱，陈皮一钱五分，生甘草一钱。

【药引】郁李仁三钱。

【患者】光绪朝垣大奶奶。

【医家】张仲元、姚宝生。

案569　肝郁夹饮

【症状】两胁胀痛，心际嘈杂，气道不开，有时作嗽，脉息弦滑。

【方剂】调气化饮汤。

【药物组成】香附（制）三钱，橘红二钱，苏叶二钱，赤茯苓（研）三钱，郁金一钱五分，半夏（制）三钱，瓜蒌仁二钱，厚朴三钱，浙贝母三钱，青皮二钱，枳壳二钱，黄芩（酒）二钱。

【药引】荷梗一尺。

【患者】光绪朝福嫔。

【医家】蔡钟彝。

案 570　肝郁未舒，血气未和

【症状】胁下时作闷疼，脉息左关沉弦，右寸关弦紧。

【治法】建中和肝。

【药物组成】当归三钱，赤芍三钱，党参三钱，白术（生）三钱，山茱萸（炙）一钱五分，茯苓四钱，法半夏（研）二钱，砂仁（研）八分，槟榔炭二钱，甘草一钱。

【药引】生姜三片。

【患者】光绪朝垣大奶奶。

【医家】张仲元、姚宝生。

案 571　中气不足，肝木未畅

【症状】胸胁时作串疼，脉息左关见弦，右寸关沉滑。

【治法】和中调气。

【药物组成】党参三钱，茯苓四钱，白术（生）三钱，五味子一钱，当归三钱，白芍（炒）三钱，川芎一钱五分，黄连（炒，研）六分，肉桂八分，牡蛎（生）三钱，炙甘草一钱。

【药引】乌梅肉三个，枳实二钱。

【外治】垣大奶奶熥药方：老葱白二斤，用老醋拌匀，银锅炒热，熥于患处。

【患者】光绪朝垣大奶奶。

【医家】张仲元、姚宝生。

案 572　肝郁欠舒，血气未和

【症状】胁下有时化痛，脉息左关沉弦，右寸关弦而稍涩。

【治法】理气和血。

【药物组成】党参三钱，白术（土炒）三钱，茯苓四钱，当归四钱，砂仁（研）一钱五分，木香（煨）一钱五分，蕲艾（炒）三钱，肉桂（研）一钱，黄连（研）八分，枳实（炒）一钱五分，赤芍四钱，炙甘草一钱。

【药引】香附（炙）一钱。

【患者】光绪朝垣大奶奶。

【医家】张仲元、姚宝生。

案 573   肝经滞热，养分不和

【症状】胁腹作胀，有时疼痛，脉息沉弦。

【方剂】调荣和肝汤。

【药物组成】柴胡一钱，青皮一钱五分，枳壳一钱五分，黄芩一钱五分，香附（炒）二钱，牡丹皮一钱五分，延胡索一钱五分，当归一钱五分，苏梗一钱五分，赤芍一钱，生甘草五分。

【药引】藕节二个。

【患者】乾隆朝循嫔。

【医家】陈世官、屠景云。

案 574   湿饮尚盛，肝胃不和

【症状】胁肋胀痛，咳嗽痰壅，胸满懒食，脉息沉弦。

【方剂】和肝化饮汤。

【药物组成】香附（制）三钱，川芎三钱，柴胡（醋）一钱五分，青皮（炒）二钱，瓜蒌三钱，枳壳（炒）三钱，郁金一钱，砂仁（研）五分，厚朴（姜炙）二钱，橘红二钱，半夏（炙）二钱，茯苓（研）三钱。

【药引】荷梗一尺。

【患者】道光朝彤妃。

【医家】曹宗岱。

案 575   肝虚气滞，停饮伤胃

【症状】胸胃作痛，两胁胀满，脉息弦滑。

【方剂】调气化饮汤。

【药物组成】香附二钱，郁金一钱五分，赤茯苓三钱，苏梗二钱，延胡索二钱，瓜蒌三钱，橘红三钱，青皮二钱，栀子（炒）二钱。

【药引】荷梗二尺。

【患者】道光朝彤妃。

【医家】王世安。

案 576   寒热不分

【症状】胁腹疼痛，脉息弦缓。

【方剂】藿苓汤。

【药物组成】藿香二钱，桔梗二钱，泽泻二钱，大黄二钱，半夏（炙）二

钱，猪苓二钱，厚朴二钱，木香一钱，黄连一钱，青皮三钱，六一散三钱。

【药引】生姜三片。

【评注】本案之寒热不分，实本于湿热郁滞于肝脾，寒由湿起，热因饮生，故不用发汗以解表，而用芳香消导、和肝化滞以和里，药后诸症俱好，可见宫中辨证用药之精当。

【患者】道光朝孝慎成皇后。

【医家】吴金声。

案 577　肝热气滞，胃蓄湿饮

【症状】左胁作疼，脉息左寸关弦而近数，右寸关沉滑。

【治法】清肝调气化饮。

【药物组成】青皮（研）三钱，延胡索（炙）四钱，沉香（煎）六分，厚朴三钱，瓜蒌六钱，黄芩三钱，羚羊角（先煎）一钱五分，黄连（研）二钱，枳壳（炒）三钱，橘红三钱，大黄（酒）二钱。

【药引】焦山楂四钱，白芍四钱。

【患者】光绪朝瑾妃。

【医家】赵文魁。

案 578　肝肺气滞，饮停不化

【症状】两肋作痛，串及腰背，有时恶心，脉息左关沉弦，右寸关滑急。

【方剂】调气化饮止痛汤。

【药物组成】厚朴二钱，青皮二钱，延胡索二钱，枳壳二钱，桑白皮（生）二钱，葶苈子（研）二钱，鸡内金三钱，焦三仙九钱，砂仁（研）一钱五分，陈皮一钱五分，香附（炙）二钱，泽泻三钱。

【药引】大黄（酒）二钱，白芥子（炒）一钱。

【患者】光绪朝瑾妃。

【医家】忠勋。

案 579　滞热未净，气道不调

【症状】左肋尚痛，连及胸臆，有时唾酸。

【治法】清胃化滞。

【药物组成】厚朴二钱，青皮二钱，延胡索二钱，枳实（小）二钱，大黄（酒）二钱，吴茱萸五分，鸡内金三钱，莱菔子（炒）三钱，泽泻二钱，焦三仙九钱，茵陈三钱，黄芩（酒）二钱。

【药引】柴胡（醋）二钱。

【患者】光绪朝瑾妃。

【医家】忠勋。

案580　肝阳郁遏，气道不调

【症状】两胁作疼，肢臂抽痛，脉息左关沉弦近数，右关沉滑。

【治法】清肝调气活络。

【药物组成】白芍四钱，柴胡（醋）一钱五分，延胡索（炙）四钱，黄连（研）二钱，羚羊角面（煎）六分，沉香（煎）八分，厚朴三钱，瓜蒌六钱，橘红三钱，橘络三钱，钩藤四钱，焦山楂四钱。

【药引】青皮（研）三钱，枳壳（炒）三钱。

【患者】光绪朝瑾妃。

【医家】赵文魁。

案581　膈间有热，外受微凉

【症状】头疼胸闷，胁肋胀痛，脉息浮弦。

【方剂】香苏调中汤。

【药物组成】香附二钱，苏叶一钱五分，枳壳一钱五分，桔梗一钱五分，薄荷一钱，川芎一钱五分，陈皮一钱五分，半夏二钱，黄芩一钱五分，栀子（炒）一钱五分，赤茯苓三钱，生甘草八分。

【药引】姜皮一片，灯心三十寸。

【患者】乾隆朝惇妃。

【医家】沙成玺、张肇基。

案582　肝胃有热

【症状】外凉已解，胸胁胀闷，脉息和缓。

【方剂】清热调中汤。

【药物组成】苏梗一钱五分，陈皮一钱五分，半夏一钱五分，桔梗一钱五分，枳壳一钱五分，赤茯苓二钱，黄芩一钱五分，神曲二钱，甘草五分。

【药引】生姜二片，灯心三十寸。

【患者】乾隆朝惇妃。

【医家】沙成玺、张肇基。

案 583　肝脾不和，心胃湿热未尽

【症状】腰肋仍作串疼，身肢软倦，谷食不香，脉息左寸稍数，关部弦软，右寸关滑软。

【治法】养肝理脾清心。

【药物组成】生地黄三钱，当归（土炒）二钱，白芍（生）四钱，川芎一钱五分，牡丹皮二钱，栀子（炒）二钱，莲子心一钱，焦三仙二钱，茯苓三钱，狗脊（去毛）二钱，麦冬（朱拌）三钱，生甘草一钱。

【药引】西洋参（研）一钱五分，菟丝子三钱，橘核（盐炒，研）五分。

【患者】光绪朝瑾妃。

【医家】忠勋。

案 584　肝郁，气滞停饮

【症状】胸胁刺痛，脉息沉弦。

【方剂】舒郁化饮汤。

【药物组成】香附（制）三钱，赤芍二钱，青皮三钱，枳壳三钱，赤茯苓（研）二钱，当归二钱，厚朴二钱，柴胡（醋炒）三钱，焦三仙六钱，薄荷八分。

【药引】荷梗二尺。

【患者】同治朝宫女玉娟。

【医家】范绍相。

案 585　肝胃不和，气滞停饮

【症状】胸满胁痛，兼懒食少寐，身肢酸软，脉息弦滑。

【方剂】香砂化滞汤。

【药物组成】香附（炙）三钱，砂仁（研）一钱五分，半夏（炙）三钱，黄连一钱，枳壳（炒）二钱，川芎一钱五分，瓜蒌三钱，山楂三钱，麦芽（炒，研）三钱，神曲（炒）三钱，陈皮二钱，大腹皮二钱。

【药引】六一散三钱，木通二钱。

【患者】道光朝孝慎成皇后。

【医家】郝进喜。

案 586　肝气未和，湿热不净

【症状】胸肋有时犹觉微痛，脉息右寸关滑缓，左关仍弦。

【治法】和肝养胃。

【药物组成】白芍（生）三钱，玄参三钱，赤茯苓三钱，旋覆花（包煎）一钱五分，麦芽炭三钱，谷芽炭三钱，山楂炭二钱，青皮（小）五分。

【药引】狗脊（去毛）二钱，胆南星一钱五分。

【患者】光绪朝瑾妃。

【医家】忠勋。

案 587

【症状】咳嗽顿引胸胁作疼，食后发堵，身肢力软，脉息左寸关弦数，右关滑而近数。

【方剂】清肝和中饮。

【药物组成】白芍（生）三钱，玄参三钱，地肤子三钱，连翘三钱，旋覆花（包煎）二钱，桔梗二钱，杏仁（炒，研）三钱，竹茹二钱，谷芽（炒）三钱，陈皮二钱，神曲（炒）三钱，甘草八分。

【药引】菊花三钱。

【患者】光绪朝隆裕皇后。

【医家】张仲元。

案 588　气弱外感寒凉

【症状】左胁积气攻痛，脉息浮弦。

【方剂】建中缓肝汤。

【药物组成】白芍（炒焦）三钱，桂枝一钱五分，炙甘草一钱，枳壳（炒）一钱，半夏（制）二钱，茯苓三钱，香附（炒）二钱，砂仁一钱五分，白术（土炒）一钱五分。

【药引】生姜一片，胶枣二枚。

【患者】乾隆朝禄贵人。

【医家】陈世官、张肇基。

案 589　肝气尚滞，胃气未和

【症状】左胁作疼，谷食入胃即觉嘈胀，晚间头疼，身肢稍倦，脉息左寸关沉弦，右寸关沉滑。

【治法】和肝调胃。

【药物组成】当归三钱，白芍（生）三钱，川芎二钱，南薄荷八分，焦三仙三钱，青皮（醋）二钱，黄连（研）一钱，白术（炒）二钱，霍石斛三钱，生甘草八分。

【药引】乌梅二个。

【患者】光绪朝隆裕皇后。

【医家】张仲元。

案 590 肝气未平，脾运不快

【症状】左胁尚疼，谷食入胃，即觉闷胀，晚间微有头疼，腰际酸胀，身肢力软，脉息左寸关弦而稍数，右寸关沉滑。

【治法】缓肝和胃。

【药物组成】生地黄四钱，白芍（生）三钱，川芎一钱五分，薄荷八分，牡丹皮（炒）三钱，青皮（醋）三钱，砂仁（研）八分，栀子（炒）二钱，木香（研，炒）八分，黄连（酒，研）八分，甘草一钱。

【药引】神曲（炒）三钱。

【患者】光绪朝隆裕皇后。

【医家】张仲元。

案 591 肝胃饮滞过盛

【症状】身体微觉酸疼，胸膈胀满，有时隐隐作痛，脉息弦滑。

【方剂】舒肝化饮汤。

【药物组成】柴胡（醋）一钱，川芎一钱五分，香附（炙）二钱，橘皮三钱，赤茯苓（块）三钱，枳壳（炒）一钱五分，大腹皮二钱，山楂（炒）三钱，麦芽（炒）二钱，黄连八分，泽泻二钱，木香（研）八分。

【药引】生姜三片。

【患者】道光朝四福晋。

【医家】纪振纲。

案 592 肝木欠舒，肺胃饮热上蒸，气道不畅

【症状】胁下串疼，不时呕吐，脉息左关沉弦，右寸关滑而稍数。

【治法】舒肝和胃宣郁。

【药物组成】白芍（生）三钱，延胡索（炒，研）三钱，怀牛膝三钱，青皮（炒）二钱，茯苓五钱，陈皮三钱，苍术（焦）一钱五分，黄连（研）二钱，厚朴（炙）二钱，枳实（炒）一钱五分，槟榔（炒）三钱，甘草一钱。

【药引】姜汁少半匙。

【患者】光绪朝垣大奶奶。

【医家】姚宝生。

案593　血虚不能荣肝

【症状】胸胁胀满作痛，有时抽掣，脉息虚数。

【方剂】调肝养荣汤。

【药物组成】当归三钱，香附二钱，生地黄三钱，羌活二钱，白芍三钱，乌药二钱，天麻一钱，桂枝一钱，牡丹皮二钱，木香（研）一钱，木瓜三钱，苏梗二钱。

【药引】荷梗一尺。

【患者】道光朝常贵人。

【医家】王应秋。

案594　肝热未平，气道仍欠舒畅

【症状】胁下胀闷，卧则作响，隐隐觉痛，左边较甚，脉息左寸关弦数，右关微滑。

【治法】平肝理气。

【药物组成】白芍（炒）三钱，陈皮二钱，菊花二钱，黄芩（酒）二钱，柴胡（醋）一钱，瓜蒌仁（研）三钱，川贝母（研）二钱，郁金（研）三钱，香附（炙，研）三钱，龙胆草（酒）二钱，青皮二钱，延胡索二钱。

【药引】当归三钱。

【患者】光绪朝隆裕皇后。

【医家】李崇光。

案595　肝经宿郁

【症状】左胁胀闷，卧则加重，有时作响，脉息左关弦缓，右部和平。

【方剂】和肝理气化湿膏。

【药物组成】柴胡（醋）二钱，郁金（研）五钱，枳壳（炒）四钱，青皮三钱，川贝母（研）四钱，白芍（炒）四钱，瓜蒌皮六钱，桔梗四钱，陈皮三钱，茯苓四钱，法半夏（研）三钱，生甘草二钱。

【患者】光绪朝隆裕皇后。

【医家】李崇光。

案596　痰凝气聚

【症状】右胁内坚硬有块，牵引少腹攻痛，已经数日，饮食懒少，身酸倦软。

【方剂】二香分气汤。

【药物组成】香附（酒炒）一钱，木香（研）七分，枳壳（炒）二钱，瓜蒌仁一钱五分，陈皮一钱，半夏（制）一钱，茯苓一钱，白芥子（炒）一钱二分，山楂二钱，片姜黄一钱，炙甘草五分。

【药引】生姜一片。

【患者】乾隆朝扎萨克喇嘛沙隆看布。

【医家】陈止敬、徐恒泰。

案597　肝胃欠和，停饮

【症状】胸胁胀满，牵引微疼，脉息沉弦。

【方剂】和中化饮汤。

【药物组成】陈皮一钱五分，半夏一钱五分，茯苓二钱，桔梗一钱，苏梗一钱，枳壳（炒）一钱，青皮（麦炒）一钱五分，香附（炒）一钱五分，木香（研）六分，草果（研）六分，苍术（炒黑）一钱，生甘草五分。

【药引】生姜二片，灯心三十寸。

【患者】乾隆朝惇妃。

【医家】刘太平。

案598　肝胃有热

【症状】左胁下红肿作痛，脉息弦数。

【方剂】清热散肿汤。

【药物组成】栀子（炒）一钱五分，赤芍二钱，柴胡一钱五分，连翘二钱，金银花二钱，木通一钱，青皮一钱五分，黄芩一钱五分。

【药引】灯心五十寸。

【外治】外上金黄散，清茶蜜水调上。

【患者】乾隆朝循嫔。

【医家】陈世官、武世倬。

案599　肝郁脾弱，湿饮不化

【症状】嘈满头眩，脊背掌心微热，左肋微有串痛，脉息两关弦滑，右尺未起。

【方剂】健脾和肝饮。

【药物组成】人参八分，茯苓二钱，苍术（炒）一钱五分，半夏（炙）一钱五分，香附（制）一钱五分，陈皮八分，沙苑蒺藜（炒）一钱五分，续断（炒）

三钱，炙甘草四分，鸡内金一钱五分，谷芽（炒）二钱。

【药引】生姜三片。

【患者】慈禧太后。

【医家】薛福辰、汪守正、马文植、赵天向、李德立、庄守和、李德昌。

案 600 内停湿饮，外受微凉

【症状】两胁胀满、攻冲作痛，有时湿泻，脉息浮数。

【方剂】胃苓汤。

【药物组成】赤茯苓三钱，泽泻二钱，猪苓一钱五分，苍术（炒）一钱五分，厚朴一钱五分，陈皮二钱，枳壳（炒）二钱，桔梗二钱，藿香一钱五分，葛根一钱五分，天花粉二钱，六一散一钱。

【药引】生姜一片，灯心一束。

【患者】嘉庆朝二阿哥福晋。

【医家】舒岱、郝进喜。

案 601 湿热凝结

【症状】两胁胀满，攻冲少胀作痛，脉息弦数。

【方剂】润燥清凉饮。

【药物组成】生地黄四钱，黄芩三钱，大黄（酒）二钱，玄明粉一钱五分，枳实一钱，槟榔一钱，陈皮一钱五分，当归三钱，火麻仁三钱，郁李仁（研）二钱，生甘草七分。

【药引】滑石三钱，灯心一束。

【患者】嘉庆朝二阿哥福晋。

【医家】舒岱、郝进喜。

案 602 肝脾阴虚

【症状】不眠，心下堵满，饮食少思，气滞牵引作痛。

【方剂】益气理脾汤。

【药物组成】柴胡（醋）一钱，白术二钱，当归二钱，白芍二钱，缩砂仁一钱，陈皮一钱五分，茯苓三钱，远志二钱，酸枣仁三钱，甘草八分。

【药引】生姜三片，红枣二钱。

【患者】咸丰朝玫嫔。

【医家】冯钰。

案 603　　暑饮伤胃，肝气不和。

【症状】胸胁胀痛，发热呕逆，头晕身酸，脉息紧数。

【方剂】清暑化饮汤。

【药物组成】香薷一钱五分，藿香二钱，大腹皮二钱，半夏二钱，木香一钱五分，厚朴二钱，砂仁一钱，延胡索二钱，青皮二钱，枳壳二钱。

【药引】益元散三钱。

【患者】咸丰朝贞嫔。

【医家】栾泰。

案 604　　肝经气血郁结，肠胃湿滞壅遏

【症状】胸胁胀疼，身酸烦热，脉息滑紧。

【方剂】和肝化滞汤。

【药物组成】香附三钱，郁金二钱，桃仁一钱，延胡索三钱，大黄二钱，枳壳二钱，青皮二钱，大腹皮二钱，焦神曲三钱，益元散三钱。

【药引】荷梗二尺。

【患者】咸丰朝贞嫔。

【医家】栾泰。

案 605　　肝郁，气滞不畅

【症状】两胁有时作痛，腹满便秘，脉息弦缓。

【方剂】柴胡调肝饮。

【药物组成】柴胡一钱，青皮二钱，黄连八分，赤芍三钱，栀子（炒）三钱，枳实二钱，牡丹皮一钱，延胡索二钱，大黄（酒）二钱，木通三钱。

【药引】灯心二束。

【患者】道光朝彤妃。

【医家】杨春。

案 606　　肝郁不舒，阴虚有热

【症状】夜间不寐，腰酸胸满，两胁有时作痛，脉息弦缓。

【方剂】和肝清热饮。

【药物组成】半夏三钱，竹茹二钱，赤茯苓五钱，牡丹皮一钱五分，黄连（酒）一钱，瓜蒌四钱，生地黄五钱，栀子（炒）三钱，枳实二钱，甘草五分。

【药引】灯心二束。

【患者】道光朝彤妃。

【医家】杨春。

案 607   饮热凝结

【症状】胸肋满痛，夜间不寐，脉息沉弦。

【方剂】清热化饮汤。

【药物组成】半夏（炙）三钱，橘皮二钱，砂仁一钱，赤茯苓四钱，枳壳二钱，苏梗二钱，厚朴三钱，黄芩（酒）二钱，黄连五分，甘草五分。

【药引】荷梗二尺。

【患者】道光朝彤妃。

【医家】杨春。

案 608   阴虚有热

【症状】夜间少眠，身肢无力，左胁微痛，口燥咽干，脉息沉滑。

【方剂】益阴养荣汤。

【药物组成】苏梗一钱五分，当归二钱，白芍一钱五分，半夏一钱五分，生地黄三钱，酸枣仁三钱，麦冬三钱，枳壳二钱，细辛四分，川芎二钱，沙参三钱，甘草八分。

【药引】木香八分。

【患者】咸丰朝玟嫔。

【医家】冯钰。

案 609   肝胃不和

【症状】左胁微痛。

【方剂】舒肝和胃汤。

【药物组成】香附（醋炒）二钱，苏梗一钱五分，柴胡（醋炒）一钱，白芍二钱，厚朴一钱，陈皮一钱，苍术一钱，青皮一钱五分。

【药引】荷蒂二枚，生姜一片。

【患者】乾隆朝循嫔。

【医家】罗衡、李德宣。

第十七节   头   痛

头痛是指由于外感与内伤，致使脉络拘急或失养、清窍不利所引起的以头部疼痛为主要临床特征的疾病。头痛既是一种常见病证，也是一个常见症状，可以发生于多种急慢性疾病过程中，有时亦是某些相关疾病加重或恶化的先兆。

我国对头痛病认识很早，在殷商甲骨文就有"疾首"的记载，《内经》称本病为"脑风""首风"，《素问·风论》认为其病因乃外在风邪寒气犯于头脑而致。《素问·五脏生成》还提出"是以头痛巅疾，下虚上实"的病机。《伤寒论》在太阳病、阳明病、少阳病、厥阴病篇章中较详细地论述了外感头痛病的辨证论治。隋代《诸病源候论》已认识到"风痰相结，上冲于头"可致头痛。宋代《三因极一病证方论》对内伤头痛已有较充分的认识，认为"有气血食厥而疼者，有五脏气郁厥而疼者"。金元以后，对头痛病的认识日臻完善。《东垣十书》指出外感与内伤均可引起头痛，据病因和症状不同而有伤寒头痛、湿热头痛、偏头痛、真头痛、气虚头痛、血虚头痛、气血俱虚头痛、厥逆头痛等，还补充了太阴头痛和少阴头痛，从而为头痛分经用药创造了条件。《丹溪心法》认为头痛多因痰与火。《普济方》认为："气血俱虚，风邪伤于阳经，入于脑中，则令人头痛。"明代《古今医统大全·头痛大法分内外之因》对头痛病进行总结说："头痛自内而致者，气血痰饮、五脏气郁之病，东垣论气虚、血虚、痰厥头痛之类是也；自外而致者，风寒暑湿之病，仲景伤寒、东垣六经之类是也。"另外，文献有头风之名，实际仍属头痛。正如《证治准绳·头痛》所说："医书多分头痛、头风为二门，然一病也，但有新久去留之分耳。浅而近者名头痛，其痛卒然而至，易于解散速安也；深而远者为头风，其痛作止不常，愈后遇触复发也。皆当验其邪所从来而治之。"

清宫医案中具有完整病证－症－法－方（药）的头痛医案主要症状以头部疼痛为主，部位有在左头痛，有在右头痛，疼痛性质有胀痛、刺痛等，伴随症状有耳鸣、腹胀、呕吐、恶心等，其病机多为风热或暑热，或夹湿或受风引起，治法多为清热、祛风、化湿。经过对头痛医案中所用药物的统计发现，按照使用频次高低排列依次为薄荷、黄芩、菊花、枳壳、栀子、桑叶等，其组方模式多为发散风热药＋清热燥湿药＋理气药。

案 610　肺胃饮热，感受风凉

【症状】偏右头痛，胸膈懊憹，呕吐水饮，身体酸倦，脉息左关见弦，右寸关浮数。

【方剂】疏解代茶饮。

【药物组成】荆芥穗一钱五分，防风二钱，桑叶三钱，薄荷一钱，枳壳

（炒）三钱，厚朴（炒）二钱，陈皮二钱，苍术（焦）二钱，茯苓（焦）三钱，焦三仙六钱，木香（研）八分，槟榔（焦）三钱。

【患者】光绪皇帝。

【医家】白文寿。

案 611　受风湿滞

【症状】头痛项痛，脉息沉象见轻，左脉微觉沉细。

【治法】散风逐湿。

【药物组成】防风五分，半夏一钱，白芍一钱，秦艽一钱，橘络一钱，菟丝子二钱，白术（炒）三钱，桑寄生三钱，甘草八分，茯苓三钱。

【药引】芡实十粒。

【患者】光绪皇帝。

【医家】陆润庠。

案 612　虚热上攻

【症状】头痛，脉息渐缓。

【方剂】芎菊养荣汤。

【药物组成】川芎一钱，蔓荆子一钱，焦山楂三钱，菊花二钱，当归三钱，麦芽（研）三钱，黄芩（酒）二钱，薄荷六分，黄连（酒，研）一钱，生地黄五钱，益元散二钱，半夏曲三钱。

【药引】青茶叶（炒）一钱，荆芥穗一钱。

【患者】道光朝静贵妃。

【医家】郝进喜、苏钰、张新。

案 613　肝热冲肺，气道不舒

【症状】头疼，咽痛，烦渴，懒食。

【治法】清肝平肺。

【方剂】清肝平肺汤。

【药物组成】柴胡一钱五分，薄荷一钱，黄芩（酒）一钱五分，枳壳一钱五分，桔梗一钱五分，栀子一钱五分，玄参一钱五分，天花粉一钱五分，连翘一钱五分，牛蒡子二钱，赤芍一钱五分，甘草五分。

【药引】荷蒂二个。

【患者】乾隆朝循嫔。

【医家】罗衡、张淳。

案 614　肝热未清

【症状】头项强痛，脉息左关沉弦，右关沉滑。

【治法】清上和肝舒化。

【药物组成】白芍四钱，川芎一钱五分，薄荷一钱五分，菊花三钱，龙胆草（酒）三钱，栀子（炒）三钱，黄芩三钱，牡丹皮三钱，枳壳（炒）三钱，大黄一钱五分，钩藤三钱，橘络三钱。

【药引】羚羊角面（先煎）六分，鲜桑叶十片。

【患者】光绪朝瑾妃。

【医家】赵文魁。

案 615　湿滞不净

【症状】有时头疼，腹胁胀满，脉息弦滑。

【方剂】清热化滞汤。

【药物组成】柴胡一钱五分，生石膏三钱，生地黄三钱，竹茹三钱，黄芩（酒）二钱，知母（生）三钱，青皮（炒）二钱，栀子（炒）三钱，半夏曲（炒）三钱，川芎一钱五分，葛根（洗）二钱，大黄（酒）二钱。

【药引】菊花二钱。

【患者】道光朝孝慎成皇后。

【医家】张永清、苏钰、王明福、郝进喜。

案 616　肺胃湿热，外受微风

【症状】头疼恶心，身软口干，胸膈烦满，脉息洪滑。

【方剂】清解六和汤。

【药物组成】藿香一钱五分，厚朴一钱五分，杏仁一钱，砂仁八分，大腹皮八分，木瓜一钱，赤茯苓二钱，苍术一钱，白扁豆二钱，半夏曲一钱五分，苏梗一钱五分，木通八分，栀子（炒）一钱五分，甘草五分，黄芩一钱。

【药引】生姜二片，红枣肉二枚。

【评注】六和汤出自《医考方》，治夏月湿伤脾胃，胸膈满闷，饮食不调诸症。汪昂谓："风寒暑湿燥火之气，夏月感之为多，故用诸药匡正脾胃，以拒诸邪而平调之也。"可参考。

【患者】乾隆朝惇妃。

【医家】田福。

案 617

【症状】稍有头痛耳鸣，脉息左部见平，右关和缓。

【方剂】清胃代茶饮。

【药物组成】菊花二钱，桑叶二钱，蔓荆子（炒）二钱，薄荷五分，神曲（炒）二钱，竹茹二钱，生甘草八分。

【患者】光绪皇帝。

【医家】庄守和。

案 618　血分有热，肝胃未和

【症状】头项作痛，日晡潮热，夜不安寐，脉息弦数。

【方剂】清热和中汤。

【药物组成】当归（酒洗）三钱，赤芍三钱，羌活二钱，藁本三钱，川芎三钱，黄芩（酒）三钱，大黄（酒）一钱五分，生地黄五钱，牡丹皮五钱。

【药引】生姜三片。

【患者】咸丰朝祺嫔。

【医家】冯钰。

案 619　肝胃有火，蓄有滞热

【症状】头面有时串疼，鼻息不爽，脉息右寸关滑数，左关弦数。

【治法】清肝胃热化滞。

【药物组成】生地黄四钱，菊花三钱，薄荷一钱五分，桑叶三钱，黄芩（酒）三钱，羚羊角一钱五分，橘红二钱，枳壳（炒）二钱，焦三仙九钱，生甘草八分。

【药引】青果九个。

【患者】慈禧太后。

【医家】庄守和、姚宝生。

案 620　肝胃郁热未清

【症状】有时项后牵引头顶作痛，脉息左关稍弦，右关滑数。

【治法】清肝祛风止痛。

【药物组成】川芎二钱，蔓荆子（炒）三钱，藁本二钱，白芷二钱，赤芍三钱，龙胆草一钱五分，防风二钱，陈皮二钱，甘草八分，当归三钱，香附（炙）二钱。

【药引】芦根（切碎）二支。

【患者】光绪朝垣大奶奶。

【医家】庄守和

案 621　肝热冲肺，气道不舒

【症状】头疼，咽痛，烦渴懒食，脉自弦数。

【方剂】清肝平肺汤。

【药物组成】柴胡一钱五分，薄荷一钱，黄芩（酒）一钱五分，枳壳一钱五分，桔梗一钱五分，栀子一钱五分，玄参一钱五分，天花粉一钱五分，连翘一钱五分，牛蒡子二钱，赤芍一钱五分，甘草五分。

【药引】荷蒂二个。

【患者】乾隆朝循嫔。

【医家】罗衡、张淳。

案 622　荣分湿热，气道不和

【症状】头疼烦热，膈胁引痛。

【方剂】清热调荣汤。

【药物组成】黄芩二钱，栀子（炒）一钱五分，牡丹皮一钱，白芍（炒）一钱，薄荷一钱，柴胡（醋炒）一钱，香附（炒）二钱，苏梗一钱五分，枳壳（炒）一钱，茯苓一钱五分，白术（炒）一钱五分，甘草五分。

【药引】生姜二片，荷叶一钱。

【外治】冰片一钱。

【评注】冰片具通诸窍、散郁火、去翳明目、消肿止痛之功效。此次惇妃用冰片之原因，或为治其颈痛烦热，《寿域仙方》曾载有以冰片熏鼻治头痛之法。亦或为因以通窍醒脑之用。然以其用量而论，亦仅属临时所用。

【患者】乾隆朝惇妃。

【医家】刘太平、杜朝栋。

案 623

【症状】头部微痛，饮食不香，脉息左脉平和，右寸关稍见滑数。

【药物组成】菊花二钱，葛根一钱五分，枳壳二钱，天花粉二钱，焦神曲一钱五分，石斛二钱，知母三钱，山楂三钱，桑白皮（炙）三钱，陈皮二钱，前胡三钱，清半夏二钱，大黄（酒）一钱五分。

【药引】黄芩（酒）三钱。

【患者】宣统朝书格。

【医家】杨世芬。

案 624　肝胃湿热蒸灼上焦

【症状】身肢酸倦，胸胁不爽，头目迷闷，脉息左关弦数，右寸关滑而近数。

【治法】平肝清热化湿。

【药物组成】蔓荆子（炒）三钱，菊花三钱，桑叶三钱，薄荷一钱五分，龙胆草（酒）二钱，青皮二钱，槟榔（炒）三钱，枳壳（炒）一钱五分，苍术（焦）一钱五分，赤茯苓三钱，木通二钱，瓜蒌皮三钱。

【药引】益元散三钱。

【患者】宣统朝总管春恒。

【医家】李崇光。

案 625　肺胃湿热熏蒸，肝阳上乘

【症状】睡醒后偏右头痛，日晡较甚，脉息右寸关滑数，左关见弦。

【治法】清热化湿平肝。

【药物组成】菊花三钱，白芍（生）三钱，薄荷一钱五分，玄参三钱，黄芩（酒）三钱，桑叶二钱，川芎一钱五分，枳实（研）一钱五分，茵陈三钱，厚朴一钱五分，焦神曲四钱。

【药引】竹叶二钱。

【患者】光绪朝隆裕皇后。

【医家】佟文斌、忠勋。

案 626　湿热在中，脑虚引风邪而内侵

【症状】颠顶沉痛，咳嗽频作，脉息右关浮滑而大，左三部弦软，浮取较数。

【方剂】脱风化饮汤。

【药物组成】蔓荆子（研）三钱，藁本一钱五分，杏仁（研）三钱，麦冬三钱，法半夏（研）三钱，瓜蒌（研）三钱，赤茯苓（研）三钱，甘草五分，菊花三钱，苏梗一钱五分，陈皮二钱。

【药引】荷叶一钱。

【患者】光绪朝隆裕皇后。

【医家】周鸣凤。

案 627　湿热受风，熏蒸上焦

【症状】头疼牵引颠顶，脉息右寸关滑数，左寸关沉弦。

【治法】清热化湿。

【药物组成】薄荷八分，蔓荆子（研）一钱五分，荆芥穗二钱，白芷一钱五分，菊花三钱，川芎一钱，黄芩（酒）二钱，桑叶三钱，瓜蒌皮三钱，川贝母三钱，陈皮二钱。

【药引】栀子二钱。

【患者】光绪朝隆裕皇后。

【医家】全顺。

案628　阴分不足，肝经湿热上蒸

【症状】头痛，脉息左关沉弦，右关缓滑，两尺微有力软。

【治法】养阴缓肝止痛。

【药物组成】当归（酒）四钱，白芍三钱，生地黄三钱，川芎二钱，香附（炙）三钱，乌药二钱，青皮（炒）二钱，牡丹皮三钱，蔓荆子二钱，白芷二钱，藁本二钱，桑叶二钱。

【药引】苍耳子三钱。

【患者】宣统朝皇后婉容。

【医家】范一梅。

案629　气道渐畅，肝热未清

【症状】晚间有时头疼，右臂抽痛，脉息左关弦数，右寸关滑而近缓。

【治法】清肝调气。

【药物组成】羚羊角（先煎一刻）三钱，白芍（生）六钱，菊花四钱，桑白皮六钱，瓜蒌八钱，生地黄六钱，钩藤四钱，秦艽四钱，青皮（研）四钱，香附（炙）四钱，栀子（研）四钱，龙胆草三钱。

【药引】大黄（酒）三钱，薄荷三钱。

【患者】光绪朝瑾妃。

【医家】张仲元、佟文斌。

第十八节　眩　晕

　　眩晕是由于情志、饮食内伤、体虚久病、失血劳倦及外伤等病因，引起风、火、痰、瘀上扰清空或精亏血少，以清窍失养为基本病机，以头晕、眼花为主要临床表现的一类病证。眩即眼花，晕是头晕，两者常同时并见，故统称为"眩晕"，其轻者闭目可止，重者如坐车船，旋转不定，不能站立，或伴有恶心、呕

吐、汗出、面色苍白等症状。

　　清宫眩晕医案的症状以头晕为主，还可伴有头疼、目眩或头目眩晕。眩晕病的症状表现较为多样化，消化道症状可有口渴、口苦、口黏、谷食不香、恶心、呕吐等，全身症状可伴有发热恶寒、身倦嗜卧等。此外，还常见胸胁胀闷。值得注意的是眩晕病记录了舌象，为舌苔黄腻；脉象多为滑脉，或为弦象。

　　眩晕医案中证候涉及肝、脾、肺、胃等四个脏腑，与当今普遍认为眩晕与肝、脾、肾三脏关系密切稍有不同。其中与肝的关系最为密切，共有多份眩晕病医案的证候涉及肝脏，如肝热证、肝阳证、肝气证、肝阴证，且肝证常与胃、脾或胆有关，如肝胃证、肝脾证、肝胆证。此外，肺胃证以热夹痰饮为主。类似阳热上冲的证候有肝气上逆、肝热上冲、肝阳上越等。眩晕病多与热或湿有关，如热证、湿证、湿热并发、饮热证、痰热证。湿热证出现多次，或肝胃湿热，或脾胃湿热，或湿热上蒸，还见有湿热伤阴证。湿热证较多，难怪症状中出现舌苔黄腻。

　　清宫医案中眩晕病的辨证围绕"肝"脏进行，辨别气阴阳热，兼及胃、脾二脏腑，注重热证，辨别夹湿夹饮。眩晕病医案中治法种类多样，主要包括清热、化饮、和肝、化湿、清肝、和中等。因而针对眩晕病证候，其治法主要为清热化饮、和肝清肝、化湿和中、益阴养阴等。与头晕症状关联性最强的治法是和肝清肝，其次是益阴养阴，这与镇肝息风汤的功效比较靠近。

　　在清宫眩晕医案中按用药频次排列依次是菊花、白芍、茯苓、桑叶、枳壳、瓜蒌、栀子、延胡索、麦冬、泽泻、郁金、白芍等。眩晕病的方剂基本都以治法命名，除了清热化饮汤重复用了两次，而且两个清热化饮汤用药不相一致。清宫医案中治疗眩晕病的方剂配伍模式多为发散风热药＋理气药＋清热化痰药＋清热燥湿药，可能与证候中多热证、湿证高度相关。

案 630　脾元不足，湿滞未净

【症状】时作眩晕，肢体倦软，食后消化较慢，脉息左关沉弦，右寸关沉滑，两尺力软。

【方剂】理脾化湿饮。

【药物组成】西洋参（研）七分，白术（土炒）一钱，橘红一钱五分，半夏（姜炙）一钱五分，茯苓一钱五分，枳实（炒）六分，胆南星（炙）六分，防风六分，黄芩（酒）八分，羌活七分，白芷七分，甘草三分。

【药引】川芎八分。

【患者】光绪皇帝。

【医家】忠勋。

案 631   肺胃积热

【症状】头目眩晕，痰多便难，脉象两寸浮数，左关尤甚，右关两尺亦均见数象。

【治法】清热平肝。

【药物组成】生地黄四钱，黄芩（酒）二钱，薄荷八分，六神曲二钱，羚羊角（先煎）一钱五分，浙贝母二钱，蔓荆子（炒）一钱五分，天花粉三钱，白芍（生）三钱，知母二钱，甘草五分。

【药引】荷叶边一圈，淡竹叶二十片。

【患者】宣统皇帝。

案 632   阴虚内热

【症状】头目眩晕，有时烦躁，夜间少寐，脉息滑缓。

【方剂】育神归脾汤。

【药物组成】沙参六钱，茯神（研）三钱，白术（土炒）一钱五分，制芪（制）二钱，麦冬（朱砂炒，去心）五钱，生地黄（炒焦）五钱，当归（酒洗）五钱，龙骨（煅，研）二钱，白芍（焦）二钱，龟板（炒，研）五钱，冬瓜仁（炒，研）三钱。

【药引】福圆肉三枚。

【患者】道光朝静贵妃。

【医家】郝进喜、苏钰、张新。

案 633   胃气尚浊，脾运迟滞

【症状】头闷目眩，鼻不知味，有时烦闷，大便欠调，身肢力软，脉息左关弦缓，右关滑而近缓。

【方剂】四君子汤。

【药物组成】人参六分，茯苓二钱，甘草五分，石斛一钱五分。

【药引】鲜佛手柑一钱。

【患者】慈禧太后。

【医家】张仲元、李德源。

案 634   胃气欠和

【症状】停饮头眩，脉息左关稍弦，右寸关沉滑。

【治法】和中化饮。

【药物组成】茯苓三钱，化橘红一钱，泽泻一钱五分，谷芽（炒）三钱，菊花二钱，竹茹一钱。

【药引】青果五个。

【患者】慈禧太后。

【医家】张仲元、戴家瑜。

案 635　肝胃湿热未清，时或熏蒸

【症状】头晕口渴，小水不畅，脉息左关弦数，右关沉滑。

【方剂】平胃化湿代茶饮。

【药物组成】桑叶二钱，菊花二钱，赤茯苓三钱，车前子（包煎）三钱，橘皮二钱，大腹皮二钱，灯心三子。

【患者】光绪帝。

【医家】李德昌。

案 636　中气欠和

【症状】脊背觉热，眼目发眩，脉息左关稍弦，右寸关滑而近数。

【治法】清肝和中。

【药物组成】羚羊角六分，香附（制）一钱，茯苓二钱，橘红五分。

【药引】桑叶二钱。

【患者】慈禧太后。

【医家】庄守和、张仲元、姚宝生。

案 637　饮热感寒

【症状】胸闷头眩，腰膝酸软，脉息弦数。

【方剂】四七化饮汤。

【药物组成】苏梗二钱，半夏曲（炒）三钱，厚朴（炙）二钱，赤茯苓三钱，枳壳一钱五分，桔梗一钱五分，黄芩二钱，黄连一钱，栀子（生）二钱，焦山楂三钱，槟榔二钱，青皮（炒）二钱。

【药引】生姜三片。

【患者】嘉庆朝二阿哥福晋。

【医家】傅仁宁、陈嘉善。

案 638　肝阳上潜

【症状】有时眩晕耳鸣，步履无力，饮食消化较慢，脉息左部沉弦而细，右

寸关沉滑。

【方剂】清肝调胃代茶饮。

【药物组成】钩藤三钱，陈皮一钱，苍耳子（炒，研）二钱，麦冬二钱，芍药三钱，菊花二钱，西洋参一钱，熟大黄六分，枳壳（炒）一钱五分，焦神曲三钱。

【患者】光绪帝。

【医家】张仲元、全顺、忠勋。

案 639　肝热未清，肺气欠调

【症状】头目不爽，膈间滞闷，有时咳嗽，夜卧躁急，谷食欠香，脉息左寸关弦数，右寸关沉滑而数。

【方剂】清热调中饮。

【药物组成】白芍（生）三钱，生地黄四钱，羚羊角一钱五分，栀子二钱，枳壳（炒）二钱，焦三仙九钱，前胡二钱，橘红一钱五分。

【药引】菊花三钱，竹茹二钱。

【患者】慈禧太后。

【医家】张仲元。

案 640　肝胃欠和

【症状】口津少干，时作头眩，脉息左关稍弦，右寸关沉滑。

【治法】轻清和中。

【药物组成】菊花二钱，桑叶二钱，金银花二钱，瓜蒌（研）三钱，麦冬（去心）三钱，谷芽（炒）三钱，橘红八分。

【药引】青果七个。

【患者】慈禧太后。

【医家】张仲元、戴家瑜。

案 641　肝脾有热，胃欠调和

【症状】头晕目眩，中脘气道不畅，时或疲倦，谷食欠香，脉息左关弦数，右寸关沉滑。

【方剂】清肝和胃饮。

【药物组成】生地黄三钱，白芍（生）三钱，桑叶三钱，菊花二钱，石斛三钱，焦三仙六钱，竹茹二钱，甘草八分。

【药引】青果五个。

【患者】慈禧太后。

【医家】庄守和、张仲元。

案 642　肺胃痰热，外受微凉

【症状】头眩咽干，胸满嘈杂，脉息浮滑。

【方剂】清解和中汤。

【药物组成】薄荷一钱五分，桔梗二钱，苏叶一钱五分，黄芩一钱五分，茯苓一钱五分，橘红一钱，竹茹一钱，生甘草一钱。

【药引】生姜一片，灯心一束。

【患者】乾隆朝十五阿哥福晋。

【医家】刘彬、吕纶。

案 643　肝热上壅

【症状】头眩心悸，身肢酸倦，懒食少寐，脉沉弦。

【方剂】清肝饮。

【药物组成】菊花二钱，桔梗二钱，陈皮一钱，枳壳二钱，香附二钱，青皮二钱，厚朴二钱，焦山楂三钱，槟榔二钱，薄荷八分。

【药引】荷梗一尺。

【患者】同治朝璷嫔。

【医家】李万清。

案 644　肝胃气滞，停饮受风

【症状】头晕作疼，胸膈烦闷，呕吐水饮，脉息左关沉弦，右寸关浮滑。

【方剂】和中疏化饮。

【药物组成】当归三钱，生地黄四钱，白芍（生）三钱，川芎一钱五分，法半夏三钱，化橘红三钱，天麻二钱，枳实（炒）二钱，茯苓四钱，蔓荆子（研）二钱，南薄荷八分，泽泻三钱。

【药引】栀子（炒）一钱五分。

【患者】光绪朝顺承郡王福晋。

【医家】张仲元。

案 645　肝木欠舒，胃蓄痰饮

【症状】头晕作疼，脉息左关沉弦，右寸关滑软。

【治法】养阴调中。

【药物组成】白芍（生）三钱，当归三钱，香附（炙）三钱，泽泻二钱，茯苓四钱，厚朴（炙）二钱，枳壳（焦）二钱，化橘红一钱五分，姜半夏二钱，神曲（炒）三钱，黄连炭二钱，甘草一钱。

【药引】夏枯草二钱。

【评注】从脉象来看，"左关沉弦，右寸关滑数"，仍病在肝脾两经，故治法以调肝理气，和中化饮为主。案中用四物养血柔肝，二陈和胃化痰，为其着眼点。

【患者】光绪朝顺承郡王福晋。

【医家】姚宝生。

案 646　风热未清，湿滞尚盛

【症状】头眩而痛，食后恶心，胸中觉热，胯骨隐疼，脉息左关浮弦，右寸关滑数。

【治法】清热化湿。

【药物组成】羚羊角二钱，瓜蒌四钱，胡黄连三钱，芦荟二钱，茵陈四钱，葛根三钱，大黄（酒）七分，鸡内金三钱，旋覆花（包煎）三钱，赤茯苓五钱，泽泻三钱，薄荷一钱五分。

【药引】焦三仙二钱，藁本二钱。

【患者】光绪朝瑾妃。

【医家】忠勋。

案 647　肝胃湿热熏蒸

【症状】时作头晕，脉息左寸关弦数，右关见滑。

【治法】清解湿热。

【药物组成】桑叶三钱，菊花二钱，天麻一钱五分，荆芥一钱，黄芩（酒）二钱，川芎一钱五分，苍术（炒）一钱五分，甘草八分。

【药引】薄荷六分。

【患者】光绪朝四格格。

【医家】庄守和。

案 648　肝胃湿郁生热，微受风凉

【症状】时作头晕，脉息左关弦数，右关滑数。

【治法】清眩化湿。

【药物组成】桑叶二钱，菊花二钱，川芎一钱五分，苍术（炒）二钱，黄芩

（酒）二钱，神曲（炒）二钱，赤茯苓二钱，甘草八分。

【药引】鲜荷叶一角。

【患者】光绪朝四格格。

【医家】庄守和。

案 649　肝经有热，肺胃饮热熏蒸

【症状】时作头晕，上腭发干，喉中时觉不清，脉息右寸关滑而近数，左关弦数。

【治法】清热化饮平肝。

【药物组成】黄芩（酒）二钱，川贝母（研）二钱，桑叶三钱，菊花二钱，竹茹二钱，橘红一钱，枳壳（炒）二钱，厚朴（炙）一钱五分，生地黄三钱，羚羊角一钱五分，泽泻一钱五分，甘草八分。

【药引】焦三仙二钱。

【患者】慈禧太后。

【医家】姚宝生。

案 650　饮伏于肝

【症状】头晕耳不聪，足痛，脉息两关脉浮弦。

【方剂】舒肝健脾利湿汤。

【药物组成】白芥子（研）二钱，柴胡二钱，白芍二钱五分，汉防己三钱，茯苓三钱，甘草一钱五分。

【药引】香附（炙）二钱。

【患者】光绪皇帝。

【医家】马之骧。

案 651　肺胃湿热上蒸

【症状】头眩作呕，头晕仆地，左肘右腿稍有红肿，脉息弦缓。

【方剂】清热化饮汤。

【药物组成】赤茯苓三钱，厚朴一钱五分，陈皮三钱，黄芩一钱，木通二钱，藿香二钱，枳壳二钱，竹茹一钱五分。

【药引】朱砂面（冲服）二分。

【患者】同治朝大公主。

【医家】高充照。

案 652　肺胃蓄有湿热

【症状】早晨头晕，心中稍有懊恼，脉息左寸关弦而稍数，右寸关滑缓。

【方剂】清热化湿代茶饮。

【药物组成】菊花二钱，桑叶二钱，黄芩（酒）一钱五分，川芎一钱五分，神曲（炒）三钱，谷芽（炒）三钱，藿梗一钱，竹茹一钱五分。

【患者】光绪皇帝。

【医家】庄守和。

案 653　胃气欠和，湿饮不净

【症状】动则头仍眩晕，时或懊恼，脉息左寸浮弦，右寸关滑缓。

【方剂】清胃化湿代茶饮。

【药物组成】厚朴（炙）一钱五分，白术（土炒）一钱五分，陈皮一钱五分，菊花二钱，天麻一钱，法半夏一钱五分，赤茯苓二钱，焦三仙二钱。

【患者】光绪皇帝。

【医家】庄守和。

案 654　浮热未清，气道壅逆

【症状】头目眩晕，耳鸣烦急，夜不得寐，脉息左关弦缓，右寸关滑数。

【治法】清热调气。

【药物组成】菊花三钱，桑叶三钱，天麻二钱，法半夏二钱，茯神（朱拌）三钱，黄连二钱，白扁豆（炒）三钱，当归二钱，薄荷一钱，白芍（生）三钱，竹茹二钱，旋覆花（包煎）二钱。

【药引】酸枣仁三钱，火麻仁四钱，玄参三钱。

【患者】光绪朝瑾妃。

【医家】忠勋。

案 655　肝气未和，脾湿不净，熏蒸于上

【症状】头晕，腿痛，食后腹疼，脉息左寸关沉滑，右关沉弦。

【治法】清肝调脾利湿。

【药物组成】白芍（生）三钱，青皮一钱，狗脊（去毛）三钱，菊花三钱，天麻二钱，白扁豆三钱，赤茯苓三钱，槟榔（炒）二钱，防己二钱，枳壳（炒）一钱五分，莱菔子（炒）三钱，白术二钱。

【药引】焦三仙三钱，石膏（煅）一钱五分。

【患者】光绪朝瑾妃。

【医家】忠勋。

案 656　脾肾不足，肝胃饮热熏蒸

【症状】动则头晕，胸脊串痛，腿膝酸软，脉息左关沉弦，右寸关沉滑。

【治法】清眩和肝。

【药物组成】菊花二钱，桑叶二钱，玄参三钱，荆芥穗（炒）一钱，白芍二钱，川芎一钱五分，生地黄三钱，西洋参（研）三钱，白术二钱，茯苓三钱，竹茹二钱，炙甘草八分。

【药引】荷叶一角。

【患者】光绪皇帝。

【医家】庄守和、忠勋。

案 657　胃气稍弱，湿饮熏蒸

【症状】动则头沉，眩晕，口干作渴，脉息左寸关弦数，右寸关沉滑。

【方剂】益气平胃化饮。

【药物组成】潞党参二钱，白术（炒）二钱，茯苓三钱，橘红一钱五分，法半夏二钱，天麻一钱，菊花二钱，黄连（研）八分，焦三仙二钱，砂仁（研）八分，麦冬三钱，炙甘草八分。

【药引】竹茹二钱。

【患者】光绪皇帝。

【医家】庄守和。

案 658　肝胃湿热熏蒸

【症状】呕吐黏涎酸水，动则足软头晕，口干作渴，脉息左寸关弦数，右寸关滑数。

【方剂】平胃化饮汤。

【药物组成】厚朴（炙）二钱，陈皮二钱，白术（炒）二钱，黄连（酒，研）八分，法半夏三钱，天麻一钱五分，菊花三钱，桑叶三钱，神曲（炒）三钱，麦芽（炒）三钱，赤茯苓三钱，甘草八分。

【药引】竹茹二钱。

【患者】光绪皇帝。

【医家】庄守和。

案 659　肝胃蓄有饮热，时或熏蒸

【症状】头作眩晕，胸膈不爽，口干微渴，小水不畅，脉息左关弦数，右关滑数。

【方剂】平胃清上代茶饮。

【药物组成】桑叶二钱，菊花二钱，焦三仙二钱，车前子（包煎）三钱，竹茹二钱，橘皮二钱，天麻一钱五分。

【患者】光绪皇帝。

【医家】李德昌。

案 660　肝胃饮热未清，时或熏蒸

【症状】头晕口渴，脉息左关弦数，右关沉滑。

【方剂】抑火化湿代茶饮。

【药物组成】玄参三钱，生地黄（次）三钱，天花粉三钱，陈皮二钱，赤茯苓四钱，石斛三钱，竹茹三钱，桑叶二钱，菊花二钱，灯心三子。

【患者】光绪皇帝。

【医家】李德昌。

案 661　肝胃湿热，饮滞未清

【症状】头觉眩晕，胸膈不爽，有时懊恼，口干作渴，大便虽行，里滞尚有未净，脉息左关弦数，右寸关沉滑稍数。

【方剂】和中清化饮。

【药物组成】茯苓三钱，苍术（炒）一钱五分，厚朴（炙）一钱，藿梗一钱，橘皮三钱，竹茹三钱，葛根一钱五分，天花粉三钱，菊花二钱，桑叶二钱，砂仁（研）八分，焦三仙六钱。

【药引】芦根（切碎）二支，灯心三子。

【患者】光绪皇帝。

【医家】李德昌。

案 662　阳气郁遏，痰饮未清

【症状】眩晕时轻时重，口渴耳鸣，左胁微疼，步履无力，脉息左部沉弦而细，右寸关沉滑。

【治法】理脾化痰。

【药物组成】茯苓八钱，白术（生）四钱，白芍（生）八钱，附子（炙）

五分，五味子一钱，炙甘草一钱。

【药引】桂枝八分。

【患者】光绪皇帝。

【医家】张仲元、全顺、忠勋。

案663   阳气郁遏，腑气不通

【症状】眩晕时轻时重，口渴耳鸣，左胁微疼，步履无力，脉息左部沉弦而细，右寸关沉滑。

【治法】宣郁化痰。

【药物组成】白芍（生）三钱，桑白皮（生）三钱，玄参三钱，菊花三钱，枳实（炒）二钱，瓜蒌仁（研）三钱，厚朴（炙）二钱，甘草七分。

【药引】玄明粉（后煎）一钱，大黄（酒）一钱五分。

【患者】光绪皇帝。

【医家】张仲元、全顺、忠勋。

案664   阳气郁遏，痰饮未清

【症状】时作眩晕，口渴，耳鸣，脊间微疼，步履无力，脉息左部沉弦而细，右寸关沉滑。

【治法】益阴调气。

【药物组成】西洋参（研）一钱，白芍（生）三钱，肉苁蓉三钱，淡菜（研）三钱，苍耳子（炒，研）三钱，木香（研）八分，陈皮二钱，钩藤三钱，当归（酒）三钱，瓜蒌仁三钱。

【药引】牡蛎（生）四钱。

【患者】光绪皇帝。

【医家】张仲元、全顺、忠勋。

案665   阳气郁遏，痰饮固结未化

【症状】眩晕，口渴耳鸣，脊间微疼，步履无力，夜间心下作悸，唇指动，脉息左部沉弦而细，右寸关沉滑。

【治法】涤痰化滞。

【药物组成】瓜蒌仁（研）三钱，白芍（生）三钱，钩藤三钱，苍耳子（炒，研）二钱，枳实（炒）二钱，厚朴（炙）二钱，淡菜三钱，大黄（酒）一钱五分。

【药引】玄明粉一钱。

【患者】光绪皇帝。

【医家】张仲元、全顺、忠勋。

案 666　肝热脾湿，微感风凉

【症状】头目眩晕，身肢倦软，脉息左寸关弦缓，右寸关浮滑而数。

【方剂】疏表清热化湿汤。

【药物组成】川芎二钱，菊花二钱，桑叶三钱，生地黄三钱，荆芥二钱，青皮二钱，知母二钱，槟榔三钱，陈皮二钱，薄荷八分，黄芩一钱五分，生甘草八分。

【药引】蔓荆子三钱。

【患者】光绪朝隆裕皇后。

【医家】李崇光。

案 667　阳气郁遏，痰饮上干

【症状】眩晕，口渴，耳鸣，左胁微痛，步履无力，脉息左部沉弦而细，右寸关沉滑。

【治法】理脾化痰。

【药物组成】西洋参（研）一钱，白术（生）二钱，茯苓四钱，柴胡（醋）一钱，牡蛎（生）三钱，法半夏（研）二钱，枳实一钱，甘草八分。

【药引】桂枝八分。

【患者】光绪皇帝。

【医家】张仲元、全顺、忠勋。

案 668　肝阳上越，脾胃不和

【症状】头目眩晕，谷食消化不快，胁脊骨间隐痛，步履无力，大便仍燥，脉息左部沉弦而细，右寸关沉滑。

【治法】疏风化湿清热。

【药物组成】钩藤三钱，防风一钱五分，白芷一钱五分，川芎一钱五分，菊花二钱，桑叶三钱，茯苓三钱，西洋参（研）一钱五分，火麻仁三钱，溏瓜蒌三钱，白芍三钱，鸡内金（炒）三钱。

【药引】苍耳子三钱。

【患者】光绪皇帝。

【医家】全顺、忠勋。

案 669　上焦微有浮热

【症状】眩晕耳鸣，喉中觉咸，谷食消化不快，步履无力，脉息左部沉弦，右寸关沉滑。

【治法】清热调中。

【药物组成】苏叶一钱，薄荷八分，苍耳子（炒、研）三钱，菊花三钱，桑叶三钱，玄参三钱，焦三仙二钱，菟丝子三钱。

【药引】枇杷叶（炙）三钱，知母（炒）一钱五分。

【患者】光绪皇帝。

【医家】全顺、忠勋。

案 670　饮热内盛

【症状】头目眩晕，脉息弦缓。

【方剂】清热化饮汤。

【药物组成】黄芩一钱五分，栀子（炒）一钱五分，枳壳一钱五分，桔梗一钱五分，赤茯苓二钱，陈皮三钱，半夏（制）二钱，天麻一钱五分，神曲（炒）二钱，苏梗一钱五分，蔓荆子一钱五分，生甘草八分。

【药引】姜二片，灯心三十寸。

【评注】眩晕之成因，有风、火、痰、虚之不同。惇妃之病眩晕，当以痰阻中州，致清阳不升，浊阴不降，兼以湿浊蕴热所致。中医向有"无痰不作眩"之说，故本方以二陈汤为主加清热健脾之品天麻、蔓荆子清头止眩之属，旨在祛痰化湿，清热和胃，俾湿浊得除，中州得运，升降得宜，而眩晕自除。

【患者】乾隆朝惇妃。

【医家】张肇基、姜晟。

案 671　肝阳上越，中气郁遏

【症状】眩晕耳鸣，步履无力，脉息左部沉弦而细，右寸关沉滑。

【治法】清肝和中。

【药物组成】钩藤三钱，陈皮一钱，麦冬二钱，茯苓二钱，石膏（煅）五分，西洋参（研）一钱，菊花三钱，苍耳子（炒、研）二钱，甘草五分，竹茹二钱，桑叶二钱。

【药引】生姜三片。

【患者】光绪皇帝。

【医家】张仲元、全顺、忠勋。

案 672　肝阳上越，肾水不足

【症状】眩晕时轻时重，耳中觉鸣，谷食虽香，消化不快，脉息左部沉弦而细，右寸关沉滑。

【方剂】柔肝清化饮。

【药物组成】生地黄三钱，白芍（生）三钱，羚羊角一钱，钩藤三钱，苍耳子（炒，研）三钱，桑叶三钱，菊花三钱，远志（肉）一钱五分，石菖蒲一钱五分，化橘红二钱，谷芽（炒）三钱，竹茹二钱。

【药引】玄明粉一钱五分。

【患者】光绪皇帝。

【医家】张仲元、全顺、忠勋。

案 673　肝脉不和，胃饮调

【症状】眩晕手足觉凉，脊背微疼，鼻息觉干，食后消化不快，步履无力，脉息左部沉弦，右寸关沉滑。

【治法】柔肝清肺调脾。

【药物组成】生地黄三钱，白芍（生）二钱，桑叶二钱，菊花二钱，川贝母（研）二钱，枳壳（炒）一钱五分，瓜蒌三钱，钩藤三钱，苍耳子（研）一钱，续断一钱五分，谷芽（炒）三钱。

【药引】没药一钱五分。

【患者】光绪皇帝。

【医家】张仲元、全顺。

案 674　内热受凉

【症状】头疼眩晕，恶风身软，脉息弦滑。

【方剂】川芎茶调饮。

【药物组成】川芎一钱五分，菊花二钱，荆芥穗二钱，白芷一钱五分，羌活一钱五分，防风一钱五分，细辛六分，黄芩二钱，蔓荆子二钱，生甘草八分。

【患者】嘉庆朝总管张进忠。

【医家】傅仁宁。

案 675　肝阳未平，痰饮尚盛

【症状】眩晕，口渴耳鸣，左胁微疼，步履无力，脉息左部沉弦而细，右寸关沉滑。

【治法】柔肝理脾化饮。

【药物组成】白芍三钱，肉苁蓉三钱，菟丝子三钱，茯苓四钱，橘红二钱，牡蛎（生）三钱，旋覆花（包煎）二钱，火麻仁（研）三钱。

【药引】炒谷芽三钱。

【患者】光绪皇帝。

【医家】张仲元、全顺、忠勋。

案 676　脾虚停饮

【症状】眩晕，口渴耳鸣，饮食虽香，消化不快，步履无力，大便觉燥，脉息左部沉弦而细，右寸关沉滑。

【治法】理脾化饮。

【药物组成】茯苓五钱，白术（生）一钱，白芍三钱，泽泻二钱，化橘红二钱，瓜蒌仁（研）三钱，猪苓二钱，桂枝五分，桑白皮（生）二钱，川贝母（研）二钱。

【药引】黄土八两。

【患者】光绪皇帝。

【医家】张仲元、全顺、忠勋。

案 677　肝胃不和，气滞停饮

【症状】头晕恶心，胸闷发热，两肋牵引少腹胀满，脉息浮滑。

【方剂】清气利湿汤。

【药物组成】苍术一钱（炒黑）五分，陈皮一钱五分，香附（盐炒）二钱，藿香梗一钱，厚朴一钱五分，苏梗一钱，木通一钱，赤茯苓二钱，柴胡（醋炒）一钱，半夏曲（炒）一钱五分，栀子（炒）一钱五分，天花粉二钱，生甘草三分。

【药引】生姜三片，灯心五十寸。

【患者】乾隆朝惇妃。

【医家】田福。

案 678　胃气壅滞，阻遏清阳

【症状】头闷目倦，膈间饮逆，大便不调，脉息左关弦缓，右寸关沉滑鼓指。

【方剂】平胃散。

【药物组成】苍术（石斛水炒炭）一钱五分，陈皮二钱，厚朴一钱，甘草五分，神曲三钱。

【药引】佩兰梗六分。

【患者】慈禧太后。

【医家】张仲元、李德源、戴家瑜。

案 679 肝胃之气欠调,湿热不净

【症状】胸间不畅,头疼眩晕,大关防两日未行,脉息左关弦而近数,右寸关滑数。

【治法】清热润燥。

【药物组成】生地黄三钱,白芍(生)三钱,麦冬三钱,旋覆花(包)三钱,枳壳二钱,火麻仁三钱,玄参三钱,栀子(炒)二钱,菊花三钱,石斛三钱,橘红二钱,瓜蒌仁三钱。

【药引】泽泻二钱。

【患者】光绪朝隆裕皇后。

【医家】张仲元、忠勋。

案 680 肝经有热,扰动神明

【症状】头晕心烦,夜寐不安,胸膈满闷,脉息左寸关弦数,右寸关滑而近数。

【治法】育神清肝。

【药物组成】白芍(生)四钱,青皮三钱,延胡索(炙)三钱,香附(炙)三钱,牡丹皮四钱,羚羊角(先煎)一钱五分,酸枣仁(焦)三钱,黄连(研)一钱五分,代赭石(煅)六钱,牡蛎(生)四钱,栀子(研)四钱,大黄(酒)二钱。

【药引】橘红三钱,桑叶一两。

【患者】光绪朝瑾妃。

【医家】赵文魁。

案 681 胃有湿热,熏蒸于上

【症状】头晕作痛,咳嗽心悸,有时自汗、目迷,脉息左关弦数,右寸关沉滑。

【治法】养阴清热。

【药物组成】生地黄二钱,玄参三钱,沙参三钱,麦冬(朱)三钱,牡丹皮三钱,青皮七分,瓜蒌仁(研)二钱,金石斛二钱,狗脊(去毛)三钱,生甘草五分。

【药引】薄荷七分，藁本五分。

【患者】光绪朝隆裕皇后。

【医家】忠勋。

案 682　脾胃不和，停蓄湿热

【症状】头晕口干，心烦作呕，脉息左关见弦，右寸关滑数。

【方剂】正气平胃清化饮。

【药物组成】藿梗一钱，陈皮一钱五分，麦冬三钱，赤茯苓三钱，菊花二钱，桑叶三钱，竹茹二钱，甘草八分。

【药引】芦根一支。

【患者】同治朝太监李莲英。

【医家】庄守和。

案 683　肝经有热，脾胃不和

【症状】头闷觉晕，倦怠嗜卧，胸膈不爽，时作烦急，食即作呕，脉息左关弦而稍数，右寸关滑数。

【方剂】调中和胃化湿饮。

【药物组成】荆芥穗一钱，陈皮一钱，竹茹三钱，茯苓三钱，石斛三钱，桑叶二钱，白芍（生）一钱，砂仁八分。

【药引】芦根（切碎）一支，谷芽（炒）三钱。

【患者】同治朝太监李莲英。

【医家】全顺。

案 684　肝热气滞，中州蓄饮

【症状】头觉晕痛，胸堵呕恶，谷食欠香，身肢酸倦，脉息左关沉弦，右关滑数。

【治法】和肝调中化饮。

【药物组成】生地黄六钱，白芍四钱，当归四钱，陈皮三钱，香附（炙）四钱，青皮（研）三钱，木香（研）二钱，瓜蒌四钱，竹茹三钱，赤茯苓四钱，苍术（炒）三钱，薏苡仁（炒）六钱。

【药引】谷芽（炒）四钱，胡黄连二钱。

【患者】宣统朝皇后婉容。

【医家】佟文斌。

案 685　肝热停饮，阴分不足

【症状】头目眩晕恶心，腰腿酸沉倦怠，脉息左关沉弦，右关缓滑。

【治法】养阴清热化饮。

【药物组成】当归（酒）六钱，白芍四钱，川芎三钱，益母草四钱，延胡索四钱，杜仲（炒）四钱，香附（炙）三钱，青皮（炒）三钱，鸡血藤（研）三钱，黄芩三钱，菊花炭三钱，砂仁一钱五分。

【药引】鸡冠花五钱。

【患者】宣统朝皇后婉容。

【医家】范一梅。

案 686　上焦浮热较轻，肝胃湿滞未化

【症状】头目仍闷，胸膈气道欠爽，大便结秘，脉息左关弦数，右寸关滑而微数。

【治法】清热平肝降滞。

【药物组成】菊花三钱，桑叶三钱，龙胆草（酒）二钱，青皮二钱，槟榔（炒）三钱，枳壳（炒）二钱，香附（炙）一钱，黄连（研）一钱五分，木香（研）一钱五分，大黄三钱，瓜蒌皮三钱，木通二钱。

【药引】益元散三钱。

【患者】宣统朝总管春恒。

【医家】李崇光。

案 687　肝阴不足，虚阳引湿热

【症状】头目时作沉闷，脉息右关渐缓，寸部较大，左三部弦劲而滑。

【治法】凉阴调气。

【药物组成】生地黄五钱，青皮（炒）一钱，牡丹皮三钱，玄参五钱，栀子三钱，黄芩（酒）二钱，菊花三钱，麦冬三钱，木香（煨）五分，桑叶二钱，羚羊角二钱，泽泻一钱五分。

【药引】荷梗一钱。

【患者】光绪朝隆裕皇后。

【医家】全顺、周鸣凤。

第十九节　中　风

清宫中风医案多以口眼歪斜、半身不遂或麻木为主症，出现神昏、目闭者为

病情急危重导致。病因多由阴阳失调、脏腑气偏、气血错乱而致，病机多为内风越动、五志化火、痰阻脉络、气机失调及血脉瘀滞引起。治疗以急则治其标为原则，使用平肝息风、化痰通腑、活血通络、清热涤痰等诸法，其中更重在化痰，常用方剂有祛风化痰汤、星香化痰汤、育神化痰汤等。

案 688　经络壅闭

【症状】右半身牵引疼痛，口眼歪斜，牙关偏紧，饮食艰难，时或头晕，心悸，言语健忘。

【方剂】疏经活络汤。

【药物组成】僵蚕（炒）二钱，川芎一钱，白芷一钱，秦艽二钱，薄荷一钱，菊花一钱，钩藤二钱，桂枝一钱，白芍（炒）二钱，生甘草五分。

【药引】生姜二片。

【评注】是方具平肝息风、通经活络之功，当可收效。

【患者】乾隆朝礼部侍郎齐召南。

【医家】刘裕铎、邵正文。

案 689　风湿夹痰

【症状】右半身麻木，二目微斜，脉息沉滑。

【方剂】疏风化痰汤。

【药物组成】苏梗一钱五分，独活一钱五分，桑寄生一钱五分，当归三钱，川芎一钱，天麻一钱五分，木瓜二钱，乌药二钱，橘红二钱，沉香八分，青皮（炒）二钱，僵蚕（炒）二钱。

【药引】姜汁一茶匙。

【患者】嘉庆朝二阿哥侧福晋。

【医家】王文彬、薛文昱。

案 690　心阴不足，血不荣筋，肝经气滞不畅

【症状】右手筋颤偶作，胸膈满胀，夜寐不实，脉息左寸关弦涩而数。

【治法】舒肝养血，荣筋育神。

【药物组成】当归三钱，远志三钱，益智仁三钱，半夏曲三钱，白芍（炒）三钱，川芎三钱，酸枣仁四钱，续断三钱，茯神（朱）五钱，陈皮三钱，麦冬（朱）四钱，杜仲（炒）三钱。

【药引】郁金（研）二钱，炙甘草一钱，谷芽炭三钱。

【患者】光绪朝瑾妃。

【医家】石国庆。

案 691 中经络

【症状】神昏目闭，痰涎壅塞，左半身不遂，汤水难咽。

【治法】祛风化痰。

【方剂】祛风化痰汤。

【药物组成】橘红一钱，半夏（制）一钱，茯苓一钱，胆南星（制）五分，僵蚕五分，石菖蒲八分，天麻一钱，防风一钱，当归八分，生甘草三分。

【药引】生姜三片，竹沥五分。

【患者】康熙朝镶黄旗食阿思哈尼哈番俸硕色。

【医家】刘声芳、李德聪。

案 692

【症状】抽搐未止，痰涎壅盛，气息尚闭，神识不清，仍觉筋惕肉颤，症势见重，脉息左关弦细，右寸关沉伏。

【治法】调肝化痰止抽。

【药物组成】香附（炙）三钱，郁金（研）三钱，代赭石（煅）三钱，乌药三钱，天竺黄三钱，胆南星（炙）三钱，秦艽三钱，青皮（炒）三钱，南薄荷一钱，钩藤三钱，青风藤三钱，橘红二钱。

【药引】琥珀抱龙丸一丸煎。

【患者】光绪朝瑾妃。

【医家】张仲元、聂鸿钧、周鹤龄。

案 693 气不化饮

【症状】气道梗阻，脉息弦奭而虚，有似厥闭之象，病势重大，气体太虚。

【方剂】助气化饮汤。

【药物组成】沙参五钱，麦冬五钱，伏龙肝五钱，枇杷叶二钱，白薇二钱，陈皮二钱，五味子四分，柏子仁二钱。

【药引】一捻金六分。

【患者】同治皇帝。

【医家】王允之。

案 694 痰热犹盛

【症状】气弱身软，时或迷晕，痰热犹盛，脉息细涩。

【方剂】育神化痰汤。

【药物组成】茯神三钱，远志一钱五分，白术（土炒）二钱，橘红一钱五分，半夏（制）二钱，白芍（炒）一钱五分，白扁豆（炒）四钱，泽泻一钱五分，酸枣仁（炒黑）一钱五分，炙甘草一钱。

【药引】莲子肉三钱，生姜二片。

【患者】乾隆朝禄贵人。

【医家】张肇基、李德宣。

案 695　内有痰热，外受风热

【症状】神昏，咽喉痰鸣不语，脉息虚滑。

【方剂】星香化痰汤。

【药物组成】胆南星一钱，木香一钱，枳壳一钱五分，橘红二钱，半夏（制）二钱，黄连（生）一钱，石菖蒲一钱，茯神二钱，僵蚕（炒）一钱，甘草八分。

【药引】生姜汁一茶匙。

【患者】乾隆朝禄贵人。

【医家】张肇基、鲁瑾。

第二十节　疟　疾

疟疾由感受疟邪、瘴毒或风寒暑湿之气，侵袭人体，伏于少阳，出入营卫，邪正交争所致，是以寒战壮热、体若燔炭、头痛、烦渴、汗出、寒热往来为特征的传染性疾病，多发于夏秋季。

清宫疟疾医案多以寒热往来、皮肤潮热等为主症，伴头晕、身倦等症。病因病机多为感受疟邪兼感风寒暑湿、情志劳倦、痰食所致，治法以截疟为主，伴以和解少阳、清热化湿、建中化痰等。常用方剂有柴平汤、七宝截疟饮、滋益健中化痰汤等。

案 696　劳碌郁闷，饮滞停蓄，感受风凉

【症状】头闷眩晕，唇燥口黏，胸膈膨闷，谷纳欠香，皮肤潮热，身肢懒倦，脉息左寸关弦数稍浮，右寸关沉滑。

【方剂】加味达原饮。

【药物组成】葛根二钱，银柴胡一钱五分，槟榔三钱，草果一钱五分，厚朴（炙）一钱五分，藿香二钱，白芍（生）三钱，知母（炒）三钱，黄芩三钱，苍

术（炒）一钱五分，天花粉三钱，薄荷一钱。

【药引】蔓荆子（生）三钱，焦三仙九钱。

【患者】光绪皇帝。

【医家】李德昌、范绍相。

案 697　湿热盛于荣分

【症状】寒热往来，胁腹胀满，脉息弦滑。

【方剂】柴平汤。

【药物组成】柴胡一钱五分，半夏（炙）一钱五分，黄芩（酒）二钱，赤茯苓三钱，苍术（炒）一钱五分，厚朴（炒）一钱五分，陈皮一钱五分，草果（煨）八分，槟榔一钱五分，生地黄三钱，知母（生）一钱五分，当归（酒洗）三钱。

【药引】生姜二片，灯心一束。

【评注】柴平汤为小柴胡汤与平胃散之合方，功能为和解少阳而治湿疟。本案得之夏月，暑湿凝结，故本方颇为对症。方中更增草果、槟榔等治疟之品，可见御医除辨证论治外，也注意到用专方专药治病。需要指出的是中医所称之疟疾，包括类疟。

【患者】光绪朝珍嫔。

【医家】崔良玉、陈昌龄。

案 698　湿饮过盛

【症状】时或往来寒热，脉息滑数。

【方剂】七宝截疟饮。

【药物组成】常山二钱，草果（姜炙）二钱，知母二钱，槟榔二钱，青皮二钱，半夏二钱，橘红二钱五分，麦冬三钱，黄芩二钱，柴胡二钱，滑石二钱，木通三钱。

【药引】青蒿二钱，乌梅三个。

【患者】嘉庆朝南府首领禄喜。

【医家】张自兴。

案 699　暑湿疟邪未清，气道不畅，饮滞化而未净

【症状】头闷眩晕，口黏作渴，胸膈不爽，谷食无味，身肢酸倦，脉息左寸稍浮，关部沉弦，右寸关滑数。

【方剂】和解清胃代茶饮。

【药物组成】柴胡一钱五分，薄荷一钱，地骨皮三钱，青皮（炒）二钱，黄芩三钱，胡黄连一钱，蔓荆子（炒）三钱，常山三钱，生地黄六钱，玄参五钱，焦三仙（研）三钱，厚朴一钱五分。

【患者】光绪皇帝。

【医家】张仲元、杨世葆。

案700　痰饮滞热未清，阴亏脾弱

【症状】头疼身倦，胸闷懒食，腿膝空酸，大关防下有黏滞，脉息左寸关弦滑，右寸关滑数，沉取力弱。

【方剂】滋益健中化痰汤。

【药物组成】西洋参三钱，鳖甲八钱，黄芩（酒）三钱，赤茯苓三钱，白术（生）一钱五分，柴胡二钱，知母（炒）二钱，瓜蒌仁（研）三钱，厚朴二钱，槟榔（炒）三钱，青皮（炒）二钱，常山（炒）二钱。

【药引】郁李仁（研）三钱，大黄（酒）二钱。

【评注】此方本截疟七宝饮与大柴胡汤方意化裁而成，一以治疟，一以通便，于瑾贵人病情颇相适合。方中常山为中医抗疟专药，现代药理实验表明对疟原虫有杀灭作用，其所含之生物碱对间日疟及三日疟均有良好抗疟效果，同时还有抗阿米巴痢疾及解热作用，施于本病，当属允当。

【患者】光绪朝瑾妃。

【医家】王继曾、杨世葆。

第二十一节　淋　证

淋证以小便频繁而数量少、尿道灼热疼痛、排便不利，或小腹急痛为主要表现的病证。此病多因嗜酒过度，或多食肥甘食品，造成湿热，或情绪不好，郁怒伤肝所致。清宫淋证医案多以小水涩痛、小关防频数赤少、小关防短赤等为主要症状，伴以腹胀、发热、脉洪等症状，病机以五脏之热移于膀胱所致，治疗主要以清热导赤为主，常用方剂以导赤散加减。

案701　肝胃湿热

【症状】小水涩痛，少腹作胀，脉息弦滑。

【方剂】清热导赤汤。

【药物组成】木通二钱，栀子（炒）一钱五分，赤茯苓三钱，生地黄二钱，甘草一钱，泽泻一钱五分。

【药引】灯心五十寸。

【外治】盐葱熨法方：食盐一两，葱白二两，炒热温熨。

【评注】食盐可清热解毒，葱白可发表通阳解毒。

【患者】乾隆朝五阿哥。

【医家】张桐舒。

案 702　心经有热，移于膀胱

【症状】大小关防不利，脉息沉洪。

【方剂】导赤八正饮。

【药物组成】木通一钱五分，车前子一钱五分，生地黄二钱，萹蓄一钱，大黄一钱五分，瞿麦一钱，滑石二钱，泽泻一钱，麦芽一钱五分，赤茯苓二钱，栀子（炒）一钱，甘草（炒）八分。

【药引】灯心五十寸，姜皮一片。

【患者】乾隆朝循嫔。

【医家】田福。

案 703　心脾积热，移于膀胱

【症状】小关防频数赤少，四肢发热，脉息弦数。

【方剂】分清导赤饮。

【药物组成】车前子二钱，赤芍一钱五分，赤茯苓二钱，滑石三钱，木通二钱，生地黄二钱，川萆薢一钱五分，栀子（炒）二钱，木香（研）八分，泽泻一钱五分，甘草一钱，大黄（酒）三钱。

【药引】灯心五十寸，葱尖五个。

【患者】乾隆朝循嫔。

【医家】罗衡、牛永泰。

案 704　心脾积热，移于膀胱

【症状】大小关防不利，四肢发热，脉息沉数。

【方剂】八正导赤饮。

【药物组成】木通一钱五分，生地黄二钱，赤茯苓二钱，泽泻一钱五分，滑石三钱，大黄（酒）二钱，栀子（炒）二钱，连翘二钱，黄芩一钱五分，枳壳一钱五分，牡丹皮一钱五分，生甘草梢八分。

【药引】竹叶二十片，灯心五十寸。

【患者】乾隆朝循嫔。

【医家】陈世官、马敬伦。

案705　心脾积热渐减，唯膀胱余热未清

【症状】小关防短赤，脉息渐缓。

【方剂】导赤分清饮。

【药物组成】连翘二钱，赤茯苓二钱，木通一钱五分，牡丹皮一钱五分，栀子（炒）一钱五分，生地黄二钱，滑石三钱，瞿麦二钱，川萆薢二钱，甘草一钱。

【药引】灯心五十寸。

【患者】乾隆朝循嫔。

【医家】陈世官、沙成玺。

第二十二节　遗精与滑精

遗精是指不因性生活而精液遗泄的病证，其中因梦而遗精的称"梦遗"，甚至清醒时精液流出的谓"滑精"。本病记载首见于《内经》，该书称遗精病为"精自下"，并对起病原因、兼见证候，均有阐述。《灵枢·本神》篇指出："心怵惕思虑则伤神，神伤则恐惧，流淫而不止，恐惧而不解则伤精，精伤骨酸痿厥，精时自下。"明确指出遗精与情志内伤有密切关系。汉代张仲景在《金匮要略》中称本病为"失精"，认为本病是由虚劳所致，对其证候亦有诸多描述。

清宫遗精医案皆是光绪帝的医案，为其反复发作、缠绵不已的病证。据光绪三十三年自书之起居注称："遗精之病将二十余年，前数年每月必发数十次，近数年每月不过二三次，且有自遗泄之时。冬天较甚。"治疗医方有内服、外治之分，本节所列皆为内服汤药医案，光绪帝除服汤药外亦常服丸药，其丸药处方列在清宫保健养生医方中。

案706　肝肾不足，风湿所阻

【症状】筋络不舒，时作疼痛，食物不化，梦遗滑泄，足膝软弱，脉息左部寸关俱弦，右部亦见弦象。

【治法】祛风逐湿兼顾肝肾。

【药物组成】秦艽一钱，橘络一钱，沙苑蒺藜二钱，白术三钱，桑寄生三钱，桑枝三钱，茯苓三钱，菟丝子二钱，杭菊花二钱。

【药引】鲜藕节一段。

【患者】光绪皇帝。

【医家】陆润庠。

【疾病】遗精。

案 707

【症状】厥阴肝客于阴器，则梦接相火，鼓之致肾不闭藏，则遗，脉息左关微弦，右寸关稍数。

【方剂】滋阴固肾汤。

【药物组成】桂枝一钱，白芍一钱，牡蛎（煅）一钱五分，蛤粉一钱五分，芡实二钱，甘草一钱。

【药引】生姜一片，红枣三枚。

【患者】光绪皇帝。

【医家】李锡璋。

【疾病】滑精。

案 708　肝肾不实，气息欠和

【症状】胸旁脊间滞痛，项筋微疼，腰间有时流串，周身筋络欠和，足膝少力，下元虚弱，时或梦遗自泄，脉息左部沉弦，右寸关沉缓。

【治法】滋益肝肾清气。

【药物组成】白术（炒）三钱，茯苓三钱，生地黄（次）三钱，白芍（生）二钱，杜仲（炒）二钱，橘络二钱，青皮一钱，桑寄生三钱，川贝母（研）二钱，山茱萸肉二钱，川牛膝一钱五分。

【药引】沙苑蒺藜二钱。

【患者】光绪皇帝。

【医家】全顺。

【疾病】遗精。

案 709　禀赋不壮，肝肾不实

【症状】精滑自遗，脉息左部沉弦，右寸关沉缓。

【治法】滋益肝肾强胃健脾。

【药物组成】生地黄三钱，白芍（炒）二钱，山茱萸二钱，牡丹皮二钱，芡实（研）三钱，茯苓三钱，怀山药（炒）三钱，莲子心一钱，桑叶三钱，菊花二钱，薏苡米（炒）三钱，炙甘草八分。

【药引】核桃肉三钱。

【患者】光绪皇帝。

【医家】庄守和、全顺。

【疾病】滑精。

案710　肝旺脾弱，心肾两亏，阴虚肺燥

【症状】喉痒呛嗽，口内起有白泡，每遇多言气息作促，久坐腰酸腿膝疼痛，睡欠沉实，偶有滑精，手足发胀，不耐劳乏，脉息左寸关沉弦，重按力弱。

【方剂】滋阴益肾健脾代茶饮。

【药物组成】熟地黄（捣碎）六钱，麦冬四钱，茯苓三钱，怀山药（炒）四钱，芡实（炒）三钱，莲蕊三钱，黄芩（酒）二钱，知母（酒）三钱，白芍（炒）二钱，牡丹皮二钱，川贝母（研）二钱，甘草（制）一钱，金狗脊（制）三钱。

【患者】光绪皇帝。

【医家】庄守和、杨际和。

第二十三节　血　证

血证是指由多种原因引起火热熏灼或气虚不摄，致使血液不循常道，或上溢于口鼻诸窍，或下泄于前后二阴，或渗出于肌肤所形成的疾患，统称为血证。

清宫血证医案包括鼻衄、咯血、吐血、便血等，表现为血液或从口、鼻，或从尿道、肛门而出，伴有发热、烦渴、头晕、伤风等症状，基本病机为火热熏灼或气虚不摄导致，治疗以止血为主要大法，包括清热泻火、滋阴降火、益气止血、凉血止血、活血止血等。

案711　肝胃蓄有滞热，阳气郁遏

【症状】恶寒身倦，鼻中流红，膝上筋脉有时抽疼，脉息左关弦滑有力，右寸关沉滑。

【治法】调气清热化滞。

【药物组成】枳壳（炒）三钱，青皮（炒）二钱，鸡内金三钱，焦三仙九钱，生地黄四钱，栀子（炒）三钱，羚羊角一钱五分，瓜蒌四钱，柴胡（醋）二钱，白芍（生）三钱，甘草一钱，一捻金二钱。

【药引】玄明粉二钱。

【患者】光绪朝隆裕皇后。

【医家】张仲元。

【疾病】鼻衄。

案712　血分蓄热，循肝肺之经脉上炎

【症状】鼻血如流，脉息左关数大，右部浮洪。

【方剂】犀角地黄汤。

【药物组成】犀角八分，生地黄三钱，桑叶一钱五分，菊花一钱五分，牡丹皮二钱，栀子二钱，当归一钱五分，赤芍（炒）一钱，玄参二钱，麦冬三钱。

【药引】鲜藕五片。

【患者】宣统皇帝。

【医家】周鸣凤。

【疾病】鼻衄。

案713　胆经郁火，冲动脑髓，偶因风寒，引动邪火，肺气上壅，血不归经

【症状】血自鼻窍出，细按六部左关弦而数浮，右关滞泥，而右寸尤甚。

【治法】清利胆经，收领肺气，引血归原。

【药物组成】苏子二钱，侧柏叶（炒）三钱，白茅根四钱，龙胆草二钱，牡蛎粉一钱五分，牡丹皮三钱，知母二钱，生地黄三钱，僵蚕（炒）三钱，桔梗二钱，荆芥穗（炒）一钱五分，生甘草一钱二分，紫花地丁一钱二分。

【药引】古墨汁二钱。

【患者】光绪朝总管崔玉贵。

【疾病】鼻衄。

案714　里热尚盛

【症状】口黏而渴，头晕腰疼，有时鼻衄，气短身倦，脉息左寸关弦数，右寸关滑数。

【治法】轻清化热。

【药物组成】菊花三钱，桑白皮二钱，桑叶二钱，金银花三钱，连翘三钱，桔梗三钱，川贝母（研）三钱，黄芩三钱，瓜蒌（研）三钱，薄荷五分，生地黄五分，辛夷一钱五分，甘草一钱。

【药引】古墨汁二钱。

【外治】治鼻衄不止：明矾一钱，白龙骨一钱，麝香五厘共研细面，先用冷水洗净鼻内血涕，然后吹药于鼻，或以湿纸捻蘸药塞鼻。

【患者】光绪朝总管崔玉贵。

【医家】张仲元。

【疾病】鼻衄。

案 715　邪热伤阴，血溢清道

【症状】午后发热，时作鼻衄，烦躁口渴，身肢懒倦无力，脉息左寸关弦数，右关芤象。

【治法】养阴清热，引血归原。

【药物组成】生地黄六钱，赤芍三钱，牡丹皮三钱，玄参五钱，栀子三钱，蒲黄炭五钱，小蓟四钱，青蒿三钱，地骨皮四钱，金银花四钱，怀牛膝三钱，当归四钱。

【药引】犀角一钱五分。

【患者】光绪朝总管崔玉贵。

【医家】张仲元。

【疾病】鼻衄。

案 716　肝热未清

【症状】鼻衄肢烧，脉息右寸关滑而近数，左寸关弦而稍数。

【治法】清热和肝止衄。

【药物组成】青皮（研）二钱，香附（炙）一钱五分，生地黄三钱，赤芍二钱，牡丹皮三钱，栀子三钱，当归二钱，续断二钱，怀牛膝一钱五分，黄芩（酒）三钱，丹参一钱，泽兰一钱。

【药引】茜草二钱，木香三分。

【患者】宣统朝淑妃。

【医家】赵文魁。

【疾病】鼻衄。

案 717　阳气郁遏，湿热熏蒸

【症状】头晕，有时咳嗽，鼻涕带红，脉息左关沉弦，右寸关滑而近数。

【治法】宣郁清热。

【药物组成】南薄荷一钱，荆芥炭七分，菊花三钱，桑叶三钱，生地黄三钱，白芍（生）三钱，羚羊角一钱，瓜蒌（研）三钱，枳壳（炒）六分，茵陈二钱，连翘三钱，黄芩（酒）二钱。

【药引】荷叶一钱五分，芦根（切碎）二支。

【患者】光绪朝隆裕皇后。

【医家】张仲元、忠勋。

【疾病】鼻衄。

案 718　　肝阴有热，胃阳湿郁熏蒸

【症状】五心发热，头闷口渴，鼻涕带血，寤后躁汗，脉息左关弦数，右寸关滑数。

【治法】养阴清热。

【药物组成】生地黄四钱，白芍（生）四钱，知母（炒）三钱，青蒿三钱，牡丹皮三钱，地骨皮四钱，麦冬（去心）三钱，竹叶二钱，桑白皮（生）三钱，生甘草一钱，陈皮一钱五分。

【药引】羚羊角一钱，青果十个。

【患者】光绪朝隆裕皇后。

【医家】张仲元、忠勋。

【疾病】咯血。

案 719　　肝胃有热，停蓄水饮

【症状】头晕心跳，胸闷发热，唾有血色，脉息右关滑数，左寸关稍弦而数。

【方剂】清热化饮汤。

【药物组成】菊花二钱，桑叶二钱，茯神（朱）三钱，陈皮二钱，栀子（炒）二钱，香附（炙）一钱五分，益元散（煎）三钱，茅根三钱。

【药引】牛膝二钱。

【患者】光绪朝瑾妃。

【医家】李德昌。

【疾病】咯血。

案 720　　心肝蕴热未净，肺气亦欠清

【症状】痰中见红，时作咳嗽，脉息左寸关沉弦近数，右寸关沉滑。

【方剂】加味犀角地黄汤。

【药物组成】地黄炭三钱，白芍三钱，玄参四钱，牡丹皮三钱，犀角（先煎）四分，栀子三钱，黄芩二钱，浙贝母（研）二钱，侧柏叶炭一钱，茅根一钱五分，瓜蒌四钱。

【药引】鲜藕节三个。

【患者】宣统皇帝。

【医家】赵文魁。

【疾病】咯血。

案 721　肺胃痰热未清，又兼伤风

【症状】咳嗽痰红，脉息滑缓。

【方剂】清肺饮。

【药物组成】犀角一钱，生地黄三钱，杏仁一钱五分，前胡二钱，桑白皮一钱五分，苏梗一钱，桔梗一钱，浙贝母二钱，瓜蒌仁一钱五分，一捻金（冲）五分。

【药引】藕节五个。

【患者】同治朝大公主。

【医家】李德全。

【疾病】咯血。

案 722　肺胃痰热，外受风瘟

【症状】发热自汗，咳嗽气喘，吐痰带红，胸胁胀闷，咳则牵引胸中疼痛，脉息浮弦而数。

【方剂】清肺饮。

【药物组成】荆芥二钱，前胡一钱，瓜蒌五钱，生地黄六钱，赤芍三钱，郁金三钱，牡丹皮三钱，犀角一钱五分，侧柏叶炭三钱，浙贝母三钱，杏仁（研）三钱，桃仁三钱。

【药引】藕节三枚，栀子（炒）二钱。

【患者】同治朝璸嫔。

【医家】李万清。

【疾病】咯血。

案 723　肝肺不和

【症状】胸满咳嗽，有时见红，脉息弦滑。

【方剂】百合固金汤。

【药物组成】百合三钱，生地黄八钱，玄参五钱，川贝母三钱，桔梗二钱，麦冬五钱，当归三钱，白芍五钱，牡丹皮三钱，黄连一钱，甘草八分。

【药引】梨汁二匙兑服。

【患者】同治朝璸嫔。

【医家】冯钰。

【疾病】咯血。

案 724　肝胃不清，阴分郁热

【症状】眼目发眩，脊背作烧，大关防便血紫黑，脉息左寸关弦而稍数，右寸关滑而近数。

【治法】清热化郁。

【药物组成】栀子一钱五分，黄芩（酒炒）一钱五分，大黄炭（酒）一钱五分，通草八分，瓜蒌（研）二钱，陈皮一钱，生甘草六分。

【药引】鲜藕（切片，研）二两，芦根（切碎）二支。

【患者】慈禧太后。

【医家】庄守和、张仲元、姚宝生。

【疾病】便血。

第二十四节　虚　劳

虚劳又称虚损，是由多种原因所致的脏腑阴阳气血严重亏损、久虚不复的多种慢性衰弱病证的总称。西医的许多慢性疾病过程出现各种虚损症候、各种重病后期的恶液质状态等，可参考本证辨证论治。

清宫虚劳医案多为各种慢性证候的表现，如不寐、食少、手麻、头晕、腰酸、腿疼、嘈杂等，多因禀赋薄弱，或烦劳过度，损及五脏，或饮食不节，损伤脾胃，或大病久病，失于调理所致，需要综合调理，临床辨证以气血阴阳为纲，五脏虚候为目。治疗的基本原则是补益。在进行补益的同时，一是必须根据病理属性的不同，分别采取益气、养血、滋阴、温阳的治疗方药；二是要密切结合五脏病位的不同而选用方药，以增强治疗的针对性。此外，由于脾为后天之本，肾为先天之本，故应十分重视调补脾肾。

案 725　心脾气血未壮

【症状】食少欠香，运化仍慢，夜寐不实，肩臂筋脉强痛，手指微麻，有时头沉眩晕，脉息左寸缓软，右寸关微弦而滑。

【方剂】补脾化湿汤。

【药物组成】党参三钱，白术（炒）二钱，茯苓三钱，苍术（炒）二钱，当归（土炒）二钱，藿梗一钱，桔梗二钱，橘络一钱，菊花三钱五分，砂仁（研）八分，薏苡仁（炒）四钱，甘草八分。

【药引】生姜三片，红枣五个。

【患者】慈禧太后。

【医家】薛福辰、汪守正、李德昌、佟文斌。

案726   脾胃尚弱，肝气水饮不利

【症状】食少难消，左肋淹串，颏颊浸渗五味，黏涎血沫，四肢倦软，脉息右关稍大，重按无力，余部平平。

【方剂】调胃理脾汤。

【药物组成】人参一钱，茯苓三钱，白术（炒）一钱五分，半夏（制）一钱五分，谷芽（炒）三钱，砂仁（研）八分，陈皮八分，车前子（包）二钱，炙甘草四分，香附（制）一钱。

【药引】荷叶蒂五个，肉桂面三分。

【患者】慈禧太后。

【医家】薛福辰、汪守正、马文植、李德立、庄守和、李德昌。

案727   心脾气血不足，筋脉失其荣养

【症状】夜寐不实，两臂筋脉强痛，腿膝筋亦欠舒，谷食稍好，消化不快，有头晕，精神倦怠，背串凉热未减，大便连日带溏，脉息左部缓弱，右关见滑。

【方剂】益气养荣汤。

【药物组成】人参一钱五分，白术（炒）二钱，茯神三钱，木瓜二钱，当归（土炒）二钱，白芍（炒）二钱五分，杜仲（炒）二钱，枸杞子三钱，金狗脊（炒）二钱，桑寄生三钱，炙甘草八分，海桐皮二钱。

【药引】生姜三片，红枣三枚。

【患者】慈禧太后。

【医家】薛福辰、汪守正、庄守和、李德昌。

案728   肺气不清，饮热未净，心脾尚弱

【症状】夜寐欠实，晚间咽干咳嗽，早晨头晕，谷食不香，消化仍慢，胸脘嘈杂，肩臂筋骨屈伸强痛，背热未减，脉息左寸缓弱，右寸关弦滑。

【方剂】理肺健脾汤。

【药物组成】党参三钱，白术（炒）二钱，茯苓三钱，陈皮一钱，当归（土炒）二钱，麦冬（去心）三钱，桔梗三钱，谷芽（炒）三钱，砂仁（研）七分，浙贝母二钱，菊花二钱，益元散（煎）三钱。

【药引】桑枝三钱。

【患者】慈禧太后。

【医家】薛福辰、汪守正、庄守和、李德昌。

案 729　气血未曾充复

【症状】连日早晚均用半膳，不甚香甜，背热未减，指臂筋脉仍痛，每遇劳乏，则夜寐欠实，脉息和缓而软。

【方剂】益气养阴汤。

【药物组成】人参一钱，白术（炒）二钱，茯神三钱，白芍（炒）一钱五分，当归（土炒）二钱，干地黄三钱，杜仲（炒）二钱，谷芽（炒）三钱，半夏（制）二钱，益智仁（炒）一钱五分，柴胡（醋）五分，炙甘草八分。

【药引】生姜三片，红枣肉三枚。

【患者】慈禧太后。

【医家】薛福辰、汪守正、庄守和、李德昌。

案 730　肝郁夹湿生热

【症状】嗳逆串胀，夜不安寐，脊背作热，今早痰沫带有血丝，唇干口黏，脉息两关左弦右滑。

【方剂】理脾和肝饮。

【药物组成】人参一钱五分，黄芪（米炒）二钱，茯苓三钱，谷芽（炒）三钱，焦神曲一钱五分，砂仁（研）八分，赤石脂二钱，炙甘草六分，牡丹皮（炒，酒）一钱五分。

【药引】柴胡（醋）五分，青果五枚。

【患者】慈禧太后。

【医家】薛福辰、汪守正、马文植、李德立、庄守和、李德昌。

案 731　营血尚虚，不能荣筋

【症状】夜寐安适，谷食不香，指臂筋强痛如旧，偶患口渴，脊背作热未平，脉息左寸稍起，右关重按仍软，余部平和。

【方剂】益气养营汤。

【药物组成】党参三钱，白术（炒）三钱，茯神三钱，白芍（炒）一钱五分，陈皮八分，干地黄三钱，女贞子三钱，当归（土炒）二钱，柴胡（醋）六分，牡丹皮二钱，麦冬一钱五分，炙甘草八分。

【药引】鲜桑枝三钱。

【患者】慈禧太后。

【医家】薛福辰、汪守正、庄守和、李德昌。

案 732　肝肾阴亏，脾胃不足

【症状】谷食不香，食后胀闷，立久气短，似欲喘促，口渴较轻，手仍发胀，体倦嗜卧，腰腿酸疼，脉息左寸关弦软近数，右寸关滑而稍数，两尺细弱。

【方剂】益气养胃健脾饮。

【药物组成】西洋参（研）三钱，白术（土炒）三钱，茯神（朱）三钱，远志一钱五分，白芍（炒）三钱，陈皮二钱，茯苓四钱，薏苡米（炒）五钱，怀山药（炒）四钱，白扁豆（炒）四钱，谷芽（炒）三钱，炙甘草一钱。

【药引】鲜荷叶半张，竹茹二钱。

【患者】光绪皇帝。

【医家】庄守和、杨际和。

案 733

【症状】大便未行，饮食仍好，寝寐前半夜未熟，早晨脊热较甚，旋觉串凉，颠颡津液下渗酸苦之味为多，嗽痰中有一口微带血丝，足胕微浮，膳后腹胀串热，而消化略快，眼目久视仍涩，脉息两手至数见匀，左寸稍软。

【方剂】清金养血汤。

【药物组成】沙参三钱，白术（土炒）三钱，茯神（研）三钱，当归（土炒）三钱，干地黄四钱，白芍一钱五分，石斛三钱，杜仲（炒）三钱，女贞子三钱，半夏（炙）二钱，桔梗一钱五分，生甘草八分。

【药引】柴胡（醋）六分，枸橘叶五片。

【患者】慈禧太后。

【医家】薛福辰、汪守正、庄守和、李德昌。

案 734　肝木不和，水饮不化，气液未足

【症状】口咽津干，早晨痰有血丝，左肋气饮作痛，颠颡脊背如昨，头眩神倦，脉息关弦寸濡，两尺尚平。

【方剂】益气滋液汤。

【药物组成】人参八分，白术（生）二钱，茯苓三钱，炙甘草六分，当归二钱，白芍（焦）一钱，桂枝八分，香附（制）二钱，麦冬（米炒）二钱，半夏（制）一钱。

【药引】桂元肉五枚。

【患者】慈禧太后。

【医家】薛福辰、程春藻、汪守正、马文植、赵天向、李德立、庄守和、李

德昌。

案735　气血不荣

【症状】气怯头眩，身热足软，寝食未能如常，脉息虚缓。

【方剂】益气养荣汤。

【药物组成】人参八分，黄芪（生）二钱五分，白术（炒）二钱，茯苓（研）二钱，白芍（炒）一钱五分，女贞子二钱，粉牡丹皮一钱五分，紫菀一钱五分，砂仁（研）七分，炙甘草七分。

【药引】艾叶八分。

【患者】慈禧太后。

【医家】薛福辰、汪守正、李德立、庄守和、李德昌。

案736　胃欠冲和，脾阳尚弱

【症状】谷食不香，兼嗳腐气，头晕腿软。

【方剂】归芍异功饮。

【药物组成】党参二钱，白术（炒）一钱五分，茯苓二钱，当归（土炒）二钱，砂仁（研）五分，白芍（炒）一钱五分，益智仁（盐水炒）八分，姜半夏一钱，炙甘草五分，佩兰三分。

【药引】煨姜三片，红枣五枚。

【患者】慈禧太后。

【医家】薛福辰、汪守正、马文植。

第二十五节　痹　证

痹证指正气不足，风、寒、湿、热等外邪侵袭人体，痹阻经络，气血运行不畅所导致的，以肌肉、筋骨、关节发生疼痛、麻木、重着、屈伸不利，甚至关节肿大灼热为主要临床表现的病证。

痹证的含义有广义、狭义之分。痹者闭也，广义的痹证，泛指机体正气不足，卫外不固，邪气乘虚而入，脏腑经络气血为之痹阻而引起的疾病统称为痹证，包括《内经》所含肺痹、心痹等脏腑痹及肉痹、筋痹等肢体经络痹。狭义的痹证，即指其中的肢体经络痹。肢体经络痹证，为常见病，发病率甚高，有些甚为难治，求治于中医者多，疗效亦佳。

清宫医案中具有完整病证－症－法－方（药）的痹病医案的常见症状为"腿膝疼痛""手足转侧、不能屈伸""身肢拘急疼痛"等，疼痛性质多为酸痛、刺痛、胀痛、热痛等，病机多为风、寒、湿、热侵犯机体，表现为外受风寒、血虚受风、热浮于上、湿注于下，治疗中有多处医案中以内服方药结合外用熨药法，内、外治结合，取得较好疗效。对痹证医案中用药规律进行分析，按照使用频率的高低排列依次为当归、木瓜、独活、苍术、川芎、白芍、羌活等，高频药对为当归＋木瓜、当归＋独活、当归＋白芍，常用方剂为拈痛汤系列方（当归拈痛汤、疏风拈痛汤、调气拈痛汤、除湿拈痛汤等），组方模式多为活血止痛药＋祛风湿药＋理气药。

案 737　热浮于上，湿注于下

【症状】腰胯酸痛，左足跟有时觉疼，脉息左关沉弦，右寸关滑而稍数。

【治法】抑热化湿，

【药物组成】茯苓片六钱，杜仲（炒）三钱，松节二钱，核桃（捣）三枚。

【药引】猪腰子一对。

【患者】光绪皇帝。

【医家】忠勋。

案 738　湿热下注

【症状】腿膝疼痛，脉息弦滑。

【方剂】当归拈痛汤。

【药物组成】当归二钱，黄芩二钱，柴胡（醋炒）一钱五分，苦参一钱五分，葛根一钱五分，青皮一钱五分，木瓜三钱，知母一钱五分，黄连一钱，牛膝二钱，茵陈二钱，赤茯苓三钱。

【药引】桑枝五钱。

【外治】外用熨药法：香附面四两，木瓜三两，食盐二两，干酒四两，拌炒装布袋内，熨痛处。

【患者】嘉庆朝二阿哥福晋。

【医家】傅仁宁、郝进喜。

案 739　血虚有热，外受风凉

【症状】周身疼痛，胁下积饮，攻冲作痛，脉息浮弦。

【方剂】疏风拈痛汤。

【药物组成】荆芥穗一钱五分，防风一钱五分，川芎一钱，当归一钱五分，羌活一钱，前胡一钱五分，白芍（生）一钱五分，茯苓二钱，青皮一钱五分，枳壳（炒）一钱五分，香附（炒）一钱五分，炙甘草五分。

【药引】生姜二片。

【患者】乾隆朝禄贵人。

【医家】花映墀、马敬伦。

案 740 气血两虚，内湿外寒

【症状】手足转侧，不能屈伸，肢体疼痛，自汗恶风，脉息沉涩。

【方剂】养荣蠲痹汤。

【药物组成】当归二钱，白芍一钱五分，川芎一钱，生地黄三钱，秦艽一钱五分，威灵仙一钱五分，桂枝一钱五分，木瓜二钱，独活一钱，牛膝一钱五分，赤茯苓二钱，炙甘草八分。

【药引】姜皮二片，荷叶三钱。

【外治】熨药：川乌六钱，草乌六钱，羌活八钱，青盐五钱，补骨脂一两，透骨草五钱，白鲜皮六钱，乳香五钱，共为粗末，兑麸子一碗，加醋搅匀，炒热，入布袋内，熨痛处。

【患者】乾隆朝禄贵人。

【医家】张肇基、花映墀。

案 741 风湿下注，袭于经络

【症状】两腿足抽筋，屈伸疼痛，脉息沉缓。

【方剂】当归拈痛汤。

【药物组成】当归（酒洗）三钱，羌活一钱五分，防风一钱五分，威灵仙一钱五分，木瓜（酒洗）三钱，苍术（炒）一钱五分，茵陈三钱，赤茯苓一钱五分，猪苓一钱五分，黄芩一钱五分，怀牛膝二钱，甘草三分。

【药引】生姜二片。

【患者】乾隆朝禄贵人。

【医家】花映墀、鲁维淳。

案 742 寒饮气滞

【症状】两胁刺痛，腰酸腿软，牵引膀背作疼，脉息沉弦而细。

【方剂】调气拈痛汤。

【药物组成】当归三钱，延胡索三钱，杜仲二钱，独活二钱，白芍三钱，秦艽三钱，山药三钱，防风二钱，木香（煨）二钱，没药一钱。

【药引】桑寄生三钱。

【患者】咸丰朝吉嫔。

【医家】范绍相。

案743　湿热下注

【症状】胸膈堵闷，时作咳嗽，左边腿膝筋脉串疼，脉息左寸关沉弦，右寸关滑数。

【方剂】调肝舒郁化湿饮。

【药物组成】郁金（研）三钱，赤茯苓三钱，青皮二钱，黄芩二钱，橘络一钱，枳壳（炒）二钱，栀子（炒）一钱，苍术二钱，苦参二钱，秦艽二钱，续断三钱，生甘草一钱，

【药引】牛膝二钱。

【患者】光绪朝珍妃。

案744　湿饮下注

【症状】胯腿疼痛，腹胀不舒，脉息沉弦。

【方剂】除湿拈痛汤。

【药物组成】苍术二钱，厚朴二钱，陈皮一钱五分，赤茯苓二钱，防己一钱，独活一钱五分，羌活一钱，黄柏一钱，大黄（酒）二钱，神曲二钱，木瓜一钱五分，甘草五分。

【药引】生姜皮三片。

【患者】乾隆朝循嫔。

【医家】刘太平。

案745　肝阴不实，气道欠畅，肺胃饮热，稍受风湿

【症状】周身筋脉抽掣，牵及腿膝疼痛，胸膈胁胀满，时作烦躁，谷食不香，夜不得寐，脉息右寸关滑数稍浮，左寸关弦数。

【方剂】舒肝调气拈痛汤。

【药物组成】柴胡（醋）二钱，薄荷一钱五分，香附（炙）三钱，郁金（研）三钱，当归三钱，生地黄（次）四钱，粉牡丹皮三钱，栀子（炒）三钱，秦艽三钱，牛膝三钱，木瓜二钱，橘络三钱。

【药引】乳香一钱，没药一钱。

【外治】熥熨方：透骨草三两，青风藤一两，独活二两，防己二两，木瓜二两，赤芍一两五钱，当归一两五钱，香附（炙）三两，共捣粗末，烧酒醋拌潮润，装布袋二个，蒸热，换熥腿膝疼处。

【患者】光绪朝珍妃。

案 746 湿热受风

【症状】腰腿疼痛，发热胸满，脉息浮数。

【方剂】当归拈痛汤。

【药物组成】当归三钱，羌活一钱五分，苍术一钱五分，葛根二钱，黄芩（酒）二钱，知母（炒）一钱五分，防风一钱五分，茵陈三钱，泽泻二钱，猪苓二钱，赤茯苓三钱，苦参三钱。

【药引】生姜三片。

【患者】道光朝和妃。

【医家】郝进喜。

案 747 风湿闭塞经络

【症状】胸胁肢体尚觉酸痛，脉息弦滑。

【方剂】疏解胜湿汤。

【药物组成】羌活三钱，独活二钱，前胡三钱，防风二钱，苍术（炒）二钱，白术（土炒）三钱，苏叶二钱，牛膝（酒炒）三钱，橘红二钱，赤茯苓三钱，续断三钱，杜仲（炒）二钱。

【药引】生姜三片。

【评注】湿困则肢体酸痛，故用疏解胜湿之法。

【患者】道光朝彤妃。

【医家】曹宗岱。

案 748 肝脾湿热，荣血不能下注

【症状】腿膝浮肿，疼痛身热，口渴，脉息沉紧。

【方剂】温经养荣汤。

【药物组成】独活三钱，桑寄生三钱，川芎二钱，当归四钱，木瓜三钱，茯苓三钱，白芍三钱，威灵仙一钱五分，松节二钱，乳香（去油）三钱，川牛膝三钱，桂枝一钱。

【药引】生姜三片，老酒一匙。

【患者】乾隆朝定贵人。

【医家】聂继昌。

案 749 肝脾湿热，荣血不能下注

【症状】腿膝浮肿，疼痛身热，口渴胸满食少。

【方剂】温经定痛汤。

【药物组成】生地黄三钱，当归（酒炒）三钱，独活（炒）二钱，茯苓三钱，白芍（酒炒）三钱，木瓜三钱，桑寄生三钱，松节三钱，泽泻三钱，川牛膝（炒）三钱，秦艽三钱，川乌二钱，桂枝八分。

【药引】炮姜六分，老酒一匙。

【患者】乾隆朝定贵人。

【医家】聂继昌。

案 750　湿热未清

【症状】寒邪已解，腿膝疼痛渐止，浮肿酸痛。

【方剂】温经渗湿汤。

【药物组成】当归四钱，白芍三钱，松节三钱，茯苓三钱，秦艽三钱，桂枝八分，木瓜三钱，泽泻二钱，独活三钱，牛膝三钱，川乌二钱，茵陈一钱五分。

【药引】生姜三片，老酒一匙。

【患者】乾隆朝定贵人。

【医家】聂继昌。

案 751　湿热下注

【症状】腿膝肿痛，发热恶寒，夜不得寐，脉息浮数。

【方剂】除湿拈痛汤。

【药物组成】当归三钱，羌活二钱，独活二钱，防风二钱，牛膝二钱，木瓜三钱，苦参三钱，川芎一钱五分，赤茯苓三钱，茵陈三钱，猪苓二钱，泽泻二钱，生甘草五分。

【药引】木瓜酒一盅。

【患者】道光朝珍嫔。

【医家】郝进喜、曹进昇。

案 752　脾阳郁遏，风湿未解

【症状】筋脉痹痛，脉息左关沉弦，右寸关滑而近数。

【治法】祛风除湿。

【药物组成】防风一钱，羌活五分，威灵仙八分，川芎五分，黄柏一钱五分，防己一钱五分，葛根一钱五分，甘草五分。

【药引】泽泻（炒）一钱五分，薏苡仁四钱。

【患者】同治朝太监李莲英。

【医家】张仲元、戴家瑜。

案753　气弱脾湿，肝阴不足

【症状】四肢筋脉不和作痛，饮少，小便多，脉息左关弦数，右寸关滑缓。

【治法】益气理脾养肝。

【药物组成】党参三钱，白术（炒）二钱，茯苓二钱，当归（土炒）一钱，白芍（炒）二钱，生地黄一钱，熟地黄一钱，木瓜一钱，山药（炒）二钱。

【药引】川芎一钱。

【患者】同治朝太监李莲英。

【医家】李德源。

案754　湿热久郁，经络未畅

【症状】筋脉作疼，脉息左关弦缓，右寸关滑而稍数。

【方剂】木通一味汤。

【药物组成】木通一两。

【患者】同治朝太监李莲英。

【医家】张仲元、李德源、戴家瑜。

案755　内停湿滞

【症状】头闷身酸，胸满恶寒，腿膝疼痛，脉息浮数。

【方剂】除湿拈痛汤。

【药物组成】当归三钱，防风一钱五分，羌活二钱，苦参二钱，葛根二钱，泽泻二钱，猪苓二钱，茯苓二钱，苍术（炒）一钱五分，黄芩（酒）二钱，知母二钱，茵陈二钱。

【药引】生姜二片，木瓜三钱。

【患者】道光朝祥妃。

【医家】郝进喜。

案756　湿滞受凉

【症状】头闷身酸，胸满恶寒，腿膝疼痛，脉息弦滑。

【方剂】除湿化滞汤。

【药物组成】柴胡一钱，泽泻二钱，赤茯苓三钱，神曲三钱，猪苓一钱五分，苍术一钱五分，焦山楂三钱，青皮二钱，枳壳（炒）二钱，麦芽（研）三钱，黄芩（酒）一钱五分，生甘草八分。

【药引】木瓜三钱。

【患者】道光朝祥妃。

【医家】郝进喜。

案757　胃阳蓄热，稍有感寒

【症状】头闷身疼，肢体酸倦，脉息左关弦缓，右寸微浮，关部近数。

【治法】轻扬化热。

【药物组成】桑叶二钱，菊花二钱，忍冬藤一钱五分，竹茹二钱，黄芩（酒炒）八分，陈皮六分，甘草五分。

【药引】佩兰梗八分。

【患者】慈禧太后。

【医家】张仲元、李德源。

案758　湿热袭于经络，外受风凉

【症状】胸胁胀满，腰腿疼痛。

【方剂】除湿拈痛汤。

【药物组成】羌活一钱五分，防风一钱五分，葛根一钱五分，苍术一钱五分，升麻八分，当归三钱，苦参二钱，黄芩二钱，赤茯苓二钱，猪苓一钱五分，知母二钱，泽泻一钱五分，茵陈一钱五分，独活一钱五分，甘草八分。

【药引】生姜三片。

【外治】疏风熨药。

【患者】嘉庆朝华妃。

【医家】张昱烇、田广福。

案759　内有湿热，外受风凉

【症状】身肢拘急疼痛，胸满热盛，脉息浮数。

【方剂】当归拈痛汤。

【药物组成】当归一钱五分，苦参一钱五分，葛根一钱，防风一钱，大黄（酒）二钱，茵陈二钱，赤茯苓二钱，泽泻一钱五分，苍术（炒）一钱五分，黄芩二钱，瓜蒌三钱，枳实二钱。

【药引】生姜二片，灯心三十寸。

【患者】乾隆朝禄贵人。

【医家】张肇基、李德宣。

案760　湿热尚盛，下聚于经络

【症状】腰酸腿膝有时作痛，脉息弦滑。

【方剂】清热化滞汤。

【药物组成】当归（酒洗）三钱，赤芍三钱，茵陈二钱，苍术二钱，黄芩（酒）三钱，焦三仙六钱，枳壳三钱，大黄三钱，黄柏（炒）三钱，六一散二钱。

【药引】灯心二束。

【患者】咸丰朝玟嫔。

【医家】冯钰。

案761　肝胃欠和，血分有热

【症状】日晡微作潮热，腰腿牵引疼痛，夜间少寐，脉息弦数。

【方剂】清热凉血汤。

【药物组成】黄连（酒）八分，黄芩（酒）三钱，当归三钱，白芍三钱，生地黄五钱，牡丹皮三钱，知母三钱，大黄三钱，焦三仙六钱，六一散三钱。

【药引】竹叶二十片。

【患者】咸丰朝玟嫔。

【医家】冯钰。

案762　肝气流注，湿热未清

【症状】肩臂以及左腿气串作疼，精神较倦，脉息左关弦数，右寸关滑而近数。

【治法】调气活络化湿。

【药物组成】生地黄四钱，赤芍三钱，瓜蒌六钱，钩藤三钱，青皮（研）三钱，木香二钱，法半夏三钱，海藻三钱，橘红络各三钱，黄芩三钱，栀子三钱，大黄（酒）一钱五分。

【药引】桑叶二两。

【患者】光绪朝瑾妃。

【医家】张仲元、赵文魁。

案763　气道郁滞，心热脾倦，兼有湿痰

【症状】右半身走痛，有时串及左膊，胸中堵闷作疼，头闷心悸，腹内、两腋胀疼，右膝上酸痛，神疲嗜睡，食后恶心，脉息右寸关沉滑，左关沉弦。

【治法】调气行血化湿。

【药物组成】当归三钱，赤芍三钱，川芎三钱，生地黄三钱，延胡索二钱，五灵脂二钱，青皮二钱，龟板四钱，荆芥（炒）二钱，独活二钱，砂仁（研）一钱，焦三仙三钱。

【药引】牛膝三钱，大腹皮二钱，黄连七分。

【患者】光绪朝瑾妃。

【医家】忠勋。

案 764　肝胃不和，气滞湿郁

【症状】两肋酸坠作痛，右半筋脉串疼，有时心悸发热，神疲嗜卧，脉息右寸关沉滑有力，左关沉弦。

【治法】调肝和胃化湿。

【药物组成】当归三钱，赤芍三钱，延胡索二钱，龟板四钱，侧柏叶二钱，僵蚕（炒）二钱，苏木三钱，焦山楂三钱，片姜黄一钱五分，枳壳二钱，茵陈三钱，赤茯苓四钱。

【药引】桑寄生三钱。

【患者】光绪朝瑾妃。

【医家】忠勋。

案 765　脾湿受凉

【症状】胸膈痞满，腿膝疼痛，脉息弦数。

【方剂】疏解除湿汤。

【药物组成】羌活一钱五分，独活一钱五分，苍术（炒）一钱五分，厚朴（炒）二钱，陈皮二钱，赤茯苓三钱，半夏二钱，当归三钱，川芎一钱五分，枳壳（炒）一钱五分，防风一钱五分，生甘草五分。

【药引】生姜皮三片。

【患者】嘉庆朝三阿哥侧福晋。

【医家】商景霨、崔良玉。

案 766　湿热壅于经络

【症状】胸满咽嗌作痛，身肢酸疼，脉息弦滑。

【方剂】清热化滞汤。

【药物组成】当归（酒洗）三钱，苍术（炒）三钱，苦参三钱，茵陈三钱，石膏三钱，大黄三钱，枳壳（炒）三钱，黄芩（酒）三钱，栀子（炒）二钱，赤茯苓三钱，泽泻（炒）三钱，甘草八分。

【药引】生姜三片。

【患者】咸丰朝禧嫔。

【医家】冯钰。

案767　肝郁血虚，湿热下注

【症状】左半身酸痛，头眩心悸，腿膝无力，筋骨作痛，脉息沉缓。

【方剂】和肝渗湿汤。

【药物组成】柴胡（醋）一钱五分，茯苓三钱，泽泻二钱，茵陈二钱，当归三钱，木瓜三钱，独活二钱，牛膝二钱，白芍三钱，橘皮一钱五分，五加皮二钱，炙甘草八分。

【药引】荷梗一尺，灯心二束。

【患者】道光朝定贵人。

【医家】聂继昌。

案768　血亏肝胃湿热未净

【症状】左半身酸痛微减，头眩口渴，脉息弦数。

【方剂】养阴和肝汤。

【药物组成】生地黄四钱，当归三钱，白芍一钱五分，木瓜四钱，乌药一钱五分，香附（炒）三钱，青皮（炒）一钱五分，黄连七分，茵陈三钱，泽泻二钱，赤茯苓三钱，生甘草八分。

【药引】桑枝三钱，灯心二束。

【患者】道光朝定贵人。

【医家】萧学中。

案769　肝胃湿热

【症状】左半身疼痛。

【方剂】和肝清热饮。

【药物组成】独活一钱五分，防风一钱，木瓜三钱，牛膝一钱，苍术一钱五分，青皮（炒）二钱，赤茯苓四钱，泽泻二钱，生地黄三钱，半夏二钱，茵陈三钱，生甘草八分。

【药引】灯心二束。

【患者】道光朝定贵人。

【医家】张如翰。

案 770　内有湿痰，外受寒气

【症状】四肢微凉，右膊臂有时麻木，脉沉滑。

【方剂】蠲痹化痰汤。

【药物组成】羌活一钱五分，防风一钱五分，当归二钱，赤芍一钱五分，片姜黄一钱，黄芪（炙）三钱，茯神二钱，橘红一钱五分，半夏（炙）一钱五分，枳壳（炒）一钱五分，生甘草五分。

【药引】姜汁一茶匙。

【评注】麻木之原因，多缘于气血两虚，经络失养；或气滞血瘀，或痰湿阻留经脉，以致气血失于流通所致。以嘉庆帝病麻木而论，本有气血之虚，标有痰湿寒气所痹。故治以蠲痹化痰、祛风通络之法，诸证俱减。次以养血益阴之品相伍，标本兼顾，冀收全功。

【患者】嘉庆皇帝。

【医家】鲁维淳、陈昌浩。

案 771　肝郁血虚

【症状】左腿疼痛。

【方剂】舒肝养荣汤。

【药物组成】蔓荆子（炒）三钱，天麻二钱，血竭三钱，柏子仁三钱，当归四钱，郁金一钱五分，香附（炙）三钱，没药（炒去油）二钱，川芎二钱，续断三钱，杜仲（炒去丝）五钱，乌药（炒）一钱五分。

【药引】生姜三片，红枣肉五枚。

【患者】道光朝定贵人。

【医家】郑汝骧。

案 772　肝胃湿滞尚盛

【症状】胁痛腿胫作痛，脉息弦数。

【方剂】当归拈痛汤。

【药物组成】当归（酒洗）三钱，升麻八分，葛根二钱，茵陈三钱，羌活二钱，防风二钱，苍术（炒）二钱，苦参三钱，焦三仙六钱，大黄一钱五分，黄芩（酒）三钱，甘草八分。

【药引】生姜三片。

【患者】咸丰朝祺嫔。

【医家】冯钰。

案773 肝郁络阻

【症状】肩臂有时疼痛，少有咳嗽，气血欠调，脉息左关见弦，右寸关沉滑。

【治法】舒肝活络。

【药物组成】羌活二钱，秦艽二钱，威灵仙一钱五分，僵蚕（炒）二钱，当归三钱，川芎二钱，片姜黄二钱，赤芍（炒）二钱，香附（炙）二钱，柴胡（醋）一钱五分，桑白皮（炙）二钱，甘草八分。

【药引】海桐皮二钱。

【患者】光绪朝隆裕皇后。

【医家】庄守和。

案774 肝肺气滞，湿郁经络，外受风邪

【症状】左边肩臂作痛，项筋疼痛，胁肋串疼，身肢酸倦，脉息左关弦数，右寸关沉滑而数。

【治法】祛风舒络止痛。

【药物组成】羌活二钱，防风二钱，川芎二钱，僵蚕（炒）二钱，秦艽二钱，前胡二钱，枳壳（炒）二钱，青皮一钱五分，当归三钱，赤芍二钱，桃仁三钱，甘草八分。

【药引】桑枝三钱。

【患者】光绪朝隆裕皇后。

【医家】庄守和。

案775 气郁停饮

【症状】肢体牵引作痛，胸满呕恶，脉息弦滑。

【方剂】舒气化饮汤。

【药物组成】乌药二钱，白芍（酒炒）三钱，川芎二钱，泽泻三钱，厚朴二钱，陈皮二钱，砂仁（研）一钱，木瓜三钱。

【患者】同治朝宫女素琴。

【医家】薛天锡。

案776 寒湿下注

【症状】腿膝肿疼，牵及足胫筋骨，脉息沉弦。

【方剂】除湿拈痛汤。

【药物组成】当归四钱，羌活三钱，独活三钱，防己三钱，川牛膝三钱，苍

术（炒）一钱五分，赤茯苓五钱，黄柏二钱。

【药引】生姜汁一匙。

【评注】三妙除湿，二活辛温散寒定痛，组方颇为严谨。

【患者】道光朝四福晋。

【医家】曹宗岱。

案 777 寒湿

【症状】腿膝遇凉则痛，脉息沉缓。

【方剂】疏经祛湿汤。

【药物组成】当归五钱，赤芍三钱，川芎一钱五分，生地黄（姜汁炒）四钱，川牛膝三钱，续断三钱，秦艽三钱，独活三钱，杜仲（炒）三钱，防己三钱。

【药引】生姜三片。

【患者】道光朝四福晋。

【医家】曹宗岱。

案 778 肝阴素亏，复受风凉

【症状】周身酸软，腰膝作痛，脉息弦数。

【方剂】独活寄生汤。

【药物组成】独活一钱五分，生地黄五钱，木瓜三钱，桑寄生三钱，秦艽二钱，防风一钱五分，川芎一钱五分，杜仲（炒去丝）三钱，白芍（炒）二钱，当归（酒洗）三钱，牛膝（酒炒）三钱，威灵仙一钱。

【药引】桑枝五钱，生姜二片。

【患者】道光朝和妃。

【医家】赵汝梅、崔良玉。

案 779 肝阴素虚，下焦湿气不清

【症状】左膝牵引腰酸，脉息和缓无力。

【方剂】内服健步虎潜丸，外用熨药调理（组成方药如下）。

【药物组成】透骨草五钱，川牛膝三钱，防风三钱，木瓜五钱，独活三钱，防己三钱，麸子一两。共研粗末，老酒拌炒，布包，热熨。

【评注】热熨治疗腰膝酸软，属今理疗范畴，其药多祛风胜湿活络之品。

【患者】咸丰朝丽皇贵妃。

【医家】甄景芳。

案780 荣卫不和，湿饮郁结

【症状】头痛腿疼，筋脉拘急，脉息弦缓。

【方剂】理气除痹汤。

【药物组成】当归三钱，川芎二钱，茯苓三钱，川乌（制）一钱，木瓜三钱，桂枝一钱，白芍三钱，麻黄（制）八分，独活二钱，党参三钱。

【药引】乳香一钱。

【患者】咸丰朝丽皇贵妃。

【医家】李万清。

案781 湿热下注

【症状】腿膝肿痛，脉息滑数。

【方剂】除湿拈痛汤。

【药物组成】苍术一钱五分，黄柏（酒）一钱五分，羌活一钱五分，独活一钱五分，猪苓二钱，当归三钱，茵陈三钱，苦参二钱，麻仁三钱，郁李仁（研）三钱，大黄三钱，枳壳（炒）二钱，香附（醋炙）三钱，川芎一钱五分，木瓜三钱。

【药引】滑石三钱。

【患者】道光朝和妃。

【医家】郝进喜。

案782 脾胃虚弱，饮湿下注

【症状】牵引腿膝酸痛，脉息沉缓。

【方剂】缓肝除湿汤。

【药物组成】瓜蒌二钱，香附（醋炙）二钱，青皮（醋炒）二钱，枳壳（炒）二钱，当归（酒洗）二钱，白芍（醋炒）一钱五分，橘红二钱，半夏（炙）一钱五分，郁金一钱五分，木瓜三钱，神曲（炒）三钱，谷芽（炒）三钱。

【药引】木通二钱。

【患者】嘉庆朝二阿哥福晋。

【医家】陈昌龄、郝进喜。

案783 气道欠和，湿热郁滞

【症状】胁胯酸胀，项背筋脉酸痛，胸闷口渴，有时恶心头眩，脉息左关弦而近数，右关尺滑数。

【治法】调气化湿。

【药物组成】柴胡（醋）一钱五分，香附（制）二钱，延胡索一钱五分，狗脊（去毛）三钱，黄柏二钱，南苍术一钱，陈皮二钱，菊花三钱，秦艽二钱，天花粉二钱，金石斛三钱，泽泻二钱。

【药引】竹茹二钱。

【患者】光绪朝隆裕皇后。

【医家】张仲元、忠勋。

案784　肝郁制脾，运化失常

【症状】膝上作疼，胃纳减少，肢体有时懒倦，脉息左关沉弦，右关滑而近数。

【治法】开郁调脾化湿。

【药物组成】香附（炙）三钱，苍术二钱，焦神曲三钱，川芎二钱，佩兰二钱，栀子（研）三钱，木通二钱，黄柏二钱，瓜蒌三钱，甘草一钱，薏苡仁（炒）四钱。

【药引】丝瓜络一钱五分。

【患者】光绪朝瑾妃。

【医家】张仲元、佟成海。

第二十六节　痉　病

痉病系指由于筋脉失养所引起的以项背强急、四肢抽搐，甚至角弓反张为主要特征的临床常见病。中医药对痉病有系统的理论和丰富的临床经验。

清宫痉病医案常以筋肉拘急挛缩为其共同的证候特征，伴有身体其他部位的不适，如胸满、胁痛、纳呆等，病因病机或为风寒暑湿燥火之邪壅经络，或因阴血亏损，或因瘀血内阻所致，认为病位在肝，治疗方法多为祛风、散寒、除湿、清热、滋阴养血等综合运用，常用方剂为清肝饮、调肝和脉清热饮等。

案785　肝郁气滞，扶饮

【症状】胸膈满闷，手足瘛疭，两胁胀痛，脉息弦滑。

【方剂】和肝调气饮。

【药物组成】川芎二钱，当归三钱，香附（制）三钱，枳壳（炒）二钱，黄连一钱，青皮（炒）二钱，厚朴一钱，半夏曲三钱，柴胡（醋）一钱五分，生甘草一钱，郁金（研）一钱。

【药引】荷梗一尺。

【患者】道光朝常贵人。

【医家】张世良。

案786　饮滞酸热不清

【症状】胸膈嘈热，两胁稍有串疼，有时筋惕，谷食不香，周身筋脉酸痛，脉息左关沉弦，右寸关沉滑而数。

【药物组成】生地黄五钱，当归三钱，白芍（生）三钱，木瓜三钱，香附（醋）三钱，青皮（炒）二钱，郁金（研）三钱，秦艽三钱，栀子（炒）三钱，橘红二钱，茯神（朱）四钱，枳实（炒）三钱。

【药引】焦三仙九钱。

【患者】道光朝瑾妃。

【医家】张仲元、聂鸿钧、周鹤龄。

案787　肝胃不和，湿滞凝结

【症状】胸胁满痛，气促抽搐，夜不得寐，脉息弦数。

【方剂】清肝调气汤。

【药物组成】郁金二钱，香附（炙）三钱，槟榔二钱五分，青皮（醋）二钱，整瓜蒌（打碎）三钱，黄连一钱五分，半夏曲（炒）二钱，苏梗二钱，葛根二钱，枳实（炒）一钱五分，沉香（研面冲服）八分，橘皮一钱五分。

【药引】六一散五钱。

【患者】嘉庆朝二阿哥福晋。

【医家】张自兴、郝进喜。

案788　肝胃不和，湿滞凝结

【症状】抽搐渐止，胸满胁痛稍减。

【方剂】清热调气饮。

【药物组成】黄芩二钱，天花粉三钱，黄连一钱，木香二钱，香附（炙）三钱，青皮（醋炒）二钱，白芍（炒）二钱，槟榔二钱，牡丹皮三钱，焦山楂五钱，枳壳（炒）二钱，羚羊角一钱五分。

【药引】佛手五分，六一散五钱。

【患者】嘉庆朝二阿哥福晋。

【医家】张自兴、郝进喜。

案 789   湿滞未净

【症状】胁痛胸满，抽搐渐止，少腹微痛。

【方剂】清肝调气汤。

【药物组成】郁金二钱，香附（炙）三钱，槟榔二钱五分，青皮（醋）二钱，整瓜蒌（打碎）三钱，黄连一钱五分，半夏曲（炒）二钱，苏梗二钱，葛根二钱，枳实（炒）一钱五分，沉香（研面冲服）八分，橘皮一钱五分，枳壳二钱。

【药引】灯心一子。

【患者】嘉庆朝二阿哥福晋。

【医家】张白兴、郝进喜。

案 790   血热肝旺，胃火上冲

【症状】胃胁胀满，寒热往来，间有抽搐，脉息虚涩。

【方剂】调荣疏肝汤。

【药物组成】川芎一钱五分，当归三钱，茯神四钱，白术（土炒）二钱，香附（炙）三钱，砂仁一钱五分，枳壳（炒）一钱五分，牛膝一钱五分，龟板三钱，丹参二钱，菊花（炒）一钱，郁金一钱五分。

【药引】红枣二个，灯心一子。

【患者】嘉庆朝三阿哥大格格。

【医家】钱松。

案 791   血不荣筋

【症状】偏头作痛，四肢抽痛，脉息左关弦数，右寸关滑缓。

【治法】平木止抽。

【药物组成】柴胡（醋炒）一钱，钩藤三钱，羚羊角二钱，木瓜三钱，当归三钱，川芎一钱五分，白芍三钱，桑寄生三钱，生地黄三钱。

【药引】竹茹二钱，青风藤一钱。

【患者】光绪朝垣大奶奶。

【医家】庄守和。

案 792   肝经郁结有热

【症状】筋脉有时掣动，脉息弦滑。

【方剂】清肝饮。

【药物组成】羚羊角二钱，钩藤三钱，川牛膝三钱，紫草二钱，郁金一钱五分，木通二钱。

【药引】活络丹半丸。

【患者】道光朝云贵人。

【医家】栾泰、纪振纲。

案 793 肝虚饮热

【症状】胸满胁胀，口渴心悸，四肢抽颤，脉息滑而弦数。

【方剂】清肝化饮汤。

【药物组成】柴胡二钱，川芎一钱五分，防风三钱，半夏（制）二钱，赤茯苓（块）五钱，橘皮二钱，黄芩（炒）三钱，焦神曲三钱，木通三钱，大腹皮二钱。

【药引】荷梗二尺。

【患者】道光朝常贵人。

【医家】栾泰。

案 794 血虚肝风

【症状】稍有外风乘袭，即作抽搐，脉息弦数。

【方剂】疏风和血饮。

【药物组成】防风二钱，川芎二钱，桂枝二钱，银柴胡一钱五分，丹参二钱，当归三钱，香附（炙）三钱，陈皮二钱。

【药引】钩藤一钱。

【患者】道光朝四福晋。

【医家】栾泰、张世良。

案 795 痰热未清，气滞血脉

【症状】左肋稍有跳动，两胁微有串疼，稍有动坐，即觉头晕，脉息左关沉弦，右寸关沉滑，数象见缓。

【方剂】调肝和脉清热饮。

【药物组成】当归三钱，生地黄五钱，白芍（生）二钱，竹茹二钱，香附（炙）三钱，陈皮二钱，代赭石（煅）三钱，牛膝二钱，茯神（朱）五钱，南薄荷八分，半夏曲二钱。

【药引】橘络二钱。

【评注】瑾贵人此案责之在肝，肝阴不足，不能荣筋则有抽搐筋惕之症，胁肋亦为肝之分野，故御医张仲元始终以四物养血而柔肝，代赭石钩柴平肝疏肝，参以化饮通络之药为方。治血即是治风，疏肝即可定痛，是治此证之要着。

【患者】光绪朝瑾妃。

【医家】张仲元。

案796　元阳不足，血不荣经

【症状】左面庞肉瞤，精神减少，脉息迟涩。

【方剂】养血营经丸。

【药物组成】蔓荆子（炒）五钱，川芎五钱，没药五钱，当归八钱，肉桂五钱，远志（去心）五钱，蕲艾叶（炒）六钱，香附（制）五钱，郁金四钱，补骨脂五钱，赤芍三钱，核桃肉八钱。

【调养】养血营经丸。

【患者】道光朝定贵人。

【医家】郑汝骧。

第二十七节　腰　痛

　　腰痛是以腰部一侧或两侧疼痛为主要症状的一种病证，常伴有腰部的酸楚感。清宫腰痛医案以腰痛、腰酸为主症，伴有腿膝无力，病因病机有外因如感风、寒、湿、热，有内因多责之肝脾肾亏损，主要治法有温寒、清热、化湿、和络等，与现今以补肾为主治疗腰痛有所不同。值得注意的是，清宫腰痛医案用药除内服汤药外，亦有外用熨药方，如佳贵人之寒湿腰痛外用熨药方取得较好疗效。

案797　肝胃结热，湿饮下注

【症状】腰际酸痛，腿膝无力，脉息左关沉弦，右寸关滑数。

【治法】清肝活络化饮。

【药物组成】白芍六钱，青皮三钱，厚朴三钱，苍术（炒）三钱，汉防己三钱，牛膝三钱，续断三钱，黄柏三钱，枳实（研）三钱，橘红三钱，大黄（酒）三钱，木通二钱。

【药引】独活（盐）三钱，木瓜三钱。

【患者】光绪朝瑾妃。

【医家】赵文魁。

案 798　肝阴不足，湿饮下注

【症状】腰痛，脉息沉弦。

【外治】熨药方。

【药物组成】香附二两，威灵仙五钱，木瓜五钱，独活五钱，没药二钱，川牛膝一两，苍术五钱，赤芍五钱。

【评注】佳贵人之腰痛症既有肝阴不足，湿饮下注之内因，也有外受寒凉，以致经脉痹阻，气血连行不畅，故治当祛湿温散为主。用药煨熨，借热药温散之力，可以直接促进腰部患处血液循环。方中威灵仙、没药、牛膝、秦艽等药功能祛风除湿、活血消瘀，更能增进药效。

【患者】道光朝佳贵人。

【医家】李吉祥。

案 799　中焦气脉不得流通

【症状】腰间作痛，脉息关滑而结，两尺无力。

【方剂】和胃理气汤。

【药物组成】焦三仙二钱，苍术三钱，瓜蒌三钱，薤白三钱，木香（研）一钱五分，法半夏二钱，槟榔二钱，枳实二钱，茯苓三钱，橘红三钱，金银花二钱，泽泻二钱。

【药引】生姜三片，甘草一钱。

【患者】光绪朝珍妃。

【医家】刘玉璋。

案 800　气道未畅，湿热未能下行

【症状】咳嗽，顿引腰痛，脉息左关弦数，右寸关沉滑。

【药物组成】香附（炙）三钱，乌药三钱，青皮（炒）三钱，木香（研）一钱，杭菊花三钱，秦艽三钱，独活一钱五分，防己三钱，怀牛膝三钱，黄芩（酒）三钱，桑白皮（炙）三钱，大黄（酒，后煎）二钱。

【药引】玄明粉一钱五分。

【患者】光绪朝隆裕皇后。

【医家】张仲元、佟文斌。

案 801　气滞夹湿

【症状】腰际沉坠作疼，有时咳嗽口渴，脉息左关沉弦，右寸关滑而近数。

【治法】疏气化湿。

【药物组成】香附（炙）三钱，乌药三钱，青皮（炒）三钱，木香（研）一钱五分，当归三钱，白芍三钱，黄柏三钱，泽泻三钱，独活二钱，秦艽三钱，汉防己三钱，甘草一钱。

【药引】怀牛膝三钱。

【患者】光绪朝隆裕皇后。

【医家】张仲元、佟文斌。

案 802　肝阴不实，气道未畅，湿热下注

【症状】腰际坠疼，手间筋脉，午后作胀，咳嗽，夜寐不实，醒则汗出，脉息左关弦数，右寸关沉滑。

【方剂】养阴调肝化湿丸。

【药物组成】香附（炙）二钱，骨皮三钱，沙参四钱，延胡索一钱五分，金狗脊三钱，秦艽二钱，黄柏二钱，苍术（炒）二钱，怀牛膝三钱，防己三钱，独活二钱，丹参三钱。

【患者】光绪朝隆裕皇后。

【医家】忠勋。

案 803　饮热未净

【症状】腰胁微觉酸痛，脉息渐缓。

【方剂】清热化饮汤。

【药物组成】黄连八分，黄芩二钱，竹茹三钱，木香八分，天花粉三钱，茯苓三钱，砂仁八分，麦冬三钱，陈皮（炒）三钱，半夏曲三钱，山楂（炒）三钱，青皮二钱。

【药引】灯心一束，竹叶五分。

【患者】道光朝孝慎成皇后。

【医家】张新、苏钰。

第二十八节　临　终

案 804　和妃临终脉案

【证候】原系大病后元气未复，火郁生痰，以致脾肺两亏。

【症状】喘汗交作，脉息虚细。

【方剂】保元汤。

【药物组成】党参四钱，生黄芪三钱，五味子十一粒。

【药引】大枣肉三枚。

【转归】本日亥刻，急用保元汤救治不应，于亥正二刻逝了。

【患者】道光朝和妃。

【医家】苏钰、周龙章。

【评注】脾为生痰之源，肺为贮痰之器，和妃素有饮疾，从道光十五年以后又加喘咳，伤脾伤肺由来已久，正气自然虚衰，故临危时虽用保元汤亦不能稍挽其万一。据临终症情和既往脉案推测，和妃之病与今之慢性支气管炎所致之阻塞性肺气肿颇相类似，可能即死于肺心病。

案805　临终用益阴止嗽饮、生脉饮救治案

【证候】原系气血两亏、痨瘵之症，由脾虚不能健运，气不胜暑导致。

【症状】形羸气怯，咳嗽痰喘，肚腹溏泄，脉息虚数。

【方剂】益阴止嗽饮。

【药物组成】沙参八钱，知母（炒）三钱，当归身四钱，桔梗二钱，麦冬四钱，茯苓三钱，白芍药二钱，百合三钱，生地（土炒）八钱，白扁豆三钱，山药（炒）三钱，川贝母三钱。

【药引】红枣肉二枚。

【转归】六月初一日，孔毓麟、叶元德请得大阿哥福晋六脉俱无，服生脉饮救之不应，于本日酉时逝了。

【患者】道光朝大阿哥福晋。

【医家】张永清、苏钰。

【评注】中医所称痨瘵包括多种虚劳病，其中肺劳、传尸等类似今之结核病。另外虚损之重证也称痨瘵。《杂病源流犀烛》指出："五脏之气，有一损伤，积久成痨，甚而为瘵。"《医宗金鉴》还有"久病痨疾，而名曰痨瘵者，败也。气血两败之意也"的说法。总之痨瘵一证过去为人之大患，几乎谈痨色变。大阿哥福晋所患似为肺结核病，缠绵日久，气血两败，故救治不效而逝。若在今日则治疗当较易，说明医学在不断地发展，不断地昌明。

案806　西太后临终脉案

【症状】气短痰壅，势将脱败，脉息欲绝。

【方剂】生脉饮。

【药物组成】人参一钱五分，五味子一钱五分，麦冬三钱。

【患者】西太后。

【医家】张仲元、戴家瑜。

【评注】由此可知生脉散乃当年急救要方，本方由复脉汤（炙甘草汤）中之参、麦，加五味子而成，人参甘温，大补肺气为君，麦冬润肺滋水清心泻热为臣，五味子酸温敛肺，收耗散之气为佐。气流则脉复，故称生脉。西太后年老久病，此时该方自亦不济。

案807　隆裕皇太后临终脉案

【证候】证势垂危，痰壅愈盛。

【症状】脉息左寸关浮散，尺部如丝。

【治法】生脉化痰。

【药物组成】西洋参三钱，麦冬三钱，五味子一钱，橘红二钱，竹沥水三钱。

【患者】光绪朝隆裕皇太后。

【医家】张仲元、佟文斌。

【评注】隆裕自光绪、慈禧相继谢世以后，宫中位置至高，其脉案表明亦多为脾胃不健、肝气不舒之疾。隆裕死于1913年（甲戌）正月十七日，临终用此方为生脉散加味，方中用西洋参，不用高丽参，取其性凉而补，滋阴降火，生津止渴；劳嗽之人用生脉散以此为好。加竹沥水者，治其痰涎壅盛。竹沥水清热滑痰，《备急千金要方》用之治"中风口噤不知人"，本案恐其大寒，而加性温之橘红以利气、宽中，配伍精当。

案808　恭忠亲王奕䜣临终脉案

【证候】痰热上壅，证势重险。

【症状】汗出不止，喘息抬肩，精神不固，脉息左寸关数而无力，尺部虚大，右三部软而无根。

【治法】保肺固脱。

【药物组成】人参三钱，麦冬三钱，老米五钱。

【患者】光绪朝恭忠亲王

【医家】庄守和、张仲元、姚宝生。

【评注】参麦饮为清宫抢救重危病人必用之剂，当时用之，虽因病势险重，往往不救，但可能与给药途径、用量大小有关，而方药本身实有进一步研究之价值。

案809　慈禧用加减生脉散救治脉案

【症状】气虚痰生，精神萎顿，舌短口干，胃不纳食，脉息左部不匀，右部细数。

【治法】益气生津。

【药物组成】人参须五分，麦冬二钱，鲜石斛二钱，老米一两。

【患者】慈禧。

【医家】张仲元、戴家瑜。

【评注】查阅慈禧十月二十二日以前十余天之脉案，可知其临终病重以老年性支气管肺炎之可能性最大，医治无效。临终日（十月二十二日）医方用加减生脉散以益气生津，但已难挽回，终年73岁。考慈禧平时亦常服人参及生脉散加减方，光绪三十四年四、五、六月用之最多，常以此方加和肝理脾调中之品如羚羊角、谷芽、白芍、茯苓及泽泻等味调理。

案810　嘉庆帝临终医案

嘉庆二十五年七月二十五日，商景霈、郝进喜恭请皇上圣脉虚软。原系暑湿停饮受凉之症。以致懒食少寐，烦热口渴。服过清解代茶饮等药，表凉已解。唯余热未清，又因劳动伤气，虚火熏蒸，咽喉疼痛，小水频数，气喘声重。今用养阴清心汤调理。

七月二十五日，商景霈、李澍名恭请皇上圣脉虚软。原系暑湿停饮受凉之症。以致烦热口渴，咽喉疼痛，小水频数，气喘声重，又因劳动复伤正气，肺虚不胜痰热，喘促过盛。今设法用参麦定喘汤调治。

七月二十五日，商景霈、李澍名、苏钰、杨庆祥、王殿安恭请皇上圣脉六脉全无。原系外感后，又因劳动复伤中气，耗散津液，湿痰上壅，喘汗交作，神脱气散。吹通关散无嚏，于本日戌时升遐。

【评注】暑湿之发生，因于暑伤津气，湿浊阻滞气机。嘉庆帝之病暑后，又复感风凉，以致热邪内蕴，暑热交炽。虽经清解之法，表凉渐解，但伤津耗气之虞尤甚。适值劳动伤气，以致元气耗散，津液枯涸，痰饮乘而上壅，终致神脱气散。临终抢救纵用养阴清心、参麦定喘、通关诸方，亦无济于病。按嘉庆二十五年七月，嘉庆帝"巡幸木兰"，"驻驿避暑山庄"。据脉案载，七月二十三日因"暑湿受凉之症，以致头疼身热，咽喉疼痛，烦躁口渴，议用清解代茶饮调理"。此案由暑湿外感，又兼出游劳累，致症情急剧恶化，七月二十五日出现"脱急之象"，用生脉散救治，后用参麦定喘汤，崩于热河行宫，时年六十一岁。生脉散治暑症致脱，原系切合之方，本案惜用法及剂量等均无确切记录。

第二章 妇科医案

第一节 痛　经

凡在经期或经行前后，出现周期性小腹疼痛，或痛引腰骶，甚至剧痛晕厥者，称为痛经，亦称经行腹痛。

本病的发生与冲任、胞宫的周期性生理变化密切相关。主要病机在于邪气内伏或精血素亏，更值经期前后冲任二脉气血的生理变化急骤，导致胞宫的气血运行不畅，"不通则痛"，或胞宫失于濡养，"不荣则痛"，故使痛经发病。

清宫痛经医案中主要症状以少腹痛为主，伴腹胀满、眩晕、恶心、肢体沉倦、夜寐不适等症状，痛甚于胀多为血瘀，胀甚于痛多为气滞。痛在两侧少腹病多在肝，痛连腰际病多在肾，其治疗以通调气血为主。常用方剂均为以四物汤或当归芍药散为基础的加减方为主，配合化湿、和胃、清热等药物。

案 811　荣分结滞

【症状】少腹作痛，脉息弦数。

【方剂】调荣定痛汤。

【药物组成】当归一钱五分，赤芍一钱五分，川芎一钱，牡丹皮二钱，桃仁一钱五分，红花一钱，延胡索一钱五分，香附二钱，大黄（酒）一钱，枳壳一钱五分，泽兰一钱五分。

【药引】姜皮五分。

【患者】乾隆朝循嫔。

【医家】陈世官、罗衡。

案 812　气血不和，荣分未畅

【症状】荣分方行，少腹微觉胀满，胸膈不快，脉息沉缓。

【方剂】调荣顺气汤。

【药物组成】当归二钱，川芎一钱，赤芍三钱，香附（醋制）二钱，焦神曲三钱，枳壳（炒）三钱，山楂（炒）四钱，青皮（炒）一钱五分，砂仁八分，生甘草八分。

【药引】生姜一片。

【患者】道光朝静贵妃。

【医家】栾泰。

案 813　气血郁滞

【症状】荣分不畅，少腹微有胀满，脉息滑缓。

【方剂】调荣和胃饮。

【药物组成】当归三钱，赤芍（酒炒）三钱，川芎一钱，香附（醋制）三钱，延胡索（酒炒）二钱，桃仁（研）一钱五分，山楂四钱，红花一钱，青皮一钱五分，焦神曲二钱。

【药引】生姜三片。

【患者】道光朝静贵妃。

【医家】栾泰。

案 814　气滞血热

【症状】荣分期至，肚腹疼痛，脉息沉弦。

【方剂】调荣清热饮。

【药物组成】苏梗二钱，当归二钱，牡丹皮二钱，香附三钱，陈皮一钱，赤芍一钱五分，延胡索一钱五分，桃仁一钱，黄芩一钱五分，大黄（酒）一钱，枳壳一钱五分。

【药引】藕节二个。

【患者】乾隆朝循嫔。

【医家】陈世官、罗衡。

案 815　气滞血热

【症状】荣分期至，肚腹疼痛，脉息沉弦。

【方剂】调荣清热饮。

【药物组成】苏梗二钱，当归二钱，牡丹皮二钱，香附三钱，陈皮一钱，赤芍一钱五分，延胡索一钱五分，桃仁一钱，黄芩一钱五分，大黄（酒）一钱，枳壳一钱五分，泽兰一钱五分。

【药引】藕节二个。

【患者】乾隆朝循嫔。

【医家】陈世官、罗衡。

案816　胃停饮滞

【症状】荣分渐和。

【方剂】和胃化滞汤。

【药物组成】苏叶一钱五分，香附（炒）二钱，陈皮一钱，厚朴（炒）一钱五分，苍术（炒）一钱，枳壳（炒）一钱五分，赤茯苓一钱五分，半夏（制）一钱五分，大腹皮一钱五分，青皮（炒）一钱，神曲（炒）二钱，甘草五分。

【药引】生姜二片。

【患者】乾隆朝循嫔。

【医家】陈世官、罗衡。

案817

【症状】天癸畅行，腹痛较减，有时仍觉眩晕，肢体沉倦，夜寐不适，谷食不香，脉息左关弦象见减，右寸关沉滑近数。

【治法】调荣化湿。

【药物组成】当归三钱，川芎二钱，白芍（炒）三钱，熟地黄四钱，杜仲（炒）四钱，苍术三钱，黄柏三钱，白芷二钱，酸枣仁四钱，茯神（朱）三钱，枳实（炒）一钱五分，桂枝五分。

【药引】荆芥穗（炒）一钱五分，焦三仙三钱。

【患者】光绪朝瑾妃。

【医家】忠勋。

案818　肝气未和，脾湿尚在，凝滞于荣分

【症状】天癸过期未行，头眩口渴，有时恶心，谷食不香，晨起脐腹作痛，脉息右寸关沉滑，左关沉弦。

【治法】和肝化湿通经。

【药物组成】当归三钱，赤芍三钱，南红花三钱，牛膝三钱，法半夏（研）

三钱，赤茯苓四钱，槟榔（炒）二钱，天麻二钱，苏木（研）三钱，五加皮二钱，焦三仙三钱，乌药一钱五分。

【药引】甲珠七分，藁本二钱，砂仁二钱。

【患者】光绪朝瑾妃。

【医家】忠勋。

案 819　肝郁气滞，湿热停蓄

【症状】经前腹痛，胸满不食，腰间坠疼，脉息左关沉弦，右寸关滑数。

【方剂】和肝调荣化湿饮。

【药物组成】当归二钱，赤芍三钱，青皮二钱，茵陈四钱，胆南星二钱，枳壳（炒）二钱，赤茯苓四钱，胡黄连二钱，郁金（研）二钱，苏木二钱，红花一钱五分，牛膝三钱。

【药引】三棱七分，莪术七分。

【患者】光绪朝瑾妃。

【医家】忠勋。

案 820　脾湿肝郁

【症状】经行腹痛牵及腰胯，恶心作晕，肢体颤动，食后胸前作疼，脉息右寸关滑数，左关弦数。

【治法】调荣化湿。

【药物组成】生地黄三钱，赤芍三钱，当归三钱，川芎一钱五分，延胡索一钱五分，五灵脂一钱五分，法半夏二钱，葛根三钱，茵陈三钱，香附（炙）二钱，菊花三钱，桑叶二钱。

【药引】焦三仙九钱。

【患者】光绪朝瑾妃。

【医家】忠勋。

案 821　肝郁未舒，脾湿而滞

【症状】头仍眩晕，两肋胀坠，腹中有时作痛，不食恶心，脉息左寸关沉滑，右关沉弦。

【治法】调气养荣化滞。

【药物组成】当归三钱，延胡索一钱五分，牡蛎（生）三钱，龟板三钱，茯苓三钱，猪苓二钱，焦三仙二钱，黄芩（酒）二钱，法半夏曲三钱，陈皮一钱五分，知母（炒）二钱，黄柏二钱。

【药引】砂仁一钱，木香（生）七分。

【评注】调经用舒肝通瘀之法，若加温通之品，或者效果更好。

【患者】光绪朝瑾妃。

【医家】忠勋。

案 822　肝郁脾湿，血瘀热滞

【症状】经行腹痛，牵及腰胯，头晕恶心，肢体颤动，筋脉拘急，食后胸前作疼，延及两肋，口渴懒食，脉息右寸关滑数，左关弦数。

【治法】化风除湿清热。

【药物组成】薄荷一钱，防风二钱，川芎三钱，当归三钱，菊花二钱，桑叶二钱，生地黄三钱，赤芍三钱，赤茯苓三钱，枳实（炒）一钱五分，黄芩（酒）三钱，鸡内金（炒）三钱。

【药引】焦三仙三钱，砂仁一钱，钩藤二钱。

【患者】光绪朝瑾妃。

【医家】忠勋。

案 823　肝经气血不调，停饮受凉

【症状】寒热身痛，胸膈满闷，肚腹牵疼，脉息弦滑。

【方剂】疏肝和荣饮。

【药物组成】柴胡三钱，青蒿三钱，香附（炙）三钱，延胡索三钱，薄荷一钱五分，郁金（研）三钱，白芍（炒）三钱，当归三钱，大黄炭二钱，乌药三钱，砂仁（研）一钱五分，山楂（生）三钱。

【药引】蒲黄（生）一钱。

【患者】同治朝宫女玉庆。

【医家】李德全。

案 824　血虚肝热，夹以受寒

【症状】荣分不调，胸腹作痛，谷食不香，腰酸身倦，脉息沉弦。

【方剂】养血舒肝调荣饮。

【药物组成】当归三钱，白芍（炒）二钱，川芎一钱五分，生地黄三钱，香附（炙）三钱，延胡索（炙）二钱，柴胡（醋）一钱五分，茯苓三钱，侧柏叶（炒）三钱，女贞子三钱，炙甘草一钱。

【药引】梭椤子（炙）三钱。

【患者】光绪朝三姑娘。

【医家】庄守和。

案825　荣分不足，里滞未清

【症状】少腹作痛，夜间少寐，脉息弦数。

【方剂】芎归化滞汤。

【药物组成】当归三钱，焦山楂三钱，牡丹皮（炒）一钱五分，川芎二钱，麦芽二钱，柴胡一钱，竹茹三钱，黄芩一钱五分，茯神二钱，枳壳一钱五分，乌药（炒）一钱，橘核五分，生甘草八分。

【药引】生姜二片，灯心二十寸。

【患者】道光朝定贵人。

【医家】白云昇。

第二节　妇科其他疾病

案826　风热入于血分，上参阳位

【疾病】倒经。

【症状】额面常生风粟，有时经血逆行，脉息两寸浮缓，两关稍数。

【方剂】疏风清血丸。

【药物组成】犀角一钱，侧柏叶三钱，白芷三钱，生地黄（次）四钱，黄柏三钱，玄参五钱，栀子三钱，僵蚕二钱，郁金三钱，知母（炒）三钱，牡丹皮四钱，升麻炭一钱五分。

【外治】外敷药方：白芷一钱五分，黄柏一钱五分，僵蚕一钱，白附子七分，香附一钱五分，共为细面，用红碗胭脂调敷。

【评注】经血逆行俗称倒经，可由冲脉之气上扰，或阴虚血热而起。此案由血热妄行，不循常经所致，故以凉血为要。外敷药面，在于消风，以治风粟。

【患者】宣统朝秀格格。

【医家】忠勋。

案827　荣分湿热

【疾病】经行头痛。

【症状】头痛。

【方剂】清上调荣汤。

【药物组成】生地黄三钱，牡丹皮二钱，赤芍一钱五分，川芎一钱，当归一

钱五分，枳壳（炒）一钱五分，黄芩（酒）一钱五分，大黄（酒）一钱，连翘
一钱五分，薄荷一钱。

【药引】荷叶一钱五分。

【患者】乾隆朝循嫔。

【医家】陈世官、罗衡。

案828

【疾病】经行头痛。

【症状】诸恙渐减，荣分已行。

【方剂】红花桑白皮汤。

【药物组成】桑白皮（炙）一钱，红花五分。

【患者】乾隆朝循嫔。

【医家】陈世官、罗衡。

案829　肝热过盛，不能藏血

【疾病】崩漏。

【症状】血热、肝火之症，荣分淋沥。

【方剂】清肝四物汤。

【药物组成】当归一钱五分，川芎一钱，生地黄二钱，白芍一钱五分，柴胡
（醋炒）一钱，黄芩（酒）一钱五分，栀子一钱五分，赤茯苓二钱，牡丹皮一钱
五分，枳壳（炒）一钱五分，陈皮一钱，甘草三分。

【药引】煨姜一片，荷叶蒂三个。

【患者】乾隆朝惇妃。

【医家】罗衡、马敬伦。

案830　气血初定，脾胃亏损

【疾病】崩漏。

【症状】病原育喜之后去血过多，兼素禀虚弱，于二十六日忽然下血数次，
大汗不止，头迷心慌，恶寒神倦，六脉涩小无神，用加减益气养荣汤调治，其汗
血渐止，脉息稍起，神气少宁，大夫随讨止血石带后，血汗全止，虽血汗已止，
懒食便溏。

【治法】益气健中。

【方剂】加减益气建中汤。

【药物组成】玉竹三钱，黄芪（蜜炙）三钱，白术（土炒）二钱，白芍（酒

炒）二钱，肉桂（去皮）七分，当归（酒洗）二钱，半夏（姜炒）一钱，香附（醋炒）一钱，炙甘草一钱。

【药引】煨姜一片，黑胶枣二枚。

【患者】康熙朝直郡王福晋。

【医家】张懋功、刘声芳。

案831　脾胃亏损

【疾病】崩漏。

【症状】血汗已止，懒食便溏。

【治法】益气建中。

【方剂】加减益气建中汤。

【药物组成】玉竹三钱，黄芪（蜜炙）三钱，白术（土炒）二钱，白芍（酒炒）二钱，肉桂七分，当归（酒洗）二钱，半夏（姜炒）一钱，香附（醋炒）一钱，炙甘草一钱。

【药引】煨姜一片，黑胶枣二枚。

【患者】康熙朝直郡王福晋。

【医家】张懋功、刘声芳。

案832　肝虚

【疾病】月经过多。

【症状】荣分适至，胸腹胀满，下血较多，身肢倦软，脉息滑数。

【方剂】和肝调荣汤。

【药物组成】当归二钱，白芍（焦）二钱，黄芩炭一钱五分，地黄炭二钱，白术（土炒）一钱五分，茯苓二钱，牡丹皮（炒）一钱五分，泽泻一钱五分，侧柏叶炭一钱五分，陈皮一钱五分，生甘草五分。

【药引】乌梅炭四个。

【评注】皇后外感未尽，荣分又行，以致气血俱亏。故治疗先以解表和里，次则和肝调荣止血，均属治标之法，旋即和肝理脾，以资过渡，终用归脾汤健脾养心，益气补血，以固其本。

【患者】嘉庆朝孝淑睿皇后。

【医家】商景霭、傅仁宁、薛文昱、舒岱。

案833　血虚湿盛

【疾病】月经过多。

【症状】荣分适至，下血较多，胸腹胀满，肢体酸软，脉息弦软。

【方剂】和肝归脾汤。

【药物组成】黄芪（制）四钱，当归三钱，白芍（焦）二钱，酸枣仁（炒）二钱，茯神三钱，茯苓三钱，半夏（制）一钱五分，橘红一钱五分，丹参二钱，石斛二钱，艾叶（炒）一钱五分，阿胶（蛤粉炒）一钱五分，续断（炒）三钱。

【药引】荷叶梗五寸。

【患者】嘉庆朝孝淑睿皇后。

【医家】商景焘、舒岱、傅仁宁、薛文昱。

案 834

【疾病】经行发热。

【症状】荣分至期，有热未行，脉息和缓。

【方剂】调荣清热汤。

【药物组成】生地黄三钱，牡丹皮一钱五分，赤芍一钱，栀子（炒）一钱，黄芩（酒）一钱五分，大黄（酒）一钱五分，当归一钱五分，枳壳（炒）一钱五分，怀牛膝一钱五分。

【药引】藕（连节）二寸。

【患者】乾隆朝循嫔。

【医家】陈世官、刘彬。

案 835　阴分有热

【疾病】经行发热。

【症状】午夜发烧，心中烦热，脉息弦数。

【方剂】清热汤。

【药物组成】柴胡一钱，白芍一钱五分，牡丹皮二钱，当归一钱五分，栀子（炒）一钱五分，生地黄三钱，枳壳（炒）一钱五分，知母一钱五分，地骨皮二钱，茯神二钱，石斛三钱，生甘草五分。

【药引】荷蒂三个。

【评注】本方寓丹栀逍遥散意，具理脾清肝之作用。

【患者】乾隆朝惇妃。

【医家】陈世官、沙成玺。

案 836　荣分将期有热

【疾病】经行发热。

【症状】脉息微大。

【方剂】调荣顺经汤。

【药物组成】生地黄三钱，赤芍一钱五分，牡丹皮二钱，桃仁一钱，栀子（炒）一钱五分，泽兰一钱五分，香附二钱，黄芩一钱五分，延胡索（酒炒）一钱五分，枳壳一钱五分，生甘草五分。

【药引】藕节二个。

【患者】乾隆朝循嫔。

【医家】陈世官、武世倬。

案 837　荣分将期有热

【疾病】经行发热。

【症状】脉息微大。

【方剂】调荣顺经汤。

【药物组成】生地黄三钱，赤芍一钱五分，牡丹皮二钱，桃仁一钱，栀子（炒）一钱五分，泽兰一钱五分，香附二钱，黄芩一钱五分，延胡索（酒炒）一钱五分，枳壳一钱五分，生甘草五分，大黄（酒）一钱。

【药引】藕节二个。

【患者】乾隆朝循嫔。

【医家】陈世官、武世倬。

案 838　肝经有热，血热妄行

【疾病】妊娠下血。

【症状】血分大行，头痛作眩，心悸自汗，脉息弦滑。

【方剂】和肝养荣汤。

【药物组成】当归四钱，白芍（焦）三钱，地黄炭五钱，阿胶（蛤粉炒）一钱，川芎一钱五分，蕲艾炭一钱，黄柏炭二钱，炙甘草八分。

【药引】棕榈炭三钱。

【评注】此案妊娠下血，先用和肝养荣汤（即胶艾汤加味）温经止血，继用和血调经饮益气凉血生血，并服加味芎归汤活血，最后用和血养荣汤调理。

【患者】道光朝庄顺皇贵妃。

【医家】赵士林。

案 839　经脉不通

【疾病】闭经。

【症状】荣分闭塞，脉息滑缓。

【方剂】活血调荣饮。

【药物组成】益母草三钱，泽兰二钱，当归二钱，赤芍二钱，香附二钱，郁金二钱，玄明粉一钱，代赭石三钱，红花一钱，地黄炭三钱。

【药引】桃仁一钱。

【评注】贞贵妃经闭，自初二至初五日用活血化瘀理气法为主治疗，此种"荣分未行"症见于年轻时期［咸丰二年（1831），贞贵妃15岁］，属实多虚少之类，故方中一派活血药；初五日之活血通经丸与王清任（1768—1831）血府逐瘀汤方意近似，惜以后脉案阙如，未知效验若何。

【患者】咸丰朝贞嫔。

【医家】栾泰。

案840　血热脾湿

【疾病】经行浮肿。

【症状】经期淋漓，面浮腹满。

【方剂】调荣除湿汤。

【药物组成】当归二钱，白芍（酒炒）二钱，川芎一钱，茯苓三钱，白术（土炒）一钱五分，陈皮一钱五分，香附（炒）二钱，桑白皮（炙）一钱五分，黄芩（酒）一钱五分，枳壳（炒）一钱五分，桔梗一钱五分，生甘草五分。

【药引】姜皮二片，荷蒂二个。

【患者】乾隆朝惇妃。

【医家】罗衡、马敬伦。

案841　血虚多热，上热下寒

【疾病】经行浮肿。

【症状】荣分到时，面目虚肿，脉息弦滑。

【方剂】清热调经汤。

【药物组成】当归三钱，黄芩三钱，栀子（炒）三钱，山楂炭一钱五分，牛膝一钱五分，茯神四钱，薄荷二分。

【药引】灯心二十寸。

【患者】嘉庆朝三阿哥侧福晋。

【医家】钱松。

第三章 儿科医案

案842 内停痰滞，外感风湿

【疾病】小儿咳嗽。

【症状】身体微热，自汗咳嗽，大便不清，脉纹红赤。

【方剂】加味杏苏饮。

【药物组成】羌活五分，防风五分，黄芩（酒）一钱，黄连（酒）五分，半夏（炙）一钱，杏仁（去皮尖）一钱，苏叶四分，荆芥穗六分，前胡五分，陈皮一钱，生甘草五分。

【药引】生姜二片。

【患者】道光朝三公主。

【医家】俞世龙。

案843 虚热

【疾病】小儿咳嗽。

【症状】咳嗽烦躁，时作潮热，脉纹红赤。

【方剂】清热代茶饮。

【药物组成】银柴胡一钱，知母二钱，桑白皮一钱，地骨皮二钱，胡黄连一钱，南山楂一钱五分，天花粉一钱五分，黄芩（酒）一钱，桔梗一钱五分，麦冬二钱。

【患者】道光朝三公主。

案844 风寒

【疾病】小儿咳嗽。

【症状】咳嗽发热，不思饮食，有时喷嚏，四肢倦怠，脉息浮数。

【方剂】清金代茶饮。

【药物组成】前胡一钱，桔梗一钱五分，杏仁（炒，研）一钱，苏叶八分，桑白皮（炙）一钱，黄芩（酒）一钱，焦山楂一钱五分，半夏曲（炒）一钱五分，枳壳（炒）一钱，橘红一钱，牛蒡子（炒）一钱，荆芥一钱。

【药引】姜皮一片，灯心三十寸。

【患者】道光朝四公主。

【医家】叶元德、潘元瑛、邸凤仪。

案845　内有停滞，外受暑瘟

【疾病】小儿感冒。

【症状】头热咽痛，呕吐泄泻，脉息浮缓。

【方剂】疏解正气汤。

【药物组成】羌活一钱，防风一钱五分，藿香一钱，香薷五分，砂仁（炒）七分，苍术（炒）一钱五分，厚朴（炒）二钱，陈皮一钱五分，苏梗一钱，赤茯苓三钱，泽泻一钱五分，益元散二钱。

【药引】生姜一片，灯心三十寸。

【患者】嘉庆朝五阿哥。

【医家】张宗濂、鲁桓。

案846　内停饮滞，外受风凉

【疾病】小儿感冒。

【症状】头痛身热，呕吐作渴，饮食懒进，脉息浮数。

【方剂】香薷代茶饮。

【药物组成】藿香一钱，橘皮一钱五分，香薷八分，焦神曲一钱五分，枳实一钱，厚朴一钱，焦山楂一钱五分，麦芽一钱，生甘草五分。

【药引】生姜二片。

【患者】嘉庆朝五格格。

【医家】刘德成。

案847　内有痰热，外受风凉

【疾病】小儿感冒。

【症状】身有微热，微喘咳嗽，脉息浮数。

【方剂】疏解饮。

【药物组成】羌活五分，葛根六分，桔梗八分，荆芥穗六分，苏叶三分，贝母（研）八分，防风七分，杏仁（炒）八分，橘红八分。

【药引】生姜一片。

【患者】道光朝四阿哥。

【医家】吕廷珪、胡增。

案848　肺胃痰热，外受风凉

【疾病】小儿感冒。

【症状】身热气粗，鼻有清涕，烦躁口渴，脉息浮数。

【方剂】清解汤。

【药物组成】羌活八分，防风八分，薄荷八分，荆芥穗一钱，葛根八分，牛蒡子（炒，研）二钱，连翘（去心）一钱，前胡一钱，桔梗一钱五分，枳壳（炒）八分，陈皮八分，生甘草四分。

【药引】生姜一片，灯心一子。

【患者】道光朝四阿哥。

【医家】鲁维淳、刘钲。

案849　肺胃不清，外感风寒

【疾病】小儿感冒。

【症状】头疼发热，面赤口渴，咽痛烦躁，脉息浮紧。

【方剂】疏表解肌汤。

【药物组成】防风一钱五分，荆芥一钱五分，柴胡一钱五分，葛根一钱五分，薄荷一钱，桔梗三钱，连翘一钱五分，赤芍一钱五分，黄芩一钱五分，石膏二钱，天花粉二钱，甘草五分。

【药引】生姜一片，灯心五十寸。

【评注】脉象浮紧，乃外感风寒之候。疏表解肌汤即仿《伤寒六书》之柴葛解肌汤意化裁。主治外感风寒，寒邪化热引起之头痛发热诸证。

【患者】道光朝四阿哥。

【医家】张如璠。

案850　肺胃有热，外受风寒

【疾病】小儿感冒。

【症状】身热气粗，口干微烦，脉息浮数。

【方剂】清解饮。

【药物组成】荆芥穗一钱，防风一钱，羌活一钱，前胡一钱，葛根一钱，柴胡一钱，枳壳（炒）一钱，桔梗一钱，赤伏苓一钱五分，牛蒡子（炒，研）一钱五分，连翘（去心）一钱，生甘草三分。

【药引】生姜一片，灯心三十寸。

【评注】感寒脾胃不和为小儿常见之病证。唯彼时御医用方不仅药味甚多，且其剂量亦偏小，时用导滞通便之味，此亦宫中治疗之一特色。

【患者】乾隆朝八阿哥下长子。

【医家】张敬文、盛名远。

案851　肺胃不清

【疾病】小儿感冒。

【症状】表凉微解，稍有呕吐。

【方剂】疏解和胃饮。

【药物组成】藿香一钱，苏叶一钱，枳壳（炒）一钱，桔梗一钱，葛根一钱，柴胡一钱，赤茯苓一钱，陈皮一钱，半夏（制）一钱，山楂二钱，神曲（炒）二钱，生甘草四分。

【药引】生姜一片，灯心三十寸。

【患者】乾隆朝八阿哥下长子。

【医家】张敬文、盛明远。

案852　里热未清

【疾病】小儿感冒。

【症状】表凉已解，时或烦热，夜卧不宁。

【方剂】清热和胃饮。

【药物组成】柴胡一钱五分，黄芩一钱，半夏一钱，竹茹一钱，枳壳一钱，黄连（姜炒）六分，厚朴（炒）一钱，陈皮一钱，山楂二钱，谷芽（炒）二钱，薄荷七分，生甘草四分。

【药引】生姜一片，灯心三十寸。

【患者】乾隆朝八阿哥下长子。

【医家】张敬文、盛名远。

案853　时冷风热

【疾病】小儿感冒。

【症状】身热口干，微烦，脉息浮数。

【方剂】清解透表汤。

【药物组成】荆芥穗一钱五分，羌活一钱，柴胡一钱，牛蒡子（炒，研）一钱五分，蝉蜕十五支，木通一钱，防风一钱，独活一钱，前胡一钱，赤芍一钱，山楂一钱五分，生甘草五分。

【药引】姜皮二片，香菜根一个。

【患者】乾隆朝十一阿哥次女。

【医家】李思聪、查秉仁、盛明远。

案 854　肺胃有热，外受风凉

【疾病】小儿感冒。

【症状】头面上出碎小疙瘩，身热烦躁，脉息浮数。

【方剂】荆防败毒饮。

【药物组成】荆芥一钱，防风八分，薄荷七分，牛蒡子（炒，研）一钱五分，桔梗一钱，赤芍一钱，连翘（去心）一钱，栀子（研碎）八分，陈皮一钱，甘草三分。

【药引】生姜一片。

【患者】嘉庆朝四阿哥。

【医家】鲁维淳、吕廷瑞。

案 855　里热受凉

【疾病】小儿感冒。

【症状】发热，倦软，少寐，脉息浮数。

【方剂】疏风清热饮。

【药物组成】荆芥穗八分，前胡一钱五分，羚羊角一钱，防风六分，桔梗一钱，赤茯苓一钱五分，柴胡一钱，黄芩一钱五分，生甘草六分。

【药引】灯心五十寸。

【患者】道光朝四公主。

【医家】李承缮、汪镛。

案 856　外受寒凉

【疾病】小儿感冒。

【症状】微热鼻有清涕，脉息浮缓。

【方剂】（荆防）代茶饮。

【药物组成】苏叶八分，防风八分，葛根八分，桔梗八分，枳壳七分，荆芥八分，前胡八分，陈皮八分，甘草三分。

【患者】乾隆朝五阿哥。

【医家】刘钲。

案857　外受风寒，内停滞热

【疾病】小儿感冒。

【症状】头热，大便不调，唇燥咽干，脉纹红赤。

【方剂】解表通神散。

【药物组成】薄荷一钱，羌活一钱，葛根一钱，黄连一钱，龙胆草（制）一钱，槟榔一钱，陈皮一钱，枳实六分，厚朴（姜汁炒）七分，神曲七分，麦芽（炒）七分，川芎二钱，生甘草二钱。

【患者】道光朝三公主。

【医家】俞世龙。

案858　肺胃饮热，外受风瘟

【疾病】痧疹。

【症状】咽喉紧痛，舌下微有白色，头身发热，骨节酸疼，脉息浮数。

【方剂】清瘟化饮汤。

【药物组成】荆芥穗二钱，牛蒡子二钱，桔梗三钱，黄芩二钱，防风一钱五分，玄参三钱，柴胡二钱，细辛八分，焦神曲二钱。

【药引】薄荷六分。

【评注】痧疹初起以清透为主，继用清泄，本案始终以清宣通泻肺胃之热为治，切中此证肯綮。案中大青叶、板蓝根合用，解毒消斑之力更强。

【患者】咸丰朝大公主。

【医家】冯国治。

案859　血分有热

【疾病】痘疹。

【症状】自出喜痘，头面周身三十余粒，尚未出齐，颜色微紫。

【方剂】透喜汤。

【药物组成】荆芥穗一钱，防风一钱，柴胡八分，黄连八分，木通八分，羌活一钱，牛蒡子一钱，前胡八分，赤芍八分，甘草五分。

【药引】香菜根二个。

【患者】乾隆朝十一阿哥次女。

【医家】陈增、李思聪、查秉仁、盛明远。

案860 血热太盛

【疾病】痘疹。

【症状】头面周身见点，颗粒细碎，颜色深红，身热气粗，烦躁口渴。

【方剂】清解透喜汤。

【药物组成】荆芥穗一钱五分，防风一钱五分，羌活一钱五分，前胡一钱五分，牛蒡子三钱，蝉蜕十一支，净连翘（去心）二钱，山楂二钱，桔梗一钱五分，葛根一钱，黄连（酒炒）一钱，石膏（煅）三钱。

【药引】香菜一枝，灯心五十寸。

【患者】乾隆朝绵志阿哥。

【医家】蔡世俊、查秉仁、张敬文、盛明远。

案861 阳明热盛

【疾病】痘疹。

【症状】身热腹痛，呕吐作渴，夜卧不安，有时谵语，头面周身隐隐红点，脉息浮数。

【方剂】荆防透表汤。

【药物组成】荆芥穗二钱，防风一钱五分，薄荷一钱，牛蒡子三钱，连翘一钱五分，葛根一钱五分，蝉蜕一钱五分，黄芩（酒）二钱，黄连（酒，研）八分，山楂三钱，前胡一钱，生甘草六分。

【药引】苇根三把，灯心一子。

【患者】嘉庆朝五阿哥。

【医家】高文溥、张宗濂、刘德成。

案862 复受暑热

【疾病】慢惊风。

【症状】目直上视，痰壅气喘，以致抽搐，脉纹微紫。

【方剂】益气化痰汤。

【药物组成】玉竹一钱，茯神一钱，白术（土炒）一钱，木香（煨）二分，僵蚕（炒）五分，半夏（炙）五分，橘皮五分，石菖蒲四分，钩藤一钱，麦冬（去心）五分，五味子（炒）一分，炙甘草四分。

【药引】生姜汁一茶匙。

【评注】二公主慢惊之症，原本体禀不足，脾胃虚弱，脾虚则肝木乘之，故抽搐不止。脾之阳气又有赖于肾之命火，本案反复发作，脾阳损伤至一定程度，亦必殃及肾之真阳，脾肾阳虚遂成慢脾风症。此症损及真元，故预后欠佳。

【患者】道光朝二公主。

【医家】张宗濂。

案863　肝肺热盛

【疾病】痄腮。

【症状】右腮下浮肿，按之坚硬，微痛，脉息滑数。

【方剂】清热化痰汤。

【药物组成】牛蒡子（研）一钱五分，连翘（去心）一钱，橘红一钱，半夏（制）一钱，黄芩（酒）一钱，薄荷六分，桔梗一钱五分，升麻（制）三分，川芎一钱，当归一钱五分，赤芍一钱。

【药引】灯心一子。

【外治】外敷拔毒散。

【患者】乾隆朝五阿哥。

【医家】高文溥、武怀中。

案864　肺胃不清

【疾病】痄腮。

【症状】右项浮宣，脉息微数。

【方剂】清化汤。

【药物组成】荆芥穗一钱，防风一钱，赤芍八分，牛蒡子一钱五分，黄芩一钱，黄连六分，玄参一钱，桔梗一钱五分，连翘（去心）一钱五分，山楂二钱，生甘草六分，金银花一钱。

【药引】灯心三十寸。

【患者】乾隆朝九公主。

【医家】刘芳远、张得福、陈增、邹之瑞。

案865　内停湿热，外受风温

【疾病】痄腮。

【症状】右颐浮肿，脉息浮数。

【方剂】疏解代茶饮。

【药物组成】荆芥穗二钱，防风一钱五分，牛蒡子（炒，研）二钱，薄荷六分，桔梗二钱，板蓝根一钱五分，川芎五分，生甘草五分。

【药引】芦根三把。

【患者】嘉庆朝四公主。

【医家】高永茂。

案 866 胃热停饮

【疾病】小儿呕吐。

【症状】呕吐，脉息浮数。

【方剂】清解饮。

【药物组成】荆芥穗一钱，防风八分，石膏（煅）一钱，栀子（炒）一钱，玄参一钱，黄芩（酒）一钱，桔梗一钱，黄连（酒炒）五分，赤茯苓一钱五分，生甘草五分。

【药引】灯心五十寸。

【患者】嘉庆朝四公主。

【医家】李承缮。

案 867 肺胃有热，外受暑温

【疾病】小儿暑温。

【症状】夜间微喘，四肢发冷，身见红点数处，有时作热，脉息浮数。

【方剂】疏解清热饮。

【药物组成】防风一钱，苍术一钱五分，羚羊角八分，葛根八分，赤芍一钱五分，赤茯苓一钱五分，藿香八分，牛蒡子一钱五分，陈皮八分，黄芩一钱五分，桔梗一钱五分，甘草五分。

【药引】淡竹叶一钱。

【患者】嘉庆朝四公主。

【医家】张世鹏。

第四章 外（皮）科医案

第一节 瘰疬

瘰疬，又名鼠瘘，俗名老鼠疮，《灵枢》载："寒热瘰疬，在于颈腋者，此皆鼠瘘寒热之毒气也。"多因风火毒邪，结于颈项，或由肝气郁结，久而化火内燔；或肺肾阴虚，水亏火旺肺津不能敷布，津为火灼为痰，以致痰火上升，结于颈项，乃成此病。此病日久，肝火灼烁肾阴，或脓水淋漓，耗伤气血，均可转至损途。瘰疬之证，按其性质尚可分为急性、慢性两类：急性者多因外感风瘟而发，属风热痰毒之类，如五阿哥案等；慢性者多因气郁虚损所致，较为缠绵。治疗大法，属风热内结者宜祛风清热，软坚散结，慢性者宜疏肝解郁，软坚化痰，或滋补肺肾，如垣大奶奶案等。

清宫瘰疬医案常用内服方剂有柴胡散坚汤、舒肝除湿汤、疏解舒郁饮等，外治方如阿魏化坚散方等，均取得较好疗效。

案868 肝经湿热，肺受风凉

【症状】右项结核已破，时出黄水，发热咳嗽，脉息浮数。

【方剂】疏解除湿汤。

【药物组成】荆芥一钱五分，防风一钱五分，前胡一钱五分，桔梗一钱五分，黄芩一钱五分，连翘一钱五分，赤茯苓二钱，栀子一钱五分，黄连一钱，柴胡一钱五分，赤芍一钱五分，甘草五分。

【药引】姜皮一片，灯心五十寸。

【评注】其颈部所患之结核，当属瘰疬之范畴。多与肝气郁结，久而化火内燔有关，以致湿液为痰，结于颈部而成此证。循嫔之结核已流黄水。溃破之时多属晚期。内外并治，或获速效。

【患者】乾隆朝循嫔。

【医家】罗衡、武世颖。

案869　肝阴不足，脾湿肺燥，外受微凉

【症状】右项结核，头闷身酸，发热咳嗽。

【方剂】除湿解表汤。

【药物组成】柴胡一钱五分，葛根一钱五分，羌活一钱，赤芍一钱五分，桔梗一钱五分，黄芩一钱五分，知母一钱五分，茯苓一钱五分，木通一钱五分，陈皮一钱，甘草八分。

【药引】姜二片，灯心三十寸。

【外治】外上黄连渗湿膏。

【患者】乾隆朝循嫔。

【医家】罗衡、武世颖。

案870　内有痰热，外受风凉

【症状】项下结核一枚，形如梅李，推之不动，按之不移，恐日久溃破成疮，脉息细数。

【方剂】柴胡散坚汤。

【药物组成】柴胡一钱，升麻六分，当归一钱五分，黄芩一钱五分，牛蒡子一钱五分，川芎一钱，赤芍一钱，玉竹二钱，生地黄一钱五分，半夏（制）一钱，橘红八分，生甘草五分。

【药引】黄酒五钱。

【外治】阿魏化坚散方：阿魏五钱，朱砂五钱，血竭五钱，山羊血三钱，硼砂三钱，红花五钱，没药五钱，郁金五钱，冰片八分，麝香八分，香附五钱，生旱三七三钱，白芷五钱，当归五钱，大黄五钱，共研极细末，用黄酒调，不时温上。

【评注】以五阿哥之脉案所载，此例治疗颇合章法，先侧重以清肝解郁，次侧重于散坚化痰，终以疏肝益气软坚法收功，且结合外治法，内外并治，可加速取效。

【患者】嘉庆朝五阿哥。

【医家】张懋懿。

案 871　肝热胃经不和

【症状】颠颡干燥，项下微痛，脉息左寸关沉弦，右寸关浮滑。

【治法】和血舒肝清热。

【药物组成】当归（酒）三钱，生地黄三钱，川芎二钱，益母草三钱，夏枯草二钱，栀子二钱，黄芩二钱，桔梗二钱，天花粉三钱，枳壳（炒）二钱，牡丹皮一钱五分。

【药引】青果五个。

【患者】宣统朝皇后婉容。

【医家】范一梅。

案 872　气道不畅，血不荣筋

【症状】肢节酸痛，脖项筋疬数枚，咽喉疼痛，脉息弦滑而浮。

【方剂】疏解舒郁饮。

【药物组成】柴胡二钱，夏枯草三钱，桔梗三钱，青皮三钱，枳壳二钱，山豆根三钱，金银花三钱，连翘三钱，荆芥二钱，甘草一钱。

【药引】昆布三钱。

【患者】同治朝嫔。

【医家】李万清。

案 873　肝胃饮热郁结，外受瘟疫

【症状】胸肋胀闷，咽喉疼痛，脖项腮颊微肿筋疬数枚，懒食少寐，脉息浮弦而滑。

【方剂】清瘟正气汤。

【药物组成】桔梗二钱，玄参三钱，牛蒡子（炒）二钱，射干一钱，连翘二钱，荆芥三钱，防风三钱，大青叶三钱，瓜蒌三钱，葛根二钱，金银花三钱，甘草一钱。

【药引】马勃二钱。

【患者】同治朝嫔。

【医家】李万清。

案 874

【症状】发颐肿势已消，项旁瘰疬尚作肿痛，牵引头疼，脉息左寸关弦数，右寸关滑数。

【治法】疏风消肿，舒郁止疼。

【药物组成】夏枯草三钱，昆布三钱，海藻三钱，青皮（炒）二钱，蔓荆子二钱，川芎二钱，柴胡（醋）一钱五分，赤芍（炒）三钱，白芷二钱，当归二钱，石决明二钱，细辛五分。

【药引】薄荷一钱。

【患者】光绪朝垣大奶奶。

【医家】庄守和。

案 875　肝胃郁热未清，湿滞不净

【症状】右耳项间瘰疬肿硬，有时作疼，身肢倦慢，脉息左关弦数，右寸关滑数。

【治法】舒肝消化止疼。

【药物组成】夏枯草三钱，当归三钱，赤芍（酒）三钱，青皮（炒）二钱，香附（炙）三钱，川芎二钱，紫河车（研）三钱，柴胡（醋）一钱五分，郁金（研）三钱，桔梗二钱，白芷二钱，甘草一钱。

【药引】石决明二钱。

【外治】外敷冲和膏。

【患者】光绪朝垣大奶奶。

【医家】庄守和。

第二节　风　粟

案 876　肺胃湿热，血燥受风

【症状】憎寒发热，头面浮肿，皮肤出有风粟红点，急躁口渴，胸闷恶心，身肢酸倦，脉息左寸关浮数，右寸关滑数。

【治法】疏风清热化湿。

【方剂】疏风清热化湿饮。

【药物组成】荆芥二钱，牛蒡子（炒）二钱，葛根二钱，黄芩（酒）三钱，生地黄四钱，板蓝根三钱，连翘三钱，蝉蜕二钱，防风二钱，焦三仙三钱，枳壳（炒）三钱，生甘草八分。

【药引】竹茹二钱，薄荷一钱。

【评注】风粟责之肺胃，先用透表宣肺，继进清里和胃，亦一定之治法。

【患者】光绪朝垣大奶奶。

【医家】庄守和。

案877 肺胃蓄有湿热

【症状】受风面部起有风粟作痒，时作烦急，脉息左关弦数，右寸关滑而近数。

【治法】祛风化湿清热。

【药物组成】薄荷一钱五分，白芷一钱五分，荆芥二钱，连翘三钱，生地黄三钱，赤芍三钱，黄芩三钱，金银花三钱，瓜蒌三钱，青皮（研）三钱，大黄（酒）二钱，香附（炙）三钱。

【药引】竹叶二钱。

【患者】光绪朝瑾妃。

【医家】张仲元、佟成海。

案878 血虚受风，湿热在肤

【症状】风粟躁痒，自汗心烦，身烧恶心，脉息左寸关浮缓，右寸关滑而稍数。

【治法】化风清热除湿。

【药物组成】白鲜皮三钱，荆芥穗（炒）三钱，川芎二钱，当归三钱，栀子（炒）三钱，牡丹皮三钱，黄柏三钱，骨皮三钱，木通二钱，泽泻二钱，生地黄（次）三钱，生甘草一钱。

【药引】皂角刺三钱。

【外治】外搓药方：地肤子三钱，明矾三钱，黄柏三钱，轻粉一钱五分，共研细面，用双层红绢袋盛之，擦有粟处。

【评注】风粟之症，经用凉肝化湿清热之方而效，其中外用之搓药方收湿止痒之力甚强，可为临诊之一助。

【患者】光绪朝瑾妃。

【医家】忠勋。

案879 肺胃湿热，血燥受风

【症状】憎寒发热，头面浮肿，皮肤出有风粟红点，急躁口渴，胸闷恶心，身肢酸倦，脉息左寸关浮数，右寸关滑数。

【方剂】疏风清热化湿饮。

【药物组成】荆芥二钱，牛蒡子（炒）二钱，葛根二钱，黄芩（酒）三钱，生地黄四钱，板蓝根三钱，连翘三钱，蝉蜕二钱，防风二钱，焦三仙三钱，枳壳

（炒）三钱，生甘草八分。

【药引】薄荷一钱，灯心一子。

【患者】光绪朝垣大奶奶。

【医家】庄守和。

第三节　风　疹

案880　血分有热，微受风凉

【症状】腰腹间起碎疙瘩，瘙痒成片。

【方剂】洗药方。

【药物组成】荆芥穗五钱，防风五钱，大黄五钱，蛇床子五钱，当归五钱，地肤子三钱，鹤虱草三钱，杏仁（炒，研）三钱，朴硝五钱，苦参五钱，黄柏五钱，川椒二钱。

【药引】食盐三钱，连须葱白三根。

【外治】洗药方。

【评注】乾隆帝所患当属"风疹块"类病。其病因御医花二格已奏。其洗药方具疏风透表、清热解毒利湿之作用，理应收效。

【患者】乾隆。

【医家】花三格。

案881　肺胃有热，兼受风凉

【症状】面目浮肿，身肢酸软，风疹不透，脉息浮数。

【方剂】荆防败毒汤。

【药物组成】荆芥穗三钱，柴胡（生）一钱，薄荷一钱，防风二钱，前胡二钱，葛根二钱，羌活二钱，赤茯苓三钱，独活一钱五分，蝉蜕一钱，川芎一钱。

【药引】苇根三钱，生姜二片。

【患者】嘉庆朝三阿哥侧福晋。

【医家】崔良玉。

案882　受风着凉，瘟热

【症状】气喘声重，头面风疹，脉息浮数。

【方剂】疏风和解汤。

【药物组成】羌活二钱，黄芩三钱，羚羊角一钱，防风二钱，桔梗三钱，薄荷·钱五分，白芷一钱五分，前胡二钱，荆芥一钱五分，牛蒡子（炒）二钱，生甘草八分。

【药引】芦根五钱。

【患者】道光朝余常在。

【医家】吴金声。

案883　内停食热，外感风凉

【症状】疹热未清，神气困倦，四肢平和，二便不调，脉纹红色。

【方剂】荆防透表汤。

【药物组成】牛蒡子（酒炒）一钱五分，防风七分，荆芥穗一钱，黄连（酒）六分，黄芩（酒）一钱，生地黄二钱，桔梗一钱五分，天花粉二钱，麦冬一钱五分，山楂一钱五分，生甘草五分。

【药引】灯心一束，香菜一枝。

【患者】道光朝三公主。

【医家】俞世龙。

案884　内热受凉

【症状】周身痛痒，咳嗽胸满，发热恶寒，脉息浮数。

【方剂】荆防杏苏饮。

【药物组成】荆芥一钱五分，苏叶二钱，桔梗二钱，前胡二钱，防风一钱五分，葛根二钱，杏仁（炒，研）三钱，知母（炒）二钱，玄参三钱，浙贝母（研）二钱，牛蒡子（研）三钱，生甘草八分。

【药引】芦根四把。

【评注】风疹为邪在肺卫肌表，以表散为宜，故前人有治疹以畅汗为第一要义之说。此案先以荆防杏苏散宣肺止咳，解表透疹，表解后再用苦寒清其内热，颇得要领。故初起即用苦寒则有冰伏之患。可见临证必须审度病情，分析病势，用药才能合理。

【患者】道光朝曼常在。

【医家】郝进喜。

案885　肺胃湿热，血热受风

【症状】面颧发出疙瘩，成片作痒，恐其延蔓成癣，脉息浮滑。

【方剂】疏风除湿饮。

【药物组成】地肤子一钱五分，白芷一钱，僵蚕（炒）一钱，连翘一钱五分，紫浮萍一钱五分，牡丹皮一钱五分，紫花地丁一钱，金银花二钱。

【药引】竹叶一钱，灯心三子。

【外治】吹喉散：石膏（煅）一钱，青黛三钱，玄明粉五钱，人中白五分，儿茶（煅）三分，冰片三分，共研细面吹喉。

【患者】同治朝大公主。

【医家】李德全。

案886　疹热未清，壅结肺气

【症状】热入血室，气促似喘，堵满烦急，作烧口渴，身肢倦痛，咳嗽无痰，脉息左关弦数，右寸关滑数而浮。

【治法】养阴清热，理肺和肝。

【药物组成】犀角一钱五分，生地黄八钱，栀子（炒）三钱，牡丹皮四钱，赤芍四钱，青叶三钱，黄连（研）二钱，化橘红三钱，桑叶（炙）三钱，蝉蜕三钱，柴胡八分，黄芩三钱。

【药引】枇杷叶（炙净）三钱，金银花三钱，紫雪（冲）一钱。

【评注】"热入血室"，语出《伤寒论》，指妇女在经期或产后，感受外邪，邪热乘虚得入血室，与血相博所出现的病证。治疗上以少阳、阳明二经为主。本案既非经期，又不在产后，而云"热入血室"，是当时御医李崇光等人的认识。施以犀角地黄汤与小柴胡汤加减，并以紫雪为引，其意似重在凉血消疹，此处之血室，可能指热入血分而言。

【患者】光绪朝瑾妃。

【医家】李崇光、石国庆。

案887　肝阳气道不畅，脾肺经湿郁生热，凝滞血分

【症状】项下通体出有风疹，口渴中满，身肢酸倦，饮食不香，日晡作烧，脉息左关弦涩，右寸关滑数而缓。

【治法】舒肝清解，养阴达表。

【药物组成】柴胡三钱，薄荷一钱五分，玄参六钱，栀子（炒）三钱，葛根三钱，黄连（研）二钱，生地黄（中）六钱，化橘红三钱，黄芩（酒）三钱，牡丹皮四钱，赤芍三钱，大青叶三钱。

【药引】麦冬（去心）四钱，荆芥穗二钱，益元散（煎）四钱，竹叶二十片。

【患者】光绪朝瑾妃。

【医家】石国庆。

案 888　内热受风，时令发疹

【症状】发热身倦，口渴舌干，微烦，疹形未透，脉息弦数。

【方剂】疏表透疹汤。

【药物组成】荆芥穗一钱，防风一钱，葛根八分，羌活八分，柴胡六分，前胡八分，独活六分，桔梗一钱，川芎六分，牛蒡子（炒，研）一钱五分，黄芩八分，生甘草三分。

【药引】灯心二十寸。

【患者】乾隆朝十一阿哥次女。

【医家】盛明远。

第四节　其　他

案 889　血热凝结

【疾病】疔

【症状】右手大指指甲下当中长一小疙瘩，红肿热痛，脉息弦数。

【方剂】清热消毒饮。

【药物组成】生地黄三钱，赤芍一钱五分，川芎一钱五分，当归二钱，桔梗一钱五分，连翘（去心）二钱，麦冬（去心）二钱，木通二钱，天花粉二钱，甘草一钱。

【药引】灯心二束。

【患者】嘉庆朝三阿哥侧福晋。

【医家】杨庆祥。

案 890　肺胃有热，外受风湿。

【疾病】脓窠疮

【症状】两手起碎小脓泡，不时痒痛，游走不定。

【方剂】防风通圣丸。

【药物组成】大枫子肉六钱，木鳖子肉六钱，蛇床子五钱，轻粉三钱，苦参六钱，黄柏六钱，雄黄六钱，硫黄六钱，水银三钱，铅煅黄连三钱，潮脑八钱，蓖麻子肉六钱，明矾六钱，龙骨三钱。

【外治】外擦绣球丸。

【评注】脓窠疮为化脓性皮肤病。初起皮肤起疹及水泡，甚痒。遂即变如黄豆大脓疱，疼痛异常，溃后凹陷成窠，有脓干后结黄痂。多由肺热脾湿交感而成。治疗之法宜清热除湿解毒。治疗时常内治外治并用。晋贵人之病，御医们内服防风通圣类药，当有功效，唯外治法所用之绣球丸药物中有轻粉、水银、硫黄等药。确有效，但现时已较少使用。

【患者】乾隆朝晋贵人。

【医家】花映墀、陶尚义。

案891　脾肺两亏，湿痰流注

【疾病】湿痰流注

【症状】咳嗽声哑，泄泻不食，又兼右手背及颏下溃破数处，一年有余，形气羸瘦，脉息虚细。

【方剂】生脉保元汤。

【药物组成】玉竹二钱，白术（炒）三钱，黄芪（炙）三钱，茯苓一钱，麦冬二钱，薏苡仁（炒）一钱五分，浙贝母二钱，陈皮八分，白扁豆二钱，白芍（炒）一钱，炙甘草五分。

【药引】莲子肉二钱。

【外治】外用桑木灸法，贴拔毒膏。

【患者】乾隆朝总管王进忠。

【医家】王凤翔、花三格、屠文彬、雷文炳。

第五章 | 五官科医案

第一节 喉 痹

喉痹以咽部红肿疼痛，或干燥、异物感，或咽痒不适、吞咽不利等为主要表现的疾病。最早见于帛书《五十二病方》，之后《内经》认为喉痹的病因病机阴阳气血郁结，瘀滞痹阻所致。《素问·阴阳别论》曰："一阴一阳结，谓之喉痹。"痹者，闭塞不通之意。《杂病源流犀烛·卷二十四》："喉痹，痹者，闭也，必肿甚，咽喉闭塞。"西医学的急、慢性咽炎及某些全身性疾病在咽部的表现可参考本篇进行辨证施治。

清宫喉痹医案主要症状有咽痛、咽紧，伴有发热、头闷、身酸等症状，病因病机主要以感受风寒或风热之邪，邪聚咽喉导致脏腑阴虚、咽失濡养所致。治疗以"清、泻、补、消"为主要治法，即疏风清热、泻火解毒、利咽消肿、补益脾肾和祛痰化瘀。常用方剂为清咽利膈汤、清热利咽汤等自拟方为主加减，同时配合外用药物治疗，如绛雪散、牛黄散、吹玉露散等，取得较好疗效。

案892 上焦风热未净

【症状】右脸尚有微肿，咽痛渐轻，脉息左部弦缓，右寸关沉滑。

【治法】清解风热。

【药物组成】薄荷六分，白芷一钱五分，桑叶二钱，菊花二钱，桔梗二钱，川贝母（研）二钱，麦冬（去心）三钱，玄参二钱，枳壳（炒）一钱五分，牛蒡子（炒，研）一钱五分，甘草八分。

【药引】青果（研碎）五个。

【患者】光绪皇帝。

【医家】张仲元、忠勋。

案 893　上焦微有风热

【症状】偏右咽痛，延及右脸亦觉微木，脉息左部弦缓，右寸关沉滑。

【治法】清解风热。

【药物组成】薄荷七分，钩藤二钱，菊花二钱，桑叶二钱，桔梗二钱，川贝母（研）二钱，麦冬（去心）三钱，防风一钱，竹茹一钱五分，陈皮一钱，玄参三钱，甘草八分。

【药引】芦根二支。

【患者】光绪皇帝。

【医家】张仲元、忠勋。

案 894　阴虚火炎，血分亏伤

【症状】咽喉上腭细碎红颗，干刺作痛，日暮尤甚，荣分不行，脉息弦涩。

【方剂】益阴清热饮。

【药物组成】生地黄四钱，玄参四钱，当归三钱，郁金三钱，赤芍（炒）二钱，黄连（研）一钱五分，金银花四钱，山豆根三钱，射干三钱，连翘三钱，僵蚕（炒）三钱，牛蒡子三钱。

【药引】荆芥三钱。

【患者】咸丰朝祺嫔。

【医家】李德立。

案 895　肝热肺燥

【症状】发热咽紧。

【方剂】清肝导赤汤。

【药物组成】生地黄三钱，赤茯苓二钱，栀子（炒）一钱五分，木通一钱五分，黄芩一钱五分，枳壳一钱五分，柴胡一钱五分，桔梗一钱五分，天花粉一钱五分，赤芍一钱五分，甘草五分。

【药引】灯心五十寸。

【患者】乾隆朝惇妃。

【医家】罗衡、陈继文。

案896   荣分有热，外受风凉

【症状】右咽红肿疼痛，发热身酸。

【方剂】清咽利膈汤。

【药物组成】牛蒡子（研）三钱，荆芥穗一钱五分，防风一钱五分，桔梗二钱，玄参二钱，天花粉一钱五分，连翘（去心）一钱五分，黄芩一钱五分，浙贝母（去心）二钱，赤芍二钱，枳壳（炒）一钱五分，甘草五分。

【药引】荷叶一钱五分。

【外治】绛雪散一钱。

【评注】清咽利膈汤出自《证治准绳》一书，治疗心脾蕴热、咽喉肿痛。本方即原方加减而成。

【患者】乾隆朝惇妃。

【医家】罗衡。

案897   里热过盛

【症状】咽喉疼痛。

【治法】清热利咽。

【方剂】清热利咽汤。

【药物组成】防风一钱，荆芥一钱，牛蒡子一钱五分，桔梗二钱，玄参二钱，连翘三钱，黄连（生）一钱，赤芍二钱，黄芩一钱五分，枳实（研）一钱，柴胡一钱，甘草八分。

【药引】荷叶一钱。

【外治】牛黄散：京牛黄五分，硼砂一钱，熊胆一分，孩儿茶三分，青黛五分，冰片一分，玄明粉三分，薄荷五分，朱砂一分，黄柏末五分。

【评注】牛黄散之方药组成不尽一致。《太平圣惠方》、晏元献公明效方、《证治准绳》等均有所载。各书之牛黄散，名同实异。此方宫中配本缺如，亦或为罗、刘所拟。

【患者】乾隆朝惇妃。

【医家】罗衡、刘世基。

案898   肺胃有热，外因闭寒凝结

【症状】咽喉疼痛，脉息浮数。

【治法】清热利咽。

【方剂】清热利咽汤。

【药物组成】葛根一钱五分，牛蒡子二钱，玄参二钱，枳壳一钱五分，桔梗二钱，天花粉二钱，黄芩一钱五分，连翘一钱五分，生甘草六分。

【药引】姜一片，灯心五十寸。

【患者】乾隆朝惇妃。

【医家】陈世官、罗衡。

案 899　肺热熏蒸

【症状】咽喉肿痛。

【方剂】疏解利咽汤。

【药物组成】荆芥穗二钱，黄芩（酒）二钱，玄参四钱，犀角八分，防风二钱，黄连（酒）八分，枳壳二钱，麦芽（炒，研）三钱，牛蒡子（炒，研）三钱，射干三钱，桔梗一钱，山楂三钱。

【药引】芦根五把。

【患者】道光朝祥妃。

【医家】张新、郝进喜。

案 900　胃热过盛

【症状】咽内紫肿稍消，唯项外微觉宣肿，脉息弦数。

【治法】清咽消毒。

【方剂】清咽消毒散。

【药物组成】黄芩一钱五分，黄连（生）一钱，连翘三钱，桔梗二钱，柴胡一钱，僵蚕二钱，薄荷一钱，瓜蒌一钱五分，玄参三钱，牛蒡子三钱，陈皮一钱，生甘草八分，大青叶一钱。

【药引】荷叶一钱。

【外治】内吹牛黄散，外敷如意金黄散调理。

【评注】如意金黄散为《外科正宗》方。外用对痈疡、疔肿等均有效验。

【患者】乾隆朝惇妃。

【医家】陈世官、刘世基。

案 901　清热上攻，气化不行

【症状】咽喉微痛，脉息左寸关弦数，右寸关微数。

【治法】清咽止痛化湿理气。

【药物组成】葛根半钱，黄芩半钱，白芍二钱，麦冬二钱，瓜蒌二钱，生地黄二钱，牡丹皮半钱，玄参两钱五分，甘草一钱。

【患者】宣统皇帝。

【医家】白永祥。

案 902　肝肺结热，熏蒸上焦

【症状】身肢酸倦，咽嗌作疼，脉息左寸关微弦，右寸关滑而近数。

【治法】清肝理肺，少佐和解。

【药物组成】玄参三钱，薄荷八分，金银花二钱，连翘二钱，生地黄三钱，赤芍一钱五分，麦冬二钱，浙贝母二钱，锦灯笼一个，甘草三分。

【药引】胖大海三个。

【患者】宣统皇帝。

【医家】赵文魁。

案 903　肝热湿饮

【症状】咽痛，脉息左关数中有力，右关滑数。

【治法】清肝利咽化湿饮。

【药物组成】粉牡丹皮一钱五分，栀子五分，生地黄二钱，泽泻一钱五分，黄芩一钱，麦冬二钱，知母一钱，大腹皮一钱五分。

【药引】青果三个。

【患者】宣统皇帝。

【医家】杨缙、陆宝善。

案 904　肺胃饮热不清

【症状】颅颏干燥，咽嗌作痛，脉息左关沉弦，右寸关滑而有力。

【治法】养阴清肺利咽。

【药物组成】生地黄二钱，玄参二钱，苏梗一钱，栀子二钱，黄芩（酒）二钱，枳壳（炒）二钱。

【患者】宣统皇帝。

【医家】范一梅。

案 905　肺胃有热

【症状】头闷咽疼，脉息左关弦而近数，右关沉滑。

【治法】清肺利咽舒化。

【药物组成】板蓝根二钱，连翘二钱，金银花二钱，薄荷一钱五分，生地黄三钱，玄参三钱，麦冬三钱，知母（生）三钱，郁李仁（研）三钱，黄芩三钱，大黄二钱。

【药引】瓜蒌四钱。

【患者】宣统朝十格格。

【医家】赵文魁。

案906　肝胃湿热上蒸

【症状】咽痛，脉息两关沉滑而数。

【方剂】清热化湿饮。

【药物组成】生地黄二钱，玄参二钱，麦冬二钱，莲子心三分，知母一钱，天花粉二钱，通草一钱，芦根三钱。

【药引】青果五个。

【患者】宣统皇帝。

【医家】何廷俊、王常明。

案907　肝胃有热

【症状】痰多咽痛，脉息两关滑数。

【治法】清咽化痰。

【药物组成】玄参一钱，黄芩一钱，牡丹皮二钱，桑叶二钱，麦冬二钱，橘络一钱，栀子八分，白芍（生）一钱。

【药引】芦根三钱。

【患者】宣统皇帝。

【医家】徐起霖、胡溥源。

案908　肝胃热盛，肺经饮热

【症状】头闷鼻干，牙齿咽喉作痛，脉息右寸关滑数，左关弦数。

【治法】清胃抑火化饮。

【药物组成】生地黄四钱，玄参三钱，牛蒡子（研）二钱，连翘二钱，桑叶三钱，白芷二钱，薄荷一钱，黄连（酒，研）一钱，焦三仙三钱，枳壳（炒）二钱，天花粉三钱，生甘草八分。

【药引】橘红一钱。

【患者】慈禧太后。

【医家】庄守和、姚宝生。

案 909

【症状】咽嗌肿痛，胁腹时而串疼，荣分下行不畅，脉息左寸关弦数，右寸关沉滑。

【方剂】清热利咽汤。

【药物组成】丹参三钱，当归三钱，赤芍三钱，延胡索（炒）三钱，薄荷八分，桔梗四钱，连翘三钱，栀子三钱，青皮（炒）三钱，南红花一钱五分，黄芩（酒）三钱，生甘草八分。

【药引】茺蔚子三钱。

【患者】光绪朝珍妃。

【医家】杨际和。

案 910   风热

【症状】身热咽痛，脉息浮数。

【方剂】清热利咽汤。

【药物组成】桔梗三钱，黄芩二钱，瓜蒌二钱，栀子三钱，薄荷一钱五分，荆芥穗一钱五分，连翘一钱五分，黄连（生）一钱，生甘草一钱，枳壳二钱，赤茯苓三钱，木通一钱五分。

【药引】灯心一束，竹叶一钱。

【患者】嘉庆朝华妃。

【医家】张肇基、胡增。

案 911   肺胃不清，风热内闭

【症状】咽喉壅肿痛甚，吞吐不利，时哕痰涎，脉息浮数。

【方剂】疏风利咽汤。

【药物组成】荆芥穗□□，牛蒡子二钱，玄参五钱，桔梗五钱，黄芩（酒）三钱，黄连（酒）八分，生石膏三钱，牡丹皮三钱，生地黄八钱，金银花五钱，焦三仙六钱，甘草八分。

【药引】薄荷一钱五分。

【患者】咸丰期禧嫔。

【医家】冯钰。

案 912

【症状】咽嗌作痛，口干烦躁，头眩，夜间少寐，脉息滑缓。

【方剂】清咽利膈汤。

【药物组成】连翘三钱，黄芩（酒）三钱，桔梗五钱，枳壳三钱，玄参五钱，大黄三钱，黄连（酒）八分，薄荷一钱，甘草一钱。

【药引】芦根二把。

【患者】咸丰朝禧嫔。

【医家】冯钰。

案913　寒火郁肺，大肠蓄有滞热

【症状】声音不爽，有时鼻流清涕，脉息左关弦数，右寸关滑数。

【治法】清肺利音，兼化滞热。

【药物组成】郁金（研）二钱，玄参三钱，桔梗三钱，川贝母（研）三钱，桑叶三钱，黄芩（炒）二钱，知母二钱，蝉蜕二钱，焦三仙二钱，橘红一钱，生甘草八分。

【药引】芦根（切碎）二支。

【患者】慈禧太后。

【医家】庄守和、姚宝生。

案914　肝肺有热，胃气不和，蓄有饮滞，外感风寒

【症状】头疼而晕，咽干作痛，口黏而渴，身倦作烧。

【方剂】清解利咽汤。

【药物组成】薄荷八分，荆芥穗二钱，防风一钱五分，牛蒡子（炒）一钱五分，连翘二钱，玄参三钱，天花粉二钱，黄芩（酒）二钱，桔梗三钱，枳壳（炒）二钱，焦三仙二钱，生甘草八分。

【药引】青果五个。

【患者】光绪皇帝。

【医家】全顺、杨际和。

第二节　眼科疾病

案915　肝胃热盛，外受风邪

【疾病】天行赤眼

【症状】右目白睛红赤，青睛有白膜一片，沙涩难睁，时流热泪，脉息浮数。

【方剂】疏风清热饮。

【药物组成】羚羊角三钱，黄连一钱，龙胆草二钱，栀子三钱，羌活二钱，防风二钱，黄芩二钱，柴胡二钱，车前子一钱五分，木香一钱，木通二钱，甘草一钱。

【药引】竹叶二十片。

【外治】牛黄典春雪散。

【评注】天行赤热症即今俗称之红眼病，类似急性传染性结膜炎。中医认为本病由感受风热毒邪，时行疠气所致，一般以疏风散邪，清热解毒为治。本案愈病甚速，值得重视，或者与方中重用羚羊角、龙胆草清泻肝胆之热有关。

【患者】咸丰朝吉嫔。

【医家】鲁景曾。

案 916　内有积热，外受风凉

【疾病】天行赤眼

【症状】头闷，眼皮浮肿，白睛红赤，上有红翳，脉息浮数。

【方剂】疏风清热饮。

【药物组成】荆芥一钱五分，防风一钱五分，柴胡一钱五分，红花一钱，生地黄三钱，当归二钱，天花粉一钱五分，黄芩一钱五分，木贼二钱，木通一钱五分，薄荷一钱五分，生甘草八分。

【药引】竹叶二十片，灯心一束。

【评注】循嫔所患目疾，当与其平素肝热有关，肝开窍于目，肝火内炽，则必上扰于目，复受风凉之邪，交相搏结，而致目涩干痛且有红翳。疏风清热是其大法。故用之收效。

【患者】乾隆朝循嫔。

【医家】张淳、方宏霈。

案 917　肝郁阴虚，心胃湿热

【疾病】胬肉攀睛

【症状】左目瘀肉侵于黑睛，不时胀痛，身弱头晕，脉息沉弦。

【方剂】疏风清热饮。

【药物组成】蔓荆子一钱五分，木通二钱，枳壳一钱五分，生地黄三钱，牡丹皮二钱，当归三钱，川芎一钱，防风一钱五分，菊花二钱，天花粉三钱，赤芍二钱，黄连八分。

【药引】竹叶二十片。

【外治】外点拨云散。

【评注】胬肉攀睛证现胬肉自眼眦角如虫翼状横贯白睛，渐可遮瞳，影响视力，又名翼状胬肉。多由心肺风热壅盛，气滞血瘀或阴虚生热引起。定贵人所患颇重，已侵黑睛，故除内服疏风清热饮外，外点拨云散。拨云散见于宫中配方：炉甘石一两，用黄连、防风、黄芩、黄柏、荆芥、菊花煎汤制，再入药珠三分，熊胆一钱，冰片一钱，共研细末。

【患者】乾隆朝定贵人。

【医家】李肇塨。

案918　肝经有热，气分不调

【疾病】目赤

【症状】目赤胸闷，时作烦急，脉息右寸关滑而近数，左寸关弦数。

【治法】清肝调中明目。

【药物组成】当归四钱，赤芍三钱，丹皮三钱，青皮一钱五分，生栀子三钱，茜草三钱，黄芩（酒）三钱，枳壳一钱五分，茺蔚子二钱，苏木二钱，秦皮二钱。

【药引】丹参二钱，黄连一钱五分。

【评注】肝开窍于目，肝经有热，气分不调，风热上攻，故而有目赤等症。用清肝活络之药治之，冀其肝热下行，则赤可消，日可明。

【患者】宣统朝淑妃。

【医家】赵文魁。

第三节　牙　痛

案919　肝胃有热，略感风邪

【症状】牙龈肿痛，便秘烦急，脉息左关弦数，右部沉滑。

【治法】化风清肝调胃。

【药物组成】荆芥穗三钱，防风三钱，薄荷二钱，菊花三钱，生地黄六钱，玄参六钱，龙胆草三钱，赤芍四钱，生石膏（研）六钱，栀子（炒）四钱，枳壳四钱，瓜蒌六钱。

【药引】大黄（酒）三钱。

【患者】光绪朝瑾妃。

【医家】佟文斌、赵文魁。

案920   肝胃有热，外受风凉

【症状】牙龈浮肿，牵引疼痛，微作寒热，脉息浮洪。

【方剂】祛风清上饮。

【药物组成】升麻一钱五分，白芷一钱，防风一钱，细辛五分，黄连（姜炒）八分，生地黄一钱五分，牡丹皮一钱五分，当归一钱，赤芍一钱，川芎八分，石膏（煅）一钱，甘草七分。

【药引】姜皮二片。

【外治】葱汤烫熨。

【评注】牙龈浮肿、疼痛，当系牙痛（齿龈炎）类病。多因风热毒邪蕴结而成。祛风清上饮有祛风清热、凉血解毒之作用，当有效。

【患者】乾隆朝惇妃。

【医家】刘太平。

案921   风火相激

【症状】牙痛。

【方剂】散火宜风汤。

【药物组成】防风一钱，荆芥穗一钱，蜂房一钱，石膏二钱，火硝一钱，雷丸一钱，川椒五分。

【评注】是方辛温甘寒并用，具搜风定痛、解毒杀虫之功。

【患者】乾隆朝十一阿哥。

【医家】吴尊夔。

案922   肝胃有热，外受微风

【症状】左边牙上宣肿疼痛，脉息浮数。

【方剂】清胃泻黄汤。

【药物组成】防风二钱，荆芥穗二钱，升麻一钱，石膏（煅）二钱，黄芩一钱五分，栀子（炒）一钱五分，薄荷三钱，甘草六分。

【药引】生姜一片。

【调养】漱口药：防风一钱，荆芥穗一钱，蜂房一钱，石膏（煅）二钱，火硝一钱，雷丸一钱，川椒五分，用水盅半，煎八分热，漱。

【患者】乾隆朝十一阿哥。

【医家】李德宣、鲁维淳、吴尊夔、周良弼。

案 923 肝胃热盛，肺经饮热熏蒸

【症状】头闷鼻干，牙齿咽喉作痛，脉息右寸关滑数，左关弦数。

【治法】清胃抑火化饮。

【药物组成】生地黄四钱，玄参三钱，牛蒡子（研）二钱，连翘二钱，桑叶三钱，白芷二钱，薄荷一钱，黄连（酒）一钱，焦三仙三钱，枳壳（炒）二钱，天花粉三钱，生甘草八分。

【药引】橘红一钱。

【患者】慈禧太后。

【医家】庄守和、姚宝生。

案 924 肝胃有热

【症状】牙龈肿痛，脉息左关弦数，右寸关滑而近数。

【治法】清肝调胃泄热。

【药物组成】玄参六钱，赤芍三钱，龙胆草三钱，黄芩三钱，生石膏六钱，栀子（炒）三钱，薄荷二钱，连翘三钱，枳壳（炒）三钱，大黄三钱，木通二钱。

【药引】焦山楂六钱，牡丹皮三钱。

【患者】宣统朝六太太。

【医家】赵文魁。

案 925 肺胃湿热熏蒸

【症状】上焦牙龈胀疼，身肢不爽，脉息左关见弦，右寸关滑数。

【方剂】清热和胃化湿饮。

【药物组成】白芍（生）二钱，桑叶二钱，菊花二钱，黄芩（酒）一钱，石斛二钱，茯苓三钱，陈皮一钱，神曲（炒）三钱。

【药引】芦根（切碎）一支，薄荷三分。

【患者】同治朝太监李莲英。

【医家】全顺。

第四节 口 疮

案 926 肝肺胃三经有热，湿郁熏蒸，气道欠调，稍受风邪

【症状】舌之左边糜烂肿疼，连及左项稍肿胀木，妨碍谷食，脉息左关弦

数，人迎稍浮，右寸关沉滑而数。

【方剂】清解化湿代茶饮。

【药物组成】薄荷一钱五分，荆芥二钱，防风二钱，赤芍三钱，羚羊角二钱，黄连一钱（酒，研）五分，生地黄（次）四钱，青皮（炒）三钱，郁金（研）三钱，大黄（酒）一钱五分，黄芩（酒）三钱。

【调养】清热漱药法：薄荷二钱，紫荆皮三钱，石膏（研）六钱，黄连（研）二钱，栀子（生）三钱，生甘草五分，水煎，频频温漱。

【患者】光绪皇帝。

【医家】杨际和。

案927　心脾火郁，胃阳湿热熏蒸

【症状】口疮疼痛，脉息左关稍弦，右寸关滑而近数。

【方剂】清胃散。

【药物组成】生地黄三钱，黄连（酒，研）八分，牡丹皮二钱，石膏（研）三钱，栀子（炒）二钱，藿梗一钱，连翘三钱，生甘草八分。

【药引】升麻八分。

【评注】清胃散本为治牙宣、口疮之方，再加竹茹、灯心则清心胃之火尤力，服后第二日脉案即无口疮之症，可见效验确实。

【患者】同治朝太监李莲英。

【医家】庄守和、张仲元。

案928　中气欠调，心脾火郁，胃经湿热熏蒸

【症状】舌疮疼痛，脉息左关稍弦，右寸关滑而近数。

【方剂】清热化湿饮。

【药物组成】金银花二钱，连翘二钱，栀子一钱五分，牡丹皮一钱，莲子心三分，玄参三钱，金石斛三钱，赤茯苓三钱。

【药引】灯心一子。

【调养】总管漱口方：金银花二钱，菊花二钱，玄参二钱，食盐一钱，蒲黄（生）一钱，生甘草八分。水煎温漱。

【患者】同治朝太监李莲英。

【医家】庄守和、张仲元。

第二部分　医方部分

第一章 常见疾病清宫代茶饮方

第一节 感冒方

方1 疏风清热代茶饮

【组成】紫苏叶二钱，防风三钱，荆芥一钱五分，陈皮二钱，香白芷三钱，川芎一钱五分，建曲二钱，香薷一钱。

【功用】疏风解表，祛湿化饮。

【主治】内蓄湿饮，外感风凉，无汗头闷，憎寒腿软。

【按语】光绪二十一年闰五月二十一日，皇上脉息左寸关浮弦，右关见滑，蓄有湿饮，感受风凉，无汗头闷，憎寒腿软。御医予疏风清热代茶饮调治。方集紫苏叶、防风、荆芥、白芷等辛温解表药以疏风散寒，陈皮、建曲、香薷理气化湿和中，川芎辛温味烈活血调营，营卫和，卫气易于宣通，则外邪易去，颇具特点。

方2 清胃代茶饮

【组成】甘菊花二钱，桑叶二钱，川芎一钱，茅术（炒）一钱五分，谷芽（炒）二钱，神曲（炒）二钱，赤苓三钱，甘草七分。

【功用】清热解表，化湿和中。

【主治】中焦湿滞，外感风热，发热，纳呆，动则头晕。

【按语】光绪某年四月十六日，光绪帝胃经湿滞、外感风热，动则头晕，证属胃经湿饮不净，上焦浮热未清。御医给予本代茶饮调治。方中甘菊花、桑叶清热解表，川芎和营，茅术、赤苓祛湿化饮，神曲、谷芽、甘草消导和中，诸药和中，共奏清热解表、化湿和中之效。

方3　加减和胃化湿代茶饮

【组成】建曲二钱，荆芥一钱五分，姜连一钱，赤苓三钱，茅术一钱五分，厚朴二钱，枳壳二钱，陈皮一钱五分，天花粉二钱，蔓荆子一钱五分，香附一钱五分，生甘草六分。

【功用】疏风解表，理气化湿。

【主治】外感风邪，内有湿热，发热，恶风，头痛，头晕，咽干口渴。

【按语】本代茶饮是光绪某年二月二十九日光绪皇帝用方。经二十八日调治后，光绪皇帝仍感头晕、头痛，舌上口疮未消，证属湿热未清，表邪不尽，故御医在上方基础上加平胃散以理气燥湿。湿为阴邪，其性缠绵难去，加味平胃散理气祛湿，湿除则热孤易去。同时仍用冰硼散调敷患处，内外同治。

第二节　咳嗽方

方4　清金代茶饮（一）

【组成】羌活一钱五分，防风一钱五分，苏梗（生）一钱五分，生地黄三钱，麦冬三钱，桔梗二钱，知母二钱，黄芩二钱，生甘草五分。

引用芦根三把。

【功用】疏风解表，清热止咳。

【主治】素体阴亏内热，感受外邪，发热咳嗽，咽干疼痛。

【按语】本方见于道光四年孝全成皇后医案，十二月十九日，孝全成皇后"身热咽干，有时咳嗽"，御医张永清、陈昌龄诊其"脉息滑数"，"原系妊娠热盛，火烁肺金之症"，予以清金代茶饮调理。据前后几日医案记载，病人当有外感风凉，故以羌活、防风疏风邪，生地黄、麦冬、知母、黄芩、生甘草清肺热，滋肺阴，苏梗、桔梗止咳化痰。诸药合用，以奏散风解表、清肺止咳之效。

方5　麦橘代茶饮

【组成】麦冬三钱，枳壳一钱，橘红一钱五分，桔梗二钱，羚羊角一钱，生甘草四分。

引用秋梨三片。

【功用】清热润肺，止咳化痰。

【主治】肺经有热，咳嗽咳痰，或有咽喉疼痛等。

【按语】本方见于道光年孝全成皇后医案。道光四年十月十一日，孝全成皇后"头疼身痛烦热胀满"，御医崔良玉、叶元德诊其"脉系浮滑"，"系妊娠肝胃热盛，感受寒凉之症"，给予苓术六合汤一付，十二日表证皆愈，"惟肺热稍有咳嗽"，御医张永清、崔良玉予以麦橘代茶饮调理。方中羚羊角善清肝火，兼清肺胃之热，麦冬、秋梨、生甘草清热润肺，橘红、桔梗止咳化痰。处方精当，切中病机。

方6　加味三仙代茶饮（二）

【组成】焦三仙九钱，橘红一钱，竹茹二钱，鲜青果（研）七个。

【功用】清热化滞，止咳化痰。

【主治】胃有郁热，肺气上逆，咳嗽痰黏，胸膈满闷，不思饮食等。

【按语】光绪二十八年十一月十九日，"懿嫔（后来的慈禧皇太后）咳嗽，咯痰黏稠，胸膈不畅，饮食不香"，御医庄守和、张仲元予清热化滞之法治疗，诸症好转，继以加味三仙代茶饮清解余热，消导和胃。方中焦三仙、竹茹消食泻热导滞，青果、橘红清热化痰，理气宽胸。

方7　解金沸草代茶饮

【组成】荷梗二尺，荷蒂七个，鲜石斛三钱，金银花二钱，橘红八分，鲜青果十个，羚羊角三钱。

【功用】清肺泻肝，化痰止咳。

【主治】肝热犯肺，胸胁串痛，口渴舌干，时作咳嗽，咯痰黄稠。

【按语】光绪三十四年十月二十四日，懿嫔胸胁串痛，口渴咽干，时作咳嗽，左关脉弦右寸关滑数，御医张仲元、戴家瑜给予解金沸草代茶饮调治。方中羚羊角、金银花、荷梗、荷蒂清解肺肝之邪热，石斛清热养阴，青果、橘红化痰止咳。诸药合用，共奏清肺泻肝、止咳化痰之功。此方何以"解"，或许此方尚有解金沸草恶心不良反应的作用。

方8　菊花竹茹代茶饮

【组成】菊花炭一钱五分，苦桔梗八分，陈皮七分，青竹茹一钱，杏仁二钱。

【功用】清肺散邪，化痰止咳。

【主治】肺中余热，咳嗽，咳痰，或痰中带血者。

【按语】光绪年三月二十七日，光绪皇帝咳嗽咯血数日已止，御医薛福辰、庄守和、李德昌诊其脉右寸关略带浮滑，余俱平和，予以菊花竹茹代茶饮调理。

方中菊花炭清热凉血止血，桔梗、陈皮、竹茹、杏仁清肺化痰止咳。诸药合用，共奏清肺散热、化痰止咳止血之效。

第三节　风疹方

方9　疏风清肺代茶饮

【组成】粉葛根二钱，防风一钱五分，薄荷一钱五分，忍冬二钱，白鲜皮一钱五分，赤芍二钱，丹皮二钱，连翘二钱。

【功用】疏风清肺解表。

【主治】肺经有热，外薄浮风，皮肤晕红，时有作痒。

【按语】宣统十三年六月十五日，御医赵元奎诊得皇上证属"肺经有热，外薄浮风，热郁于表"。故予此代茶饮调治。方中粉葛根、防风、薄荷、忍冬、连翘清热解表透邪，白鲜皮祛湿止痒，赤芍、丹皮清透营分部热，用药精当，切合病机。

方10　疏风除湿代茶饮

【组成】白鲜皮三钱，地肤子三钱，威灵仙一钱五分，秦艽二钱，次生地三钱，黄芩（酒）二钱，枳壳（炒）二钱，蝉蜕二钱。

【功用】疏风除湿，止痒。

【主治】肺胃有热，血脉湿郁，外感风邪，咽干口渴，遍身皮肤瘙痒，手背微有浮胀。

【按语】本方见于光绪皇帝医案。光绪十二年三月十一日，光绪皇帝"咽燥口干，周身皮肤瘙痒，手背微在浮胀"，脉左寸浮缓，右寸关浮弦。御医庄守和认为证属"肺胃有热，血脉湿郁，外受风邪"，予以祛风除湿代茶饮内服。方中白鲜皮、地肤子、蝉蜕、威灵仙、秦艽祛风除湿止痒，黄芩清热燥湿，枳壳行气宽中，生地清热养阴，兼能"通血痹"，诸药合用，共奏祛风胜湿、止痛之效。

第四节　伤暑方

方11　清热和胃代茶饮（二）

【组成】陈皮一钱，竹茹六分，瓜蒌皮二钱，麦冬二钱，石斛二钱，条芩一钱，玄参二钱。

【功用】清热养阴和胃。

【主治】胃中有热，饮滞内停，头晕倦怠呕恶，腹满口干。

【按语】此方乃宣统八年七月十二日宣统帝清肺胃余热，养阴和胃善后之方。七月初九日医案记载，皇帝心肺有热，停蓄暑饮，兼受风凉，御医先以清暑疏解化饮，继以清热和中化滞法调理，药后皇上诸症悉愈，唯胃气尚欠调畅，故以此代茶饮调理以善其后。方中麦冬、石斛、玄参清热化饮，陈皮、竹茹理气和胃养阴，黄芩、瓜蒌皮清热燥湿。热邪伤人，必及阴液，邪却之际，善后必采用养阴清热之法，阴液复，则余热易去；若一味苦寒清热，阴液劫伤，余热亦难解。

方12　清气祛暑代茶饮（一）

【组成】六一散三钱，鲜荷叶一张，白茅根三钱，竹叶三钱，灯心一圈。

【功用】清气祛暑，利湿泄热。

【主治】身热烦躁，汗多口渴，小便短赤等症。

【按语】治暑原则一般说来，是初用辛寒，清泄热邪，进而以甘寒清热生津，终以甘酸益气敛津。但究其大旨不外清利益气生津，故王纶《明医杂著》谓："治暑之法，清心利小便最好。"可为中肯之言。本代茶饮组方颇符王氏所论。宫中御医亦多喜用清气利湿之法，如光绪某年七月初九日所拟之皇上代茶饮即为此方。方中六一散寒滑通利，清解暑热，竹叶清心胃热邪而除烦，荷叶清气解暑而除热，灯心清热利水，白茅根清热生津，诸药相合，共达清气祛暑之效。

方13　清气祛暑代茶饮（二）

【组成】六一散四钱，灯心二寸，竹叶二钱。

【功用】清气祛暑，利水除烦。

【主治】烦躁尿赤，口渴汗出，湿浊内停。

【按语】本方亦为皇上（光绪帝）代茶饮，与上方相比，少荷叶、苇根，而加重六一散之量，推测当时光绪帝暑热渐消（与前方同月二十七日比）。六一散又名天水散，出自《伤寒标本心法类萃》一书，方中滑石（六分）味淡性寒，利湿清热，是为主药；少佐甘草（一分）取其和中益气，以防滑石寒利太过。六一散为治暑之常用方，于暑病夹湿者每常用之，故于本代茶饮中亦为主药，与灯心、竹叶相伍共奏清气祛暑、利水除烦之功效。

方14　益气祛暑养阴代茶饮

【组成】沙参三钱，麦冬三钱，竹茹一钱，益元散三钱。

【功用】益气祛暑，养阴生津。

【主治】暑热伤气，津液受灼，口干尿赤，心烦神疲诸症。

【按语】本代茶饮具有益气生津养阴之作用，多为暑热渐清、气津耗伤而设。如道光二十七年六月十一日琳贵妃脉案："琳贵妃脉息和缓，诸症俱好，惟饮滞稍有未净，今用调中化滞汤午服一贴，继用生津代茶饮，缓缓调服。"生津代茶饮即是本方。方中沙参、麦冬益气生津，竹茹清热除烦，益元散为六一散加辰砂，除清热利湿之外，尚具镇心安神之功，故诸药配合可达"清暑热而益元气"之目的。

方15　益气祛暑清热代茶饮

【组成】金银花三钱，白扁豆四钱，竹叶卷心二钱，莲子心一钱，鲜藕五片。

【功用】益气祛暑，清热利湿。

【主治】暑邪未尽，湿热未清而致头晕心烦，面赤气粗，口渴欲饮，自汗神倦诸症。

【按语】据光绪三十一年六月十六日慈禧脉案："六月十六日，姚宝生请得老佛爷脉息右关沉弦稍数，右寸关滑而近数，肝胃有火，湿热未清。今用清热化湿之法调理（方略）。六月十六日，益气理脾开胃，清暑利湿，升清降浊：金银花三钱，白扁豆四钱，竹叶卷心二钱，莲子心一钱，鲜藕五片。水煎代茶。"可知此代茶饮是为益气理脾、清暑利湿而施。方中白扁豆健脾益气，淡渗利湿，金银花清热解毒，辛凉散热。竹叶、莲子心清心热而除烦，鲜藕止渴生津，诸药配伍可达益气祛暑、清热利湿之效。斯时慈禧太后已是古稀之年，身体渐衰，具有思忧之伤，故御医姚宝生于用清热化湿汤治其"肝胃有火"之同时，佐以此代茶饮，主症次症同治，乃养正祛邪之法。

第五节　胃痛方

方16　和胃代茶饮（八）

【组成】白术（土炒）三钱，陈皮二钱，川贝八分，块苓二钱，竹茹二钱，甘草六分。

水煎代茶。

【功用】健脾益气，行气和中，化痰止咳。

【主治】脾胃虚弱，食少倦怠，脘腹胀满，咳嗽痰多。

【按语】道光朝彤贵人医案所载此方，有健脾和胃、止咳化痰之效，与患者病证"脾胃素弱,饮食不能消化,以致食后满闷,倦怠嗜卧","咳嗽痰壅"等可谓方证相合。

方17　和胃代茶饮(十三)

【组成】陈皮一钱,焦三仙各二钱,麦冬(去心)二钱,茯苓二钱。

水煎代茶。

【功用】健脾和胃,消食理气,养阴生津。

【主治】脾胃虚弱,胃纳减少,饮食不消,脘腹胀满,口干舌燥。

【按语】本方见于光绪皇帝医案,患病系胃气不和,蓄停水饮,微感寒凉闭伏之证,用药治疗后,"诸症俱好,惟余湿稍有未净,胃气欠和,以致腹脘微觉作痛",而用本方代茶饮调理善后。光绪五年正月十二日,光绪皇帝外感寒凉伤风之证,经治疗后"诸症俱好,惟湿饮稍有未净,胃气欠和,以致偶有微嗽",所服代茶饮方为:茯苓二钱,焦三仙各二钱,陈皮八分,杏仁二钱。后方与前方只差一味药(前方为麦冬,后方用杏仁),只因"偶有微嗽",故用杏仁宣肺止嗽。两方健脾和胃消食之主要作用和所用主要药物完全相同,可见此基本方在宫中常用。

第六节　痞满方

方18　清热和胃代茶饮(一)

【组成】竹茹三钱,麦冬三钱,小生地三钱,天花粉三钱,赤苓三钱,神曲三钱,焦山楂三钱,谷芽三钱,灯心五十寸。

【功用】清热和胃。

【主治】胃有积热,气失和降,胸膈满闷,胁肋胀痛,身肢倦软。

【按语】道光三年四月初十日,皇后脉息浮数,发热恶寒,胸膈满闷,胁肋胀痛,身肢倦软。系内停饮热外受风凉之症。经服疏解化饮之剂后脉息和缓,诸症渐好,唯余热不净,胃气欠和。十二日又予本代茶饮清热和胃以善其后。方中竹茹、赤苓、灯心清热利水,神曲、焦山楂、谷芽消滞和胃,麦冬、生地、天花粉顾护胃阴,诸药合用共奏请热化饮、导滞和胃之效。

方19　加味平胃代茶饮

【组成】苍术一钱,厚朴一钱,陈皮一钱五分,抚芎八分,香附二钱,生甘草三分。

【功用】燥湿和胃，理气健脾。

【主治】湿困脾胃，气机阻滞，胸腹满闷，不思饮食，恶心口黏，头重肢倦。

【按语】本方见于嘉庆二十四年二阿哥福晋医案。四月初四日，二阿哥福晋进服加味平胃代茶饮二分，医案中虽未记载症状，观前后医案，病人尚有头闷、腹满纳呆、口渴不欲饮、肢体困倦等湿邪困阻、气机不宣之症。方中平胃散燥湿理气和胃，香附、抚芎疏肝理气调血，盖水湿全赖气之运化，疏达肝脾，气机升降如常，则湿邪易去。

方20　和胃调脾代茶饮

【组成】生於术三钱，陈皮一钱，云苓三钱，薏苡仁四钱，谷芽（炒）二钱，神曲二钱，甘菊花二钱，甘草八分。

【功用】除湿导滞，调和脾胃。

【主治】脾胃失调而致的胃脘胀满，纳呆食滞等症。

【按语】和胃调脾代茶饮方见于光绪皇帝脉案："二月初三日，守和请得皇上脉息左部见平，右寸关滑缓。脾胃欠调，谷食消化较慢，偶有头晕。今用和胃调脾代茶饮调理：方中谷芽、神曲和胃导滞；薏苡仁、云苓淡渗利湿，甘草调和诸药。至于选用菊花者，恐与光绪帝头晕，用之清头明目有关。据考，光绪皇帝平素脾胃亏弱，脾胃不足则健运失司，以致水谷不化精微，聚湿生痰，阻滞中州，则升降失和，诸症遂作。所以，本方虽为除湿导滞，实则亦寓调和脾胃之意。

第七节　腹痛方

方21　行气和胃代茶饮

【组成】厚朴花一钱五分，陈皮一钱五分，茅术（炒）二钱，木香（煨）八分，焦三仙各二钱，赤芍一钱五分。

【功用】行气导滞，和胃除湿。

【主治】胃脘满闷，恶心欲呕，腹中坠胀或时作痛。

【按语】行气和胃代茶饮常用于食滞气结，湿痰内停之病证者，如光绪皇帝脉案："三月二十日庄守和请得皇上脉息和缓，证势俱好，惟肠中稍加湿郁气滞，以致腹中微觉闷坠，有时串痛。今用行气和胃代茶饮调理（方详前）。"斯时，光绪帝身体日差，经常外感风寒，此次亦感寒日久，经治疗已有好转，但其"胃气稍有欠和"，"腹中微觉闷坠，有时串痛"，故用行气和胃方调治。方中木香、陈皮行气和胃，焦三仙消食导滞，厚朴花既可行气，又能化湿，助苍术除湿之力；至于选用赤芍乃在于因光绪帝眼边肿痛，以之清血热解肿痛之故，甘草则为调和诸药之用。

方22 加味三仙饮（五）

【组成】焦三仙各三钱，槟榔（炒）三钱，郁金（研）二钱。

【功用】行气导滞，解郁消食。

【主治】脘腹胀痛，大便不爽，食纳欠佳。

【按语】本方为慈禧所用代茶饮。"四月初九日，老佛爷加味三仙饮，焦三仙各三钱，槟榔（炒）三钱，川郁金（研）二钱。"方中焦三仙消食导滞，槟榔行气消食，郁金行气解郁，三药共用达到行气导滞之效。

方23 清化代茶饮（二）

【组成】川芎一钱五分，甘菊花一钱五分，苍术二钱，赤苓二钱，泽泻一钱五分，木香一钱，广皮一钱五分，生甘草八分。

【功用】清利头目，利水渗湿。

【主治】湿热中阻，头晕，腹痛，肢倦，口渴等。

【按语】本方出自珍妃医案。光绪某年三月初六，珍妃头微作晕，早间有时腹痛，脉左关弦缓，右关滑缓。御医杨际和认为证属"稍有余湿浮热未净"，故予清化代茶饮内服。方中川芎、甘菊花清利头目，茯苓、於术、泽泻利水渗湿，引热下行，广皮、木香理气宽中。诸药合用以奏清热利湿、理气宽中之效。

方24 平胃化湿代茶饮（二）

【组成】茅术一钱五分，厚朴一钱五分，陈皮一钱，神曲二钱，法半夏二钱，竹茹一钱五分，甘草七分，生姜汁五六滴。

【功用】健脾和胃，理气化湿。

【主治】水湿内滞，胃气上逆，腹部胀痛不思饮食，恶心，吐酸。

【按语】本方见于光绪皇帝医案。光绪年六月初二光绪皇帝出现胃胀疼痛、不欲饮食、呕吐酸水、身肢软倦等症，御医庄守和、杨际和诊其脉左寸关弦软而数，右寸关滑数力弱，尺部仍软，辨其为"脾虚胃软，停饮不化，肝郁湿热"。方以茅术、厚朴、陈皮理气化湿，法半夏、竹茹、生姜、神曲和胃降逆。诸药合用，共奏理气祛湿、和胃降逆之效。

第八节　腹胀方

方25　银花扁豆代茶饮

【组成】金银花三钱，白扁豆四钱，竹叶卷心二钱，莲子心二钱，鲜藕五片。

【功用】清利湿热。

【主治】肝胃有火，湿热未清，口干口苦，心烦易怒，不思饮食，腹胀满闷。

【按语】光绪三十年六月十六日御医姚宝生诊得老佛爷脉左关沉弦稍数，右寸关滑而近数，证属肝胃有火湿热未清，予此代茶饮合清热化湿汤药内服。方中金银花、竹叶卷心、莲子心、鲜藕清利肝胃之火，白扁豆健脾化湿。辛凉甘淡渗湿集合一方，水煎代茶，轻清之性既能宣散郁热，又能渗化湿邪，且无苦寒伤胃之弊，用药颇具特色，值得效仿。

第九节　呕吐方

方26　和胃代茶饮（二）

【组成】橘红（老树）一钱，伏糖姜一片。

【功用】和胃止呕。

【主治】胃气欠和，有时作呕。

【按语】和胃代茶饮在宫中应用较为广泛，如"宣统元年六月初五日亥刻，臣张仲元请得皇上脉息左部平和，右关微滑。胃气欠调，有时作呕，谨拟和胃代茶饮调理，橘红（老树）一钱，伏糖姜一片"。二药合用，和胃降逆止呕温中。

第十节　泄泻方

方27　和胃代茶饮（十一）

【组成】山药三钱，陈皮一钱，茯苓三钱，竹茹二钱，砂仁五分，谷芽（炒）三钱。

水煎随意代茶。

【功用】健脾益气，行气和中，开胃消食。

【主治】脾胃虚弱，体倦乏力，食少便溏，脘腹胀满。

【按语】此方见于光绪宠妃珍妃为珍贵人时医案。当时珍贵人大便有白滞，谷食不香，身肢酸倦，用化痰理脾祛湿等法治疗后，诸症俱好，唯脾胃稍有欠和，而用本方代茶饮调理，以作善后。

方28　香苓代茶饮

【组成】木香（煨，研）五分，茯苓块二钱，香附（炙）五分。
引用煨姜一片。

【功用】健脾渗湿，行气调中，止泻定痛。

【主治】脾虚湿盛，便溏腹痛，脘腹胀满。

【按语】道光十二年十月下旬，一周岁多的四阿哥患夹惊外感证，"用药调治，惊气外感已解，喉内有滞热生痰，以致痰鸣气促"，给予抱龙丸和清热化滞汤治疗的同时，又用此代茶饮方，重在健脾行气，固肠止泻，以防病后胃弱。此方尚有两个特点值得注意，一是使用药引，这在其他代茶饮方中是很少见的，二是患儿只在一岁多，即用代茶饮方，可见宫中代茶饮应用之广泛。

方29　参莲饮

【组成】党参五钱，莲肉五钱。
水煎代茶。

【功用】补中益气，健脾安神。

【主治】中气不足，食欲不振，大便溏薄，心悸失眠等。

【按语】本方见于嘉庆朝玉贵人医案。案中记载："玉贵人脉息虚细无力。原系素有血枯筋挛之症，用药以来，抽搐虽止，惟病久耗伤气血，胃气过虚，昨服归脾汤脉症仍前，此由真气已亏，汤剂不能运化，病势重大。今设法议用参莲饮调治。"次日医案中记载："昨服参莲饮胃气稍缓。"可见有一定效果，其后多日均在本方基础上加味调治。党参长于补中益气养血；莲子专于补脾止泻，养心安神，益肾固精。两相配伍，对于久病虚损，脾胃虚弱，中气不足，气血两亏，食少久泻，遗精滑精，心悸失眠等症当有效验。

方30　温中理气代茶饮

【组成】香附三钱，乌药一钱五分，缩砂仁（研）一钱，丁香二分，藿叶一钱五分，赤苓块三钱，厚朴一钱五分。

【功用】温中健脾，理气导滞。

【主治】寒饮下注，脐腹疼痛，时有泄泻。

【按语】温中导滞类代茶饮在宫廷中应用亦属不少，温中理气代茶饮可为其代表。方中乌药、丁香温中理气，香附疏肝理气，砂仁、藿香、茯苓、厚朴化湿导滞，诸药共奏理中理气导滞之功效。组方合理，配伍得当，当获良效。如，道光九年六月的全贵妃（孝全成皇后）脉案："初四月，苏钰、张新请得全贵妃脉息沉缓。原系暑湿伤脾，泄泻之证。用胃苓丸调治，泄泻已止。惟肚腹绕脐微痛，此由寒饮下注所致，今议用温中（理气）代茶饮调理。"次日述腹痛减轻。

第十一节　便秘方

方 31　加味三仙饮（四）

【组成】焦三仙各六钱，橘红（老树）二片。

【功用】消食导滞，燥湿化痰。

【主治】饮食留滞，痰浊内停，食积、伤酒者亦可用。

【按语】此代茶饮为慈禧太后晚年所用方，据脉案分析，当为御医姚宝生所拟："正月三十日，老佛爷加味三仙饮：焦三仙各六钱，橘红（老树）二片。"三仙饮之用量颇大，旨在导滞消积，橘红苦辛温，功能燥湿化痰，消食宽中，尚可治咳，故合而用之。因是平素代饮之方，故应用其目的是调理。

方 32　加味三仙饮（六）

【组成】焦三仙六钱，枳壳二钱，槟榔炭二钱，大腹皮三钱，厚朴（炙）一钱五分，黄芩（酒）二钱，赤茯苓四钱，藿梗八分。

【功用】清热导滞，理气和胃。

【主治】脾胃失和，腹胀脘闷，大便秘结，小便赤短。

【按语】清热导滞类代茶饮的特点，仍是以导滞为主，清热为辅，主要用于内有积滞，余热未净，或因湿蕴热者，如慈禧脉案中五月二十四日张仲元、姚宝生给慈禧拟的加味三仙饮属此类。方中焦三仙、枳壳、槟榔、大腹皮、厚朴相配，具有行气导滞之功效，酒芩清热，茯苓渗湿，藿梗兼俱理气化浊之作用，诸药共达导滞清热化湿之目的。

方 33　增液代茶饮

【组成】中生地四钱，麦冬三钱，玄参三钱。

水煎代茶。

【功用】养阴清热，增液润燥。

【主治】热结阳明，伤阴耗津，口渴便秘，舌干红，脉细数。

【按语】光绪三十三年二月十九日，慈禧皇太后曾用此方。慈禧当时"肝胃郁热未清，口干，头目不爽"，用此方当有助于清肝胃郁热，滋阴生津润燥。本方实乃《温病条辨》增液汤，因作代茶饮服用，故名增液代茶饮。吴鞠通曰："本方妙在寓泻于补，以补药之体，作泻药之用，既可攻实，又可防虚。余治体虚之温病与前医误伤津液，不大便，半虚半实之证，专以此法救之，无不应手而效。"此语点明了本方之妙，值得细细体会。

第十二节 不寐方

方34 安神代茶饮（一）

【组成】党参三钱，茯神（研）三钱，酸枣仁（炒，研）三钱，当归身三钱，炙甘草八分。
水煎温服。
【功用】补气血，养心脾，安心神。
【主治】心脾两虚，气血亏耗，心神失养，心悸不寐。
【按语】同治十一年十月底，同治皇帝患天花，十一月初九日医案中记载："皇上天花十朝。昨因精气乍虚，停浆不靥，头面浸浆，项身白陷无神，挟感咳嗽，连服益气养血理肺之方，各症俱减，渐有收靥之势。惟收靥较迟，咽干音哑，咳满少寐，未能骤愈。此由心肾气血俱亏，余毒未清所致。今议用保元回浆饮午服一贴调理。"当日酉刻，又用本安神代茶饮，亦为双补气血之剂。该代茶饮方只有5味药，均见于保元回浆饮（计12味药及1味药引），也均出于归脾汤中，故本方的特色在于组方用药简练，配伍精当，当可师法。

方35 加味参莲饮（一）

【组成】党参五钱，茯神（煅）四钱，龙齿一钱五分，莲肉（去心）五钱。
水煎代茶。
【功用】益气，健脾，养心，重镇安神。
【主治】心脾两虚，心神不宁，惊悸不寐。
【按语】本方见于嘉庆朝玉贵人血虚筋挛症治案。玉贵人"原系素有血枯筋挛之症。用药以来，抽搐虽止，惟病久耗伤气血，真气已亏，胃虚不实，病势重大"。前一天服参莲饮（党参、莲肉各五钱，水煎代茶），胃气稍缓，再用本方（加茯神、龙齿），则兼有健脾益气与养镇心神之效。

方36 安神代茶饮（二）

【组成】龙齿（煅）三钱，石菖蒲一钱。

水煎代茶。

【功用】镇惊，开窍，安神。

【主治】惊悸，心烦，失眠，多梦。

【按语】本方见于治光绪皇帝心经病医方。光绪三十年前后医案记载有"常无因自觉发笑"及"语言自不知觉"等语。本方中龙齿长于平肝潜阳，镇惊安神；石菖蒲则"舒心气，畅心神，怡心情，益心志"（《重庆堂随笔》），两药相伍，镇惊开窍，宁心安神，舒畅心志，对光绪皇帝之心神疾患，当有助益。

方37 安神代茶饮（三）

【组成】茯神（研）三钱，酸枣仁（炒，研）三钱。

水煎，冲朱砂面三分。

【功用】补益心脾，镇惊安神。

【主治】心脾两虚，惊悸怔忡，虚烦不寐。

【按语】本方系同治皇帝患天花初期所服用，当时"毒滞熏蒸，肺胃阴分不足"，此代茶饮只是作为辅助治疗。方中冲服朱砂者，不仅在于镇心安神，更重要的还在于其清热解痘毒的作用。同治皇帝患天花后期，还用过朱茯神、炒酸枣仁水煎代茶饮，亦称"安神代茶饮"，与本文基本一致，只是运用了朱茯神（即朱砂拌茯神），无需另冲服朱砂面。

第十三节 头痛方

方38 南薄粉葛代茶饮

【组成】南薄荷一钱，粉葛根一钱，姜朴一钱五分，陈皮一钱五分，淡豆豉二钱，木通一钱，泽泻二钱，赤苓三钱，鲜竹叶二十片，槟榔一钱，条芩二钱。

【功用】清肺泻肝，利湿。

【主治】肺肝郁热，湿热熏蒸，头痛头晕，咽痛，口渴，咳嗽咯痰，肢倦纳呆等。

【按语】宣统十五年正月二十八日，御医赵文魁给婉容皇后此代茶饮内服。观其前后医案病人当有头闷肢倦、咽痛、咳嗽等症状。方中薄荷、粉葛根、淡豆豉、条芩清解肺热，木通、泽泻、赤苓、竹叶清热利湿，陈皮、姜朴、槟榔醒脾理气和胃。诸药合用，热去湿除，脾运恢复，诸症可愈。

方 39　和胃化湿代茶饮（二）

【组成】薄荷一钱，荆芥二钱，蔓荆子二钱，川芎一钱五分，白芷二钱，香附二钱，玄参三钱，黄连（酒）一钱，黄芩（酒）三钱，天花粉三钱，枳壳三钱，焦三仙九钱。

【功用】疏风解表，清热化湿。

【主治】湿热内滞，外感风邪，头疼头闷口渴，舌起口疮。

【按语】光绪某年二月十八日，光绪帝头疼头闷，舌起口疮，口渴而黏，脉左关弦浮而数，右寸关滑数，证属湿热内滞，外感风邪，御医用本代茶饮调服。方中薄荷、荆芥、蔓荆子、白芷、川芎疏风止痛，香附、枳壳理气行滞，酒连、酒芩清化湿热，焦三仙消导和中，诸药合用，外散内清，理气调血，切合光绪皇帝病情。

第十四节　眩晕方

方 40　平胃清上代茶饮

【组成】霜桑叶二钱，甘菊花二钱，焦三仙各二钱，车前子（包煎）三钱，青竹茹二钱，橘皮二钱，明天麻一钱五分。

【功用】清热和胃。

【主治】肝胃饮热，眩晕，胸膈不爽，口干微渴，小便不畅。

【按语】光绪三十二年十一月十三日，御医请得皇上脉息左关弦数，右关滑数，头作眩晕，胸膈不爽，口干微渴，小水不畅，系肝胃蓄有饮热所致，故以此代茶饮调之。方中甘菊、天麻清肝平肝，桑叶清肺肃肺，肺清其气恢其肃降，则饮热易去，焦三仙、橘皮理气化湿和胃。诸药合用，水煎代茶，以取其清热和中之效。用桑叶清肺调气，取焦三仙消导和胃，气清胃和，则饮热自去，颇具特点，值得效仿。

方 41　清胃利湿代茶饮

【组成】天麻一钱，法半夏二钱，陈皮一钱五分，甘菊花二钱，桑叶二钱，川芎一钱五分，藿梗一钱，竹茹二钱。

【功用】清热燥湿，除痰止晕。

【主治】温热上扰，头晕，目眩，心中烦躁不安。

【按语】光绪某年四月初七光绪皇帝头晕，动则发作、加重，时有懊恼，御医庄守和诊其为"胃经湿饮未清，上焦浮热不净"，予以清胃利湿代茶饮调服。方中半夏、陈皮、竹茹、藿梗健脾化湿除痰，甘菊花、桑叶清上焦浮热，天麻平肝息风止晕。诸药合用，清热燥湿，化痰止晕，四月八日宗此方加减调理，切中皇帝病机。

方42　　清化代茶饮（一）

【组成】荆芥穗八分，甘菊花二钱，桑叶二钱，陈皮一钱，谷芽三钱，神曲二钱，竹茹一钱五分，甘草八分。

【功用】健脾化湿，清热疏邪。

【主治】上焦有伏热，中焦有痰湿，湿热上扰，头晕时作，心烦易怒。

【按语】光绪某年四月初十日，光绪皇帝仍时有头晕，脉左部和平，右关滑缓。据《清宫医案研究》记载，光绪皇帝原系胃经湿热，上焦有热之证，用清热化湿法调治，湿邪得却，上焦邪热未去，故予清化代茶饮调治以化湿清热散邪。方中陈皮、神曲、竹茹健脾化湿，消食除痰，荆芥穗、甘菊花、桑叶疏散上焦热邪。中焦痰湿，上焦伏热，治以疏清伏热，兼顾里湿，此方水煎代茶，清轻散热，兼顾中焦痰湿，深得用药之妙。祛中焦痰湿用谷芽、神曲消导和胃，俾胃消脾运，湿邪易去，亦为清宫医案调治中焦湿痰的重要特点。

方43　　清热化湿代茶饮（三）

【组成】甘菊花二钱，桑叶二钱，黄芩（酒）一钱五分，川芎一钱五分，神曲三钱，谷芽三钱，藿梗一钱，竹茹一钱五分。

【功用】清泻肺胃，消食化痰。

【主治】肺胃湿热，痰食内阻，咽干口渴，不思饮食，恶心，烦躁等。

【按语】本方见于光绪某年二月十六日医案，光绪皇帝晨起头晕，稍有心中懊恼，脉左寸关弦数，右寸关滑缓。御医庄守和认为证属"肺胃蓄有湿热"，予清热化湿代茶饮内服。方中酒芩、甘菊花、桑叶清泻肺胃湿热，藿梗、竹茹清热化痰，神曲、谷芽消食导滞，川芎引药上行。二十七日《清宫医案》记载，皇帝服药后诸证俱减，唯湿热内滞难化，小水欠利，御医去谷芽、藿梗、竹茹，加用清热利水的赤苓、泽泻、益元散水煎代茶，以取清热利水之效。以后几日，御医恐湿热或渗利诸药伤阴，又于方中加入养阴清热而不滋腻的养阴药麦冬、天花粉，水煎代茶调理，随证加减，因病施治，次序井然，值得认真研究。

第十五节　水肿方

方44　醒脾化湿代茶饮

【组成】扁豆（炒）三钱，藿梗三分，生于术八分，茯苓三钱，广陈皮（炙）一钱，紫朴七分，车前子（包煎）二钱，泽泻（盐炒）八分，盐广砂（研）一钱。

水煎代茶温服。

【功用】健脾化湿，行气利水。

【主治】脾虚纳呆，湿邪壅盛，水肿胀满。

【按语】光绪三十二年五月十五日，慈禧太后曾用此代茶饮方。次日，又以原方加生薏苡仁四钱，进一步加强健脾化湿之力。慈禧素有脾胃之疾，从五月中旬前后医案记载来看，当时慈禧"肺胃蓄有湿热，中气欠舒"，"湿气阻滞，不易运化，饮食不香"，因而以该代茶饮方健脾化湿助运是非常恰当的。

第十六节　疟疾方

方45　和解清热代茶饮（二）

【组成】柴胡一钱，薄荷一钱五分，地骨皮三钱，葛根二钱，胡黄连二钱，条芩三钱，生杭芍三钱，白芷二钱，次生地八钱，泽泻二钱，羚羊角（镑）二钱。

【功用】和解清热。

【主治】疟邪炽盛，发热，头痛，口渴思凉，胸膈不畅，身肢酸痛，急躁易怒。

【按语】光绪二十一年闰五月二十一日，庄守和请得皇上脉息左寸关浮弦，右关见滑，头微觉闷，身肢无汗，憎寒腿软，乃蓄有饮热湿滞感受风凉。给予清热化湿截疟之法调治。六月初一日，皇上仍头顶疼痛，烧热未解，口渴思凉，胸膈不畅，身肢酸痛，有时躁急，脉息左寸关浮弦，右寸关滑数。乃疟邪尚盛，气道欠调，里滞尚未下行，遂予本和解清热代茶饮调治。方中柴胡、白芍、葛根、薄荷、白芷清热和解透邪，生地、地骨皮养阴透热并防热邪伤阴，泽泻清热利水，使邪有出路，羚羊角性味咸寒，入心肝二经，有平肝息风、清热镇惊解毒之功效。光绪帝疟邪缠绵，烧热不退，故于和解清热代茶饮中加入羚羊角一味，以助清肝、散热解毒之功。唯锈羚羊角用量二钱，较常规用量为重，较具特色。

方46 和解清胃代茶饮

【组成】柴胡一钱五分，薄荷一钱，地骨皮三钱，青皮二钱，条芩三钱，胡连一钱，蔓荆子三钱，常山三钱，次生地六钱，玄参五钱，焦三仙各三钱，厚朴一钱五分。

【功用】和解养阴清胃。

【主治】疟邪未清，内蓄饮滞，头闷眩晕，口黏作渴，胸膈不爽。

【按语】光绪年六月初二，御医诊得皇上头闷眩晕，口黏作渴，胸膈不爽，谷食无味，身肢酸倦，脉息左寸稍浮，关部沉弦，右寸关滑数，乃暑湿疟邪未清，气道不畅，饮滞化而未净，故予本代茶饮治之。方中柴胡、条芩、胡连清解少阳疟邪，合薄荷、蔓荆子以清热和解透邪，常山截疟，生地、玄参养阴清热，青皮、厚朴、焦三仙理气和中，诸药合用，以奏和解清热、理气和中之效。切中皇上病机。

第十七节　咽痛方

方47 玄麦甘桔代茶饮

【组成】玄参三钱，苦桔梗三钱，麦冬（去心）三钱，生甘草一钱。
水煎代茶。

【功用】滋阴清热，宣肺利咽。

【主治】阴虚肺热，咽喉肿痛，口干舌燥。

【按语】本方为道光朝全贵妃所用代茶饮方之一，原方无名，今据其药物组成而称玄麦甘桔代茶饮。方中麦冬、玄参养阴清肺生津，桔梗、甘草乃《伤寒论》桔梗汤，可宣肺利咽，清热解毒。四味药配伍，以代茶饮频频饮服，药液可不断地作用于咽喉部，对于肺热阴伤，咽喉不利者，是一方便而有效的治疗方法。道光朝祥嫔医案中亦曾用本方治"肺胃余热未净"之证，方名为玄参甘桔代茶饮。

方48 清热代茶饮（九）

【组成】鲜青果（去核）三十个，鲜芦根（切碎）四支。

【功用】清热生津利咽。

【主治】肝胃饮热，咽喉作痛，身肢有时冷热。

【按语】光绪三十一年二月初二日，老佛爷脉息左关弦数，右寸关浮滑而数，肝胃有火，肺感风热，上腭咽喉作痛，身肢时有冷热。御医给予清热化饮之法调理。同时，以此代茶饮助汤药清热解毒，利咽止痛。鲜青果入经肺胃，善清肺利咽，鲜芦根清热生津，水煎代茶取其轻清之性，以清解咽腭热毒。

方49　清咽化痰代茶饮

【组成】玄参一钱，黄芩一钱，牡丹皮二钱，霜桑叶二钱，麦冬二钱，橘络（生）一钱，栀子八分，白芍（生）一钱。

引用鲜芦根三钱，

【功用】清热化湿，利咽化痰。

【主治】肝胃郁热上炎，痰多咽痛。

【按语】宣统十三年正月十一日，宣统帝脉息两关滑数，肝胃郁热上蒸，痰多咽痛。御医给予此代茶饮调治。方中黄芩、生栀子清热燥湿，白芍、丹皮清肝平肝，玄参、麦冬养阴清热，橘络、桑叶清肺化痰，重用鲜芦根三钱，为饮，以其善清肺热，且能生津。诸药合用，以清肝胃，利咽化痰。

第十八节　痘疹方

方50　银花代茶饮

【组成】金银花一钱五分，连翘一钱，生甘草五分。

【功用】清热透邪。

【主治】邪热客于肌肤，皮肤作痒。

【按语】道光二十七年四月二十一日，七阿哥喜痘十二朝，脉息和平，寝食如常，精神清爽。唯正气未复，皮肤尚有湿热，给予益气清化方药调治，诸症渐好，唯皮肤尚有余热。三十日御医给予金银花、连翘、生甘草水煎代茶，清解肌肤热毒之邪，以善其后。

第十九节　口疮方

方51　清解化湿代茶饮（二）

【组成】薄荷一钱，荆芥二钱，防风三钱，羚羊角二钱，黄连（酒）一钱五分，次生地四钱，青皮（炒）三钱，大黄（酒）一钱五分，黄芩（酒）三钱。

【功用】疏风解表，清热化湿。

【主治】肝肺胃湿热,外感风邪,舌边糜烂,咽喉肿痛等。

【按语】光绪二十二年十二月初七日,皇上脉息左关弦数,人迎稍浮,右寸关沉滑而数,舌左边糜烂肿痛,连及左项稍肿胀木,证属肝肺胃三经有热,湿郁熏蒸,外感风邪之证。御医用本代茶饮结合清热解毒、去湿化瘀药调治。方中薄荷、荆芥、防风疏散表邪,又可引药上行,羚羊角善清热毒,散肝热,黄连、黄芩酒制去其苦寒之性,行其燥湿化湿之力。酒军清热解毒,活血散瘀,青皮、郁金理气活血。诸药合用,外可解表,内可清热解毒,理气活血散瘀。初八日医案记载,风邪亦解,肿势渐消,说明方药切证。

方52　清热泻湿代茶饮

【组成】薄荷(生)一钱五分,生地黄四钱,玄参三钱,赤芍三钱,羚羊角二钱,黄芩(酒)三钱,苦桔梗三钱,黄连(酒)一钱五分,青皮二钱,大黄(酒)一钱,连翘三钱,金银花三钱。

【功用】清热利湿,解毒。

【主治】肺胃热盛湿郁,气血瘀阻,咽喉肿痛,口舌糜烂等。

【按语】本方为光绪二十年十二月初八日光绪帝用方,经初七日调治,皇帝风邪已解病势稍挫,唯热毒仍在,御医改用此代茶饮调治。此方为初七日方去疏风解表的荆芥、防风,加玄参以养阴清热,散结解毒,金银花、连翘清热解毒,赤芍凉血和营解毒。初九日,方去酒军,加醋柴胡代茶为饮,以增强疏散热毒之力。同时结合漱药调理。纵观此三日医案,先是疏风解表,清热解毒化湿,表邪去则力专清解湿热邪毒,恐邪热伤阴,加玄参以养阴清热,热势挫,恐热毒结滞难解,加醋柴胡以疏解邪热。用药次序井然,深谙疾病治疗规律,值得效仿。

第二十节　牙痛方

方53　清热代茶饮(一)

【组成】黄芩(酒)三钱,黄连八分,栀子三钱,焦三仙六钱,次生地五钱,木通三钱,川军一钱五分。

【功用】清泻胃热。

【主治】郁热滞胃,牙龈肿痛。

【按语】本方见于咸丰十二年十一月十一日吉嫔医案。据医案记载,吉嫔原系牙痛之证,经用清热化滞汤治疗后,牙龈肿痛渐轻,腮颊红肿亦渐消退,唯阳明郁热未尽,故御医用此代茶饮外吹牛黄冰苏散以清胃泻火,消肿止痛,方中酒芩、酒连、栀子清泻邪热，生地养阴凉血清热，木通清热利水，川军泻火通便，使邪有出路，用药配伍精当，切中病机。

第二十一节　目赤方

方54　清热代茶饮（二）

【组成】黄连一钱，栀子三钱，枯芩三钱，龙胆草二钱，菊花三钱，决明子二钱。

【功用】清肝明目。

【主治】肝经郁热，目赤目痛。

【按语】同治四年四月二十六日，吉嫔脉息弦数。原系天行赤热之证，昨服清肝明目饮，翳膜渐平，诸症俱好，唯肝经郁热未尽，遂予本清热代茶饮调理。方中黄连、枯芩、栀子清泻三焦之热，龙胆草、菊花、决明子清肝明目。诸药合用，共奏清肝泻热明目之效。

第二十二节　耳鸣方

方55　清心胃代茶饮

【组成】橘红三钱，石斛三钱，栀仁（炒）二钱，淡竹叶三钱，灯心三钱。

【功用】清心胃之热。

【主治】心胃热饮，胸热肠鸣。

【按语】嘉庆年正月初三日，御医诊得皇上时有耳鸣，胸热肠鸣，系心胃有热，究嘉庆帝耳鸣之原因，当责之于心肾虚损，治当去其心胃之热，冀心胃热除，再补心肾。故方用炒栀仁、灯心、淡竹叶清解心胃之热，橘红理气化痰，石斛养阴生津，以防祛邪伤阴。

第二十三节　小儿高热方

方56　犀角煎代茶饮

【组成】犀角五分，灯心□□。

【功用】清化痰热。

【主治】内有痰热、复感暑邪，烦躁，口渴，抽搐身动。

【按语】嘉庆八年二月二十一日，三阿哥抽搐身动，烦躁口渴，脉息弦数，系内有痰热，复受暑气所致。御医给以此方调治，方中犀角咸寒，善清心肝之火，灯心清心利水，使邪有出路。煎汤代茶随意饮之，以急清暑热，蠲化湿饮。

第二十四节　虚劳方

方57　参桂代茶饮

【组成】人参（去芦）二钱，肉桂（去粗皮）四分，黄芪三钱，炙甘草八分。

上药共为细面，每服五分，福圆汤调服。

【功用】益气温中。

【主治】气血素亏，复因劳碌伤气，湿伤荣分。

【按语】温中类代茶饮中，以益气温中类应用较广，多用于病后调理。如道光九年十月全贵妃（孝全成皇后）脉案：道光九年十月二十日，苏钰请得全贵妃脉息滑缓。原系气血素亏，湿伤荣分。今因劳碌伤气，以致旧症渐作，气怯肢软。连服补气养血之剂，症热稍减，气血渐强。唯腰膝酸沉，此由荣分湿盛所致，故用人参养荣汤加减；十月二十一日又拟益气养荣汤加减一贴，二十二日，苏钰请得全贵妃脉息安平，诸症渐好。暂止汤药，拟用参桂代茶饮，人参（去芦）二钱，肉桂（去粗皮）四分，黄芪三钱，炙甘草八分。共为细面，每服五分。十一月十四日，张新、苏钰请得全贵妃脉息和缓，精神饮食起居如常，诸症渐好。方中人参、黄芪益气，肉桂、炙甘草温中。本方用之代茶，以辅汤药治疗之功。

方58　缓中代茶饮

【组成】党参一钱，五味子四分，红枣肉二个，鲜青果（去尖，研）三个。水煎温服。

【功用】补中益气，滋阴养津，清肺利咽。

【主治】中气不足，倦怠纳呆，津亏口渴，咽喉不利，肺虚咳嗽等症。

【按语】光绪三十四年十月初四日，御医张仲元等为李莲英拟此方。当时总管太监"中气未和，痰饮未清，时作咳嗽"，在用理脾开胃安嗽之法调治的同时，又拟此代茶饮方，与汤剂配合，异曲同工，有助于提高疗效。方中党参、红枣主入中焦，扶脾胃，五味子、青果同入肺经，敛肺，清肺，生津利咽，治咳嗽。四药配合，上中二焦同治，与李氏当时病情相合。

方59 滋肾清上代茶饮

【组成】玉竹三钱，熟地黄四钱，生地黄四钱，大片当归三钱，白芍（炒）三钱，川芎三钱，莲蕊三钱，菊花三钱，桑叶三钱，川贝（研）三钱，酒连（研）一钱五分，吴茱萸一钱五分，杜仲（炒）三钱，炙甘草一钱五分，栀子（炒）三钱。

水煎代茶。

【功用】养血益阴，清上明目，壮腰涩精。

【主治】肝肾不足，阴血亏乏，上焦浮火，头目不清，腰痛遗精。

【按语】此方为光绪二十四年五月初二日光绪皇帝所服用代茶饮方。当日医案记载："脉息左寸关弦软近缓，右寸关滑数力软，两尺力弱。白睛丝渐退。右耳前颊车之处疼痛已好。惟耳中时作轰声，面上起有小疖，手仍发胀，中州较空，偶作咳嗽，腰腿有时酸疼。"以后医案中还记载有"常有遗精之候"，"上焦浮火不清，以致舌尖左边起有红粟，左目小胀而微赤"。综合分析可知，光绪病情属肝肾阴血不足，水亏于下，火旺于上，上焦浮火而生头耳目舌诸症，加之光绪肾虚精亏腰痛遗精之痼疾，故而用此代茶饮方治疗。方中药味较多，系为多方兼顾所设。在此后半月内，继续用此方加减之四物汤加味方代茶饮治疗，可见代茶饮为宫中常用治疗方法之一。

第二十五节　临终方

方60 生脉代茶饮（参麦代茶饮）

【组成】党参三钱，麦冬四钱，五味子一钱五分。

煎汤代茶。

【功用】益气复脉，养阴生津敛汗。

【主治】暑热所致气津两伤，或温热病后期气阴两亏，症见气短懒言，乏力倦怠，口干作渴，自汗，脉虚；亦治久咳不止，肺虚阴伤，症见呛咳少痰，短气自汗，口干舌燥，脉虚等症。亦用于脉微欲绝的虚脱症的抢救。

【按语】在嘉庆朝玉贵人血枯抽搐救治案中，十月初二至初六日屡用本方，而方名则有二：生脉代茶饮及参麦代茶饮。本方实乃古方生脉散（饮、汤）。该方始见于金元四大家之一的李东垣所著《内外伤辨惑论》，治暑热伤气，汗出津亏等证。《丹溪心法》中名生脉汤，治"注夏属阴虚，元气不足"者。方中以人参（党参）为君药，甘温益气生津；麦冬为臣药，甘寒养阴清肺生津；五味子为佐药，酸温收敛耗散之气，敛肺止汗。全方三味药合用而共奏益气补肺复脉、养阴生津敛汗之效。用本方救治脉微欲绝之虚脱证时，宜重用人参，一般五钱至一两。清宫医案记载，若干帝、后及王公大臣等濒临死亡时，常用此方或此方化裁救治，如乾隆、同治、光绪等皇帝及隆裕皇太后、恭亲王等的临终医案中均有记载。服用方法，既有水煎代茶饮，也有水煎浓汁频频饮之，或水煎灌服。由于垂危患者服药常甚困难，用现代制剂技术制成之生脉注射液更适用于抢救。用该制剂进行的实验研究表明，能增强心脏泵血功能，扩张冠状动脉，增强机体耐缺氧能力，对急性心肌梗死有显著保护作用，有抗心律失常作用，能显著改善微循环，有良好的抗休克作用，具有广泛的免疫药理活性，并能显著兴奋垂体—肾上腺皮质功能。表明本方临床用于救治厥脱证（休克）及心衰、急性心肌梗死、心律失常等危重症，是有可靠依据的。

方61　加减生脉代茶饮

【组成】人参三钱，麦冬三钱，老米五钱。

水煎浓汁频频饮之。

【功用】益气滋阴，养胃生津。

【主治】气阴两虚，津亏胃弱之证。

【按语】光绪二十四年四月初十日，即恭亲王临终之日，曾服用本方。当时，恭亲王左寸关脉数而无力，尺部虚大，右三部软而无根。由戌时至丑时，汗出不止，喘息抬肩，痰热上壅，精神不固，症势重险。御医庄守和等议用本方以保肺固脱之法竭力调治，以防虚脱。原方无名，今据其组成而名之，即本方是由生脉代茶饮减五味子而加老米。老米，即陈仓米，为储存年久之粳米，甘淡而性平，有养胃除烦之效，故本方在双补气阴，生津止渴之外，兼有养胃之效，以顾护胃气。

方62　益气生津代茶饮

【组成】人参六分，鲜石斛二钱，麦冬（去心）二钱，鲜青果（去尖，研）五个，老米一两。

水煎温服。

【功用】益气滋阴，养胃生津，清热利咽。

【主治】热伤元气，阴虚津亏，胃弱纳呆，咽喉不利。

【按语】光绪三十四年十月二十二日，慈禧太后临终之日午刻，御医张仲元等拟此方，以勉力抢救。本方从药物来看，系前方"加减生脉代茶饮"加鲜石斛、鲜青果，增强了养阴清热生津作用，并有解毒、利咽之效。

方63 育神化痰代茶饮

【组成】茯神（朱）二钱，麦冬（朱）二钱，橘红八分，鲜青果（去尖，研）十个。

水煎温服。

【功用】养心润肺，滋阴生津，清热化痰，镇惊安神。

【主治】阴虚津伤，惊悸不寐，烦热口渴，咽燥痰黏。

【按语】本方系慈禧太后临终之日服用的代茶饮方之一。当日还曾服用滋胃和中代茶饮、益气生津代茶饮及生脉饮等。故可推测证属热病伤阴耗气，烁津生痰，诸方尚属合理。宫中危重临终患者，抢救时常用代茶饮方，这是因为大剂汤药已难以饮下，只能作代茶饮小量频服。本方中用朱砂拌茯神与朱砂拌麦冬，在养心益阴的同时又增强镇静安神作用。

方64 参苓代茶饮

【组成】沙参五钱，块苓三钱，天冬二钱。

水煎代茶。

【功用】养阴生津，清肺润燥，健脾养胃。

【主治】肺热阴虚，劳嗽燥咳，或热病伤津，舌干口渴，而兼有脾虚胃弱者。

【按语】乾隆朝定贵人临终前四日，用此代茶饮方。医案记载："定贵人脉息沉缓无力。原系肝阴不足之证。惟病后气血衰微，因循日久，以致脾土衰败，胃气日渐消耗，恐成虚脱之证。"故用本方养阴血，生津液，救脾土。以后几天又以本方加减挽治，终因病久气血亏尽，真元脱惫而逝。

第二章　清宫常用养生保健方

第一节　益寿方

方65　养心延龄益寿丹

光绪元年十一月初九日,庄守和、李德昌拟得养心延龄益寿丹。

【组成】茯神五钱,柏子仁(炒)四钱,丹参四钱,白芍(酒)四钱,丹皮四钱,全当归(酒炒)五钱,川芎二钱,干生地(酒洗)四钱,□□□□□,□□四钱,栀子三钱,条芩(酒)三钱,陈皮三钱,野於术(炒)二钱,枳壳(炒)四钱,酸枣仁(炒)四钱。

【制法】共研极细面,炼蜜为丸,如绿豆粒大,朱砂为衣。

【用法】每服三钱,白开水送下。

【按语】养心延龄益寿丹方为庄守和等清宫御医以明·彭用光《体仁汇编》之柏子养心丸,与李杲之朱砂安神丸两方化裁而成。今据西太后有关脉案记载可知,其长期患有"心脾不足""形体仍瘦,有时气怯身软""多言气怯""神虚未易安眠",以及"晚间腰热,足心热"、"咽干"和"颐颊时或酸辣"等心肾阴虚见症。此方既为养心良方,又有延年益寿功效。

方66　延龄益寿丹

光绪六年正月十八日,李德昌谨拟延龄益寿丹。

【组成】茯神五钱,远志肉三钱,杭白芍(炒)四钱,当归五钱,党参(土炒焦)四钱,炙黄芪(焦)三钱,野白术(炒焦)四钱,茯苓五钱,橘皮四钱,香附（炙）四钱，广木香三钱，广砂仁三钱，桂圆肉三钱，酸枣仁（炒）四钱，石菖蒲三钱，炙甘草二钱。

【制法】共研极细面，炼蜜为丸，如绿豆粒大，朱砂为衣。

【用法】每服二钱五分，白开水送下。

【按语】此方为宋严用和《济生方》归脾丸加减化裁而出，是妇女长寿好方。光绪六年西太后脉案中屡见"饮食运化不利，大便微溏而黏""胃口不旺""身肢软倦""精神不振"与"心脾久弱"等记述，此方自是的方。

方67　长春益寿丹

光绪六年二月初五日，进长春益寿丹方。

【组成】天冬（去心）、麦冬（去心）、大熟地（不见铁）、山药、牛膝、大生地（不见铁）、杜仲、山茱萸、云苓、人参、木香、柏子仁（去油）、五味子、巴戟天各二两，川椒（炒）、泽泻、石菖蒲、远志各一两，菟丝子、肉苁蓉各四两，枸杞子、覆盆子、地骨皮各一两五钱。

【制法】以上共为极细面，蜜丸桐子大。

【用法】初服五十丸，一月后加至六十丸，百日后可服八十丸便有功效，每早空心以淡盐汤送下。

【按语】长春益寿丹由古方杨氏还少丹与华陀方打老儿丸进退而成。方名益寿，又称长春，当与慈禧曾住长春宫有关，又此方出自打老儿丸，传说因老妇年逾百龄，打其老儿子不肯服此丸而名，又称仙姑打老儿丸。妇女亦可用，所谓服之可暖子宫，泽颜色。

方68　益寿膏

光绪七年五月二十四日，广寿进李鸿藻拟得膏药方。

【组成】附子三两，肉桂三两，法夏一两，陈皮一两，羊腰三对，虎骨八两，吴茱萸（盐水炒）一两，川椒一两，白附子一两，小茴香一两，白术三两，苍术二两，艾绒一两，当归（酒洗）三两，破故纸二两，香附（生）一两五钱，川芎一两五钱，杜仲（盐水炒）四钱，续断二两，巴戟天一两，黄芪一两五钱，党参一两五钱，香附（炙）一两五钱，酒芍一两，五加皮一两五钱，益智一两，蒺藜一两五钱，川楝一两，桂枝一两，天生黄（飞好）三两，干鹿尾三条，胡芦巴一两，川乌一两，鹿角八两，云苓二两，川草薢一两，肉豆蔻一两五钱，菟丝一两，干姜一两，茵陈一两，胡桃仁二两，公丁香一两，生姜三两，五味一两，枸杞二两，大葱头三两，缩砂仁一两，甘草一两。

【制法】用麻油十五斤炸枯药，去渣，熬至滴水成珠，入飞净黄丹五斤十两。

光绪十一年三月二十二日，周妈妈传奉旨：将李鸿藻拟得膏药方改名"益寿膏"。

【按语】参阅光绪十三年闰四月二十日清宫御医李德昌据李鸿藻所拟之延年益寿膏用法，知其为"贴腰间"与"贴脐穴"而设。可治腰痛、腹痛与经带病。西太后年轻时即有月经病（参见懿嫔调经丸），中年以后脉案也可见有关记述，如光绪六年九月初一日脉案载："心脾气血不足，肝郁不畅，以致荣行之际（指行经），腰胯腿膝酸沉，膳后身倦。"至于腰痛及肠胃不和，更是其久患之证，此方之用较为合拍。

方69　益寿膏又方

光绪□年□月□日。

益寿膏。

【组成】附子（制）一两，肉桂一两，法半夏三钱四分，陈皮三钱四分，白附子三钱四分，羊腰子一对，虎骨二两七钱，吴茱萸（盐水）三钱四分，川椒三钱四分，小茴香三钱四分，白术一两，苍术七钱，艾绒三钱四分，当归（酒洗）一两，破故纸七钱，香附五钱，川芎五钱，杜仲（盐炒）一两三钱四分，续断七钱，巴戟天三钱四分，黄芪五钱，党参五钱，酒芍三钱四分，天生黄（飞好）一两，益智子七钱，干鹿尾一条，川楝子三钱四分，桂枝三钱四分，五加皮五钱，云苓七钱，胡芦巴三钱四分，川乌三钱四分，鹿角二两七钱，蒺藜五钱，川草薢三钱四分，肉豆蔻五钱，菟丝子三钱四分，干姜三钱四分，茵陈三钱四分，胡桃仁七钱，公丁香三钱四分，生姜一两，五味子三钱四分，枸杞七钱，大葱头一两，缩砂仁三钱四分，甘草三钱四分。

【制法】用麻油五斤将药炸枯去渣，熬至滴水成珠，再入飞净黄丹，老嫩合宜。

【按语】本方较前方少炙香附一味，用量为其三分之一，主治功用与前相同。

方70　保元益寿丹

光绪八年十一月二十六日，庄守和、李德昌、王应瑞谨拟：保元益寿丹。

【组成】人参三钱，於术（炒）三钱，茯苓五钱，当归四钱，白芍（炒）二钱，干地黄四钱，陈皮一钱五分，砂仁一钱，醋柴胡（炙）一钱，香附二钱，桔梗二钱，杜仲（炒）四钱，桑枝四钱，谷芽（炒）四钱，薏苡仁（炒）五钱，炙甘草一钱。

【制法】共研极细面子。

【用法】每用一钱五分，老米汤调服。

【按语】观光绪八年西太后约八个月之脉案，可知其气血久亏，脾元素弱。脉案中载："饮食半不香"，"夜寐欠实，晚膳消化较慢，时有头晕，夜间倒饱，嘈杂作呕"，以及"精神软倦""大便带溏""腹中作濡"等。此方从八珍丸加减，补养气血中兼舒肝和胃理脾，标本并治，可起保护扶植气血之元之作用。

方 71 　培元益寿膏

光绪三十年四月初二日。

老佛爷培元益寿膏。

【组成】天生黄六钱，厚附子五钱，川椒一两，熟地黄一两，蛇床子六钱，韭菜子六钱，远志四钱，当归六钱，黑芝麻一两，菟丝子五钱，牛膝五钱，虎骨五钱，川羌活四钱，茅苍术六钱，续断四钱，桑枝一两，天仙藤五钱，片姜黄五钱，肉桂（研面，后入）五钱，鹿茸（研面，后入）五钱，麝香（研面，后入）一钱。

【制法】用麻油八斤，浸十日，熬枯去渣，再熬至滴水成珠，兑黄丹二十两，俟温，入肉桂、鹿茸、麝香，用槐柳枝不住搅匀，摊贴。

【按语】培元益寿膏组成药物多属温肝肾、壮筋骨及通经络之品，剂量颇大，殆为贴腰脊、骨节或脐腹之用，以达到培元疗疾目的。查西太后脉案，光绪三十年四月初二日前后，面风（面神经痉挛）症状突出，外治有祛风润面散，内服有清热养肝活络膏等，当亦贴用此膏。

方 72 　菊花延龄膏

光绪三十一年十一月初四日，张仲元、姚宝生谨拟：老佛爷菊花延龄膏。

【组成】鲜菊花瓣。

【制法】用水熬透，去渣再熬浓汁，少兑炼蜜收膏。

【用法】每服三四钱，白开水冲服。

【按语】查阅光绪三十一年十一月初二日西太后脉案，载有："老佛爷脉息左关弦数，右寸关洪大而滑。肝经有火，肺胃蓄有饮热，气道欠舒，目皮艰涩。胸膈有时不畅"等语，前后除用此方外，并有用明目延龄丸等清肝明目方者。

方 73 　五芝地仙金髓丹

光绪□年□月□日。

五芝地仙金髓丹。

此药益气生津，调中进食，能生养脑气而通目系，故能上清头目而退虚热，服百日后，五脏充实，肌肤润泽。修合此药，宜旺相日，或甲子日。

【组成】人参二两，生於术二两，云苓三两，甘菊二两，枸杞二两，大生地六两，麦冬三两，陈皮二两，葛根二两，蔓荆子二两，神曲三两。

【制法】共为细面，蜜丸如绿豆大。

【用法】每服三钱，白开水送服。

【按语】本方取"四君""三才""异功""增液"诸方化裁，用杞地滋肾水，甘菊清头目，风药通肝气，配以余药，使心肝脾肺肾五脏得养，久久服之，似能益寿延龄。方名五芝地仙者，旨在突出本方神奇的长寿轻身之力。全方药味，虽补五脏，仍侧重在肾，因肾主骨，肾生髓，而脑为髓海，因而补之能生养脑气而通目系，故号曰金髓。

第二节　补益方

方74　八珍糕

光绪六年九月十三日，李德立拟：八珍糕。

【组成】茯苓、莲子（去心）、芡实、扁豆、薏苡仁、藕粉各二两，□□，□□五两。

【制法】共研极细面，加白糖，分两酌量，兑之为糕。

【按语】此方为明陈实功《外科正宗》八珍糕方加减。原治小儿肠胃薄弱，消化不良，食少腹胀，面黄肌瘦，脾虚便溏泄泻等证，有健脾养胃、益气和中功效。查光绪六年九月十三日西太后脉案载："慈禧皇太后右关滑而微大，左关稍弦，余部平平。木郁土弱，不易运化湿气，以致食少难消，胸胁不畅，颜颡如昨，呕饮便溏。今议用理脾化饮汤调理。"太医李德立于此又拟此儿童用之八珍糕，似甚对证，此药香甜可口，而少药气，饥时可以食用，又可疗疾。用于成人，亦一妙法。

方75　保元固本膏

光绪七年五月二十一日，薛福辰、汪守正、庄守和、李德昌、佟文斌谨拟：慈禧皇太后保元固本膏。

【组成】党参、白术（炒）、鹿角、当归、香附各一两五钱，川芎、附子（炙）、独活、干姜、川椒、杜仲、鳖甲、荜茇、草果仁、白芍各一两，生芪一两五钱。

【制法】用麻油三斤，将药炸枯，去渣，再熬至滴水成珠，入飞净黄丹一斤二两，再入后药。

肉桂、沉香、丁香各三钱，共研细末，候油冷，加入搅匀成，重四五两，候去火气，三日后方可摊贴。

【按语】本方脾肾双补，肾阴阳同治，兼顾先后天之本，为西太后摊贴脐部以治脾肾不足，肠胃功能失调之用，方中加荜茇、肉桂、沉香及丁香诸香窜药，助药渗入，达到保元固本作用。

方 76　十全大补丸

光绪十年闰五月十六日，杨得清传，上交《良方集成》成方十全大补丸，合配一料之半。

【组成】人参二钱五分，白术（土炒）五钱，当归五钱，川芎五钱，白芍五钱，黄芪（蜜炙）一两，茯苓一两，肉桂一两，熟地一两，甘草二钱五分。

【制法】共为细末，水叠为丸，如梧桐子大。

【用法】每服一二钱，白开水送下。

【按语】此方出自宋《太平惠民和剂局方》卷五，原方为汤剂，有木香、沉香；而无黄芪、肉桂；李杲用黄芪代木香以益气，用肉桂代沉香以温血。土治男妇体弱，精神倦怠，腰膝无力，诸虚百损。阴阳气血并补，颇切合慈禧病状。此方实为四君、四物与黄芪建中三方合成，确有保元、大补之功用。

方 77　扶元和中膏

光绪□年九月十三日。

老佛爷扶元和中膏。

【组成】党参一两五钱，於术（炒）一两，茯苓（研）一两，砂仁（研）四钱，归身（土炒）一两，杜仲（炒）一两，香附（制）六钱，黄芪（生）一两，谷芽（炒）一两，鸡内金（焙）一两，半夏（姜炙）八钱，佩兰草六钱，生姜六钱，红枣肉二十枚。

【制法】共以水熬透，去渣，再熬浓，兑冰糖二两为膏。

【用法】每服三钱，白水冲服。

【按语】此方似由古方和中散加减改制成膏剂者。对久病脾虚食少，胸闷干哕，倒饱嘈杂，食物不消有效。扶元者，当系指补脾肾而言。

方 78　加减扶元和中膏

光绪□年十一月初一日，汪守正、李德立、庄守和谨拟：慈禧皇太后加减扶元和中膏。

【组成】党参一两五钱，於术（土炒）一两，茯苓（研）一两，砂仁四两，归身（土炒）一两，续断（酒炒）一两，香附（炙）六钱，生芪一两，谷芽（炒）一两，鸡内金（焙）一两，半夏（炙）八钱，佩兰草四钱，生姜八钱，大熟地（炒）六钱，红枣二十枚。

【制法】共以水熬透，去渣，再熬浓，兑冰糖为膏。

【用法】每服三钱，白水冲服。

【按语】此方较前方增加生姜用量，减佩兰草药量，加大熟地六钱，易杜仲为续断而成。加熟地者，当为增强补益肝肾之意。

方79　扶元益阴膏

光绪□年七月十九日。

老佛爷扶元益阴膏。

【组成】党参一两，於白术（炒）一两，茯苓（研）一两，白芍（酒炒）八钱，归身（土炒）一两，地骨皮一两，丹皮（去心）六钱，砂仁（研）四钱，银柴三钱，苏薄荷二钱，鹿角胶（熔化）五钱，香附（制，研）六钱。

【制法】共以水熬透，去渣，再熬浓，加鹿角胶熔化，兑炼蜜为膏。

【用法】服三钱，白水冲服。

【按语】本方之所谓扶元，主要在于益气健脾，温补肾阳；益阴，则是凉血滋阴，调补肝肾。亦属先天后天兼顾，气血双理之意。其组成暗寓五味异功合逍遥散而小有进退。以异功健脾益气，逍遥理脾调肝，加以鹿角胶温补肾阳，地骨皮滋肾凉血，丹皮清热凉血，易柴胡为银柴胡者，推测应有阴虚发热之症状。本方配伍稳妥，通补并行，可以长期服用。

方80　加减扶元益阴膏

光绪□年七月二十九日。

老佛爷加减扶元益阴膏。

【组成】党参二两，於术（炒）一两，茯苓（研）一两，山药一两，归身（土炒）一两，女贞子一两，白芍（醋炒）八钱，丹皮六钱，砂仁（研）四钱，鹿角胶（熔化）五钱，香附（炙，研）六钱，银柴胡三钱。

【制法】共以水熬透，去渣，再熬浓，加鹿角胶熔化，兑炼蜜为膏。

【用法】每服四钱，白水冲服。

【按语】本方即上方去薄荷、地骨皮，加山药、女贞子。旨在加强健脾益肾之功。据原处方笔迹分析及日期记载，两方配制时间仅距十天，或因前方有滋腻之嫌，故增损易药，重新制配。

方 81　嚼化人参

光绪二十七年九月奏讨寿康宫药房首领荣八月,陆续领取自二十六年十一月二十三日起,至二十七年九月二十八日止,计三百三十一天,共用嚼化人参二斤一两一钱。

今问得荣八月,皇太后每日嚼化人参一钱,按日包好,俱交总管郭永清、太监秦尚义伺候。谨此奏闻。

【按语】嚼化少量人参以补益身体,防御疾病,世人仍多用之,国外亦日渐多用。李时珍《本草纲目》载:"人参治一切男妇虚症。"《神农本草经》并将人参列为上品,称其有"补五脏,安精神,止惊悸,除邪气,明目,开心益智,久服轻身延年"功效。今人研究证明,人参可提高工作能力,减少疲劳,增加肌体对各种恶劣条件的抵抗能力,调节网状内皮系统功能,增强适应气温变化的能力。日本学者实验表明,人参对雌性动物有促性腺激素样作用,可延长已成熟雌性大鼠之动情期;进而还证明人参皂苷类都有一定强度之促性腺功能活性。西太后久服少量人参以强壮滋补,证之科学,颇有道理。为了保证西太后用药,西太后用药底簿并载有光绪帝向西太后请安时,检查人参是否够用的情况,足证其重视程度。

方 82　加味枇杷膏方

光绪□年三月十七日,上交方。

【组成】枇杷叶五六十片,干鲜具可,如不咳嗽不用。

大梨二个,要深脐的,去皮心,切碎。

蜜半杯,先熬滴水成珠,如大便溏泄不用。

大枣八两,或黑圆枣,或徽枣均可。

建莲肉四两,不去皮。

【制法】先将枇杷叶放锅内,用河水多煎几滚,取汤用绢淋清汁。其煎过之枇杷叶弃之不用。后将梨、枣、莲肉、蜜同放锅内,铺平,然后将枇杷叶煎的清汁淹满略高些,盖好,煮半枝线香翻转,再煮半枝线香,用瓷罐收好,随意温食。其大枣煮熟时,乘熟去皮。

【主治】此方专治气血两虚,身体羸瘦,四肢酸软,精神倦怠,腰疼脊痛,饮食减少,一切不足弱症并皆治之。

【按语】本方组成与目前市面所售之枇杷膏多不相同,个别地区(如沈阳)所制者虽与本方药味相同,但制法则较本方为简,此或因本药方专为光绪帝服用之故。光绪帝二十五岁左右便常感"肢体倦怠,坐立稍久则腰膝酸痛",且"咽痛干咳"等症状叠相出现。枇杷膏具润肺健脾之功效，光绪帝用之，堪称药证合拍，久服当有补益之作用。

方 83　益阴固本丸

光绪三十二年闰四月初七日，皇上用益阴固本丸一料。

【组成】熟地黄八钱，牡丹皮三钱，山萸肉四钱，怀山药四钱，云苓五钱，泽泻三钱，金樱子五钱，菟丝子五钱。

【制法】共研细面，炼蜜为丸，如绿豆大。

【用法】每服二钱，米汤送下。

【按语】本方即六味地黄丸加金樱子、菟丝子而成。六味地黄丸系滋阴补肾之主方，主治肾阴亏损，虚火上炎，即王太仆所谓"壮水之主，以制阳光"方剂之代表。菟丝子为补肝肾药，有益阴固阳作用，治阳痿、遗精、目眩等症。金樱子功专收涩，多用于肾虚滑精者。推测此方之涵意亦在于固精耳。

方 84　益阴固本丸又方

光绪□年十月三十日，全顺、忠勋谨拟：皇上益阴固本丸。

【组成】熟地四两，山萸肉二两，丹皮二两，茯苓四两，白术（土炒）二两，菟丝子二两，黄连五分，肉桂三分，芡实二两，金石斛五钱，牡蛎（煅）八钱，莲须二两，杭芍五钱，怀山药（炒）四钱，麦冬（去心）八钱。

【制法】共研细面，炼蜜为丸，如绿豆大。

【用法】每服三钱，淡盐汤送下。

【按语】本方亦宗六味地黄汤，去泽泻之通利，重在滋补肾阴，并仿金锁固精丸意小有加减，旨在收涩固精，合交泰丸以交通心肾，治其怔忡，另加健脾之品兼顾中州。光绪三十年前后，光绪帝脉案除有"时常滑精"记载外，尚有"心烦躁汗，夜寐不实""气短懒言，饮食减少"等语，御医全顺、忠勋二人合拟此方，亦系针对光绪帝病情而设，恐非泛泛益阴固本而已。

方 85　益阴治痨方

光绪□年□月□日，丸药方。

【组成】西洋参四两，潼关蒺藜（酒洗）四钱，泽泻一两五钱，大熟地（九制）十二两，怀山药六两，麦冬（去心）三两，白芍（酒）三两，龙骨（煅）二两，宣木瓜（酒炒）二两，云茯神（抱木）五两，牡蛎（煅）二两，伸筋草（酒炒）一两五钱，远志肉（去骨）八钱，丹皮一两五钱，炙甘草八钱，归身

（酒洗）三两，菟丝子三两，莲须三两。

【制法】共研细末，炼蜜为丸，如梧子大。

【主治】此方专治痨证，及一切阴虚、心肾不交。大可补阴，伸筋，壮阳气等，神效异常。十二月十二日，照原方去泽泻、乌梅，加粉葛根、炒栀子、灯心、滑石、辰砂。

【按语】本方气阴两补，心肾同治，寓生脉散，六味地黄汤方意。光绪帝自幼多病，据脉案资料记载，与光绪遗骨观察所示，表明体质瘦弱，以患有肺结核、腰椎结核之类病最为可信，加之尚有腰胯骨节疼痛、遗精等症，故属中医痨证。而《金匮要略》虚痨治法，无外补脾补肾。此方侧重心肾，是依据光绪帝病情而拟。可供治痨证参考。

方86　龟龄集方

【组成】鹿茸、生地、补骨脂、人参、急性子、细辛、砂仁、杜仲、丁香、蚕蛾、肉苁蓉等。

【制法】将上药末，制成紫色为度，每服五厘，黄酒送下。

【功效】滋肾阴，培土生金。

【按语】乾隆帝本人喜服此方，还经常以此方赏赐各大臣。本方主要用于肾阳不足，兼有气血亏损者。

方87　琼玉膏方

【组成】地黄四斤，人参六两，白蜜二斤。

【制法】先将地黄熬汁去渣，入蜜炼稠，再将参苓为末，和入瓷罐中。水煮半日，白汤化服。

【功效】滋肾阴，培土生金。

【按语】雍正帝喜用此方，本方对肾肺两虚，内热劳嗽干咳诸证颇效，无病服之，可润滋内脏，强健体魄。

第三节　种子方

方88　古方长春益寿广嗣丹

光绪□年八月二十九日，庄守和、李德昌谨拟：皇上古方长春益寿广嗣丹。

【组成】天冬（去心）、麦冬（去心）、大熟地（不见铁）、山药（炒）、牛膝、大生地（不见铁）、杜仲（盐水炒）、山茱萸、云苓、柏子仁（去油）、巴戟天各五钱，木香五钱，川椒（炒）、泽泻、石菖蒲、远志各二钱五分，菟丝子、肉从蓉各一两，枸杞子、覆盆子、地骨皮各四钱。

【制法】共为极细末，蜜丸，绿豆粒大。

【用法】每服三钱，淡盐汤送服。

【按语】光绪帝自幼多病，体质甚差，病势缠绵，病情复杂。据其自书之病状有"耳鸣脑响，梦遗滑泻，虚火上冒，下部痿冷""咳嗽不止，吃饭两三口后即难下咽，胸膈间即作闷"等语，结合光绪二十五年正月以后脉案常述有"咽喉肿痛"等症状分析，可知此方为御医庄守和、李德昌针对光绪帝心肾两虚之病情而拟。因其滑精，故五子衍宗丸减车前子，并虑其体弱，恐五味子、赤石脂酸涩收敛太过，一并去之。方名虽曰广嗣，实则属补益之剂。

方89　毓麟固本膏

光绪□年□月□日,毓麟固本膏配方。

【组成】杜仲、熟地、附子、苁蓉、牛膝、故纸、续断、官桂、甘草各四两，生地、大茴香、小茴香、菟丝子、蛇床子、天麻子、紫梢花、鹿角各一两五钱，羊腰一对，赤石脂、龙骨各一两。

【制法】用香油八斤，熬枯去渣，用黄丹四十八两，再入雄黄、丁香、沉香、木香、乳香、没药各一两，麝香三分，阳起石五分。

【按语】本方可能为清宫廷御医所创。据光绪三十三年脉案载，光绪帝"遗精之病将二十年，每月必发十数次"，"且有无梦不举即自遗泄之时，精液愈泄愈稀，下部久已虚冷"等语，推测本方之所谓"种子"之功效，主要在于温其肾，固其精，冀阳痿得愈，肾精得充，而达毓麟之目的。季清，皇家人丁欠旺，故光绪帝贴用此药之记载颇多，盼子承祧之心，昭然可见。

第四节　长发香发方

方90　令发易长方

光绪□年□月□日,令发易长方二分。

东行枣根三尺，横卧甑上，蒸之，两头汁出，收取涂发即易长。

【按语】发为血余。枣根见于《本草纲目》和《本草经集注》，性平味甘无毒。有活血清热祛风功效，故可令长发。

方91　令发易长又方

桑叶、麻叶，煮水洗发七次，可长数尺。

方92　令发不落方

光绪□年十月十二日：上交令发不落方二料。

榧子三个，核桃二个，侧柏叶一两。

共捣烂，泡在雪水内，梳头。

十七日，发不落方一料，照十二日原方。

十九日，令发不落方二料，照十二日原方。

二十三日，令发不落方一料，照十二日原方。

方93　香发散

光绪三十一年七月初五日，老佛爷香发散。

发有油腻，勿用水洗，将药掺上一篦即净，久用发落重生，至老不白。

零陵草一两，辛夷五钱，玫瑰花五钱，檀香六钱，川锦纹四钱，甘草四钱，粉丹皮四钱，山柰三钱，公丁香三钱，细辛三钱，苏合油三钱，白芷三两。

共为细末，用苏合油拌匀，晾干，再研细面，用时掺匀发上篦去。

第五节　洗头方

方94　洗头方（一）

光绪□年正月初八日，范一梅、佟成海谨拟：皇上洗头方。

【组成】天麻一钱五分，桑叶一钱，薄荷八分，白芷一钱五分，防风一钱五分，羌活一钱，金银花一钱，川椒六分。

【用法】水煎，洗之。

【按语】洗头方系光绪帝经常用者，属外治法之组成部分。自光绪二十九年始，光绪经常头痛眩晕。据其自述，系因天寒未戴小帽引起。且谓："严寒之时，寒气凉风深入脑髓，以至频作头痛。"其他十余个洗头方分析，洗头方之药物以清头明目、祛风散寒为主，次后诸方，均宗此方加减变化而成，有去桑叶、白芷，而加藁本、菊花，以助清头目风热之力者；有去天麻、防风、川椒而加菊花、蔓荆、连翘，重点治头痛为主者；有去防风、羌活、金银花、川椒，而加菊花、赤芍、酒芩、竹叶，以化风清热者等。

第六节　沐浴方

方95　沐浴洗方

光绪□年十二月二十九日,范一梅谨拟:皇上沐浴洗方。

【组成】宣木瓜一两,防风三钱,赤芍(炒)三钱,丹皮二钱,川黄柏三钱,地肤子四钱,川椒二钱,连翘四钱。

【用法】用水熬透,洗之。

【按语】此方凉血祛风去湿,用之洗沐四肢筋骨疼痛者颇适宜。

方96　清上止晕沐方

光绪□年十一月初九日,赵文魁谨拟:皇上清上止晕沐方。

【组成】明天麻二钱,薄荷二钱,甘菊二钱,桑叶一钱,蔓荆(炒)三钱,川芎二钱,藁本二钱。

【用法】水煎,沐之。

方97　化风清上沐方(一)

光绪□年十一月十八日,赵文魁谨拟:皇上化风清上沐方。

【组成】南薄荷二钱,防风一钱五分,白芷二钱,粉葛根一钱五分,蔓荆子(炒)二钱,川芎二钱,桑叶一钱。

【用法】水煎,沐之。

方98　化风清上沐方(二)

光绪□年十一月二十二日,赵文魁谨拟:皇上化风清上沐方。

【组成】南薄荷二钱,防风二钱,白芷二钱,苏叶一钱,明天麻二钱,藁本二钱,甘菊二钱。

【用法】水煎,沐之。

【按语】本方较前方发散之力强,苏叶、藁本同用,又值冬月,恐光绪帝尚有感寒之症,故辛凉之中,杂以辛温,"寒"非温不散也。

方99　清上祛湿沐方

光绪□年十一月二十五日,赵文魁谨拟:皇上清上祛湿沐方。

【组成】明天麻二钱,薄荷二钱,赤芍二钱,藁本二钱,甘菊花二钱,桑叶二钱,僵蚕(炒)二钱。

【用法】水煎，沐之。

方100　清上抑湿沐方

光绪□年十一月二十七日,赵文魁谨拟：皇上清上抑湿沐方。

【组成】明天麻二钱，薄荷二钱，赤芍二钱，甘菊花二钱，冬桑叶一钱，藁本二钱，僵蚕（炒）三钱。

【用法】水煎，沐之。

方101　清上抑火沐方

光绪□年正月十三日,赵文魁谨拟：皇上清上抑火沐方。

【组成】甘菊花二钱，薄荷二钱，桑叶二钱，藁本二钱，明天麻二钱，僵蚕（炒）三钱，赤芍三钱，全当归三钱。

【用法】水煎，沐之。

方102　加味香肥皂方

光绪三十年二月十一日,加味香肥皂。

【组成】檀香、木香、丁香、花瓣、排草、广零、皂角、甘松、白莲蕊、山奈、白僵蚕、麝香、冰片。

【制法】共研极细面，红糖水合，每锭重二钱。

【按语】宫中讲求美容玉面，取各种香药，与花瓣莲蕊，同皂角制成此方，其中排草即排草香，广零即广零陵香，与檀香均具浓烈之香气，洗沐用之，除涤垢外，幽香亦可辟秽。而香皂中，也以檀香为上。此方由宫廷拟出，除去垢、芳香外，当有嫩面玉肤作用。

第七节　漱口方

方103　清胃漱口方（一）

光绪□年五月十三日,皇上清胃漱口方。

【组成】生石膏六钱，赤芍二钱，薄荷一钱，玄明粉（生）一钱，蒲黄（包）一钱，红花一钱，加乳香一钱，紫花地丁一钱，白芷一钱。

【用法】水煎，漱口。

【按语】光绪帝之漱口方中，几乎全都加有药物。

方 104   清胃消肿漱口方

光绪□年八月初七日,赵文魁谨拟:皇上清胃消肿漱口方。

生蒲黄(包)一钱,赤芍二钱,红花一钱,连翘二钱,生石膏四钱,生盐二钱。水煎,漱口。

【按语】本方重在活血清热解毒。

方 105   漱口方（三）

光绪□年六月初二日戌刻,佟成海谨拟:皇上漱药方。

【组成】荆芥穗一钱,薄荷一钱,僵蚕一钱五分,连翘二钱,赤芍药二钱,金银花一钱五分,生石膏(研)三钱,食盐一匙。

【用法】以水熬透,随时漱之。

第八节   药酒方

方 106   松龄太平春酒

【组成】熟地黄四两,当归一两,茯神一两,枸杞子四钱,红花四钱,龙眼肉八两,松仁一斤等。

【制法】上药加玉泉酒二十斤,白酒二十斤,干烧酒四十斤煮制而成。

【功效】滋补心肾,养血活络。

方 107   泡酒方

光绪三十二年九月初十日,老佛爷泡酒方,当日用十剂,减去牛膝。

【组成】石菖蒲(鲜、一窝)计六钱,鲜木瓜六钱,桑寄生一两,小茴香二钱,九月菊(根、一窝)计六钱。

如腿疼加川牛膝二钱,当日牛膝未用。

【用法】烧酒三斤,泡七日,早服一杯。

【按语】据光绪三十二年九月脉案载:"皇太后脉息左部沉弦而细,右寸关沉滑,肾元素弱,脾不化水,郁遏阳气",以致有"眩晕、防虚恶风、谷食消化不快、步履无力、耳鸣"等见症。御医张仲元等曾拟理脾化饮之法调理。除汤剂外,辅以药酒方,清心柔肝补肾,以冀对西太后病情有所裨益。

方 108   夜合枝酒

光绪三十四年六月初二日,夜合枝酒。

【组成】夜合枝（生锉）五两，柏枝（生锉）五两，槐枝（生锉）五两，桑枝（生锉）五两，石榴枝（生锉）五两，糯米五升，黑豆五升，□□二两，□□五钱，细曲七斤半。

【制法】先以水五斗煎□枝，取二斗五升，浸米、豆蒸熟，入曲，与□□、□□如常酿酒法封三七日，压汁。

【用法】每饮五合，勿过醉致吐，常令有酒气也。

【主治】治中风挛缩。

【按语】《本草图经》载："合欢，夜合也。"夜合枝即合欢树枝。其叶似皂角，极细繁密，叶则夜合故名。

第九节　暑药方

方109　香薷汤方

光绪□年□月□日，香薷汤一料。

【组成】香薷一两五钱，甘草一两五钱，扁豆一两五钱，赤苓一两，黄芪二钱，厚朴二钱，陈皮二钱，菊花一钱。

【制法】以水熬汤。

【按语】宫中旧例，夏月（五月至七月）于清宫、寿安宫，养心殿、颐和园等处发放暑汤，王公大臣、宫中人等用以预防中暑。本方即是暑季用方，为《太平惠民和剂局方》香薷饮加味。"暑伤气""暑夹湿"，故增入黄芪、赤苓、陈皮、甘草等药益气调中，清暑而不伤气，去湿而不伤阴，诚夏月之妙品。

方110　暑汤方

光绪□年□月□日，暑汤一料。

【组成】香薷三钱，藿香五钱，茯苓一两五钱，陈皮五钱，扁豆一两（炒）五钱，苍术（炒）八钱，厚朴（制）四钱，木瓜五钱，滑石一两，甘草五钱，檀香五钱，乌梅三两，伏龙肝十枚，黄芪三钱，麦冬一两，白术（炒）六钱。

【制法】以水熬汤。

【按语】本方专为清宫发放暑汤而设，由《太平惠民和剂局方》香薷丸、香薷饮加味而来。妙在增入黄芪、白术、麦冬、乌梅等味，益气生津，酸收酸敛，与昔贤谓"暑病首用辛凉，继用甘寒，再用酸泄酸敛，不必用下"，《温热经纬》"暑伤气阴，以清暑热而益元气，无不应手取效"之旨相合，亦清暑益气之法。

方 111   加味午时茶

光绪□年四月初六日，加味午时茶。

【组成】午时茶一块，焦三仙各二钱，□□□三钱，橘红（老树）一钱，青皮（炒）八分。

【用法】水煎，温服。

【按语】西太后加味用之，推测当有食积气滞之症，这与慈禧喜食肥甘，又多用权术有关。再者午时茶传入宫中，亦可见清宫用药之广。

第十节   其他效验方

方 112   平安丸

光绪□年□月□日，平安丸配方。

【组成】檀香二两，落水沉二两，木香二两，丁香二两，白蔻仁二两，肉蔻仁二两，红蔻二两，草蔻二两，陈皮二两，厚朴（炙）二两，苍术（土炒）二两，甘草二两，神曲（炒）二两，麦芽（炒）二两，山楂（炒焦）二两。

【制法】共研极细面，蜜丸，重二钱。

【按语】本方由四香、四蔻、平胃散、焦三仙组成，功能健脾和胃，理气止呕，为脾胃门用方，慈禧医方中已有论述。此为宫中秘方，用途甚广。据清宫医案记载，乾隆时经常作为恩典，赏赐大臣。光绪帝肝肾疾患为重，何以用此，盖中医认为脾胃属后天之本。苟脾胃健运，自可不病长寿，所谓"补肾不若补脾"，可见光绪帝用此亦为补益之故。

方 113   御制平安丹

【组成】麝香四两，灯草灰十六两，猪牙皂十二两，闹羊花八两，冰片四两，细辛四两，西牛黄二两四钱，明雄黄四两，朱砂四两，草霜四两，大腹子十两，苍术（炒）十两，茯苓十六两，陈皮八两，厚朴（制）八两，五加皮八两，藿香十二两。

【制法】共研极细末。

【功用】解毒辟秽，通窍化湿。

【主治】一切中暑、中寒、中风、中湿，感冒触秽，湿热郁蒸，山岚瘴气，瘟疫邪毒，绞肠霍乱，每遇猝证，并皆治之。

【按语】古方平安丸主治九种心胃疼痛，抽掣引痛，时发时止，胸膈胀满，呕吐嘈杂，痞塞翻胃，气逆不舒等症。御制平安丹即从此化出，功能解秽辟瘟，祛暑清热,并有健脾和胃功用。久久服之,人自平安。清宫中作为常用丹药供帝、后、妃、嫔、宫女、太监等服用。

方114 回生第一仙丹

光绪□年四月初七日,皇太后用回生第一仙丹五料。

【组成】土鳖虫五钱,自然铜(醋制)三钱,乳香二钱,陈血竭(飞净)二钱,辰砂(飞净)二钱,麝香(上请)一钱,当归(酒炒)一两。

【按语】考慈禧在懿嫔时期即患有月经病而用调经之方,晚年有消渴症,且常有皮肤之患,本方虽属霸药,但有病则病当之,用自不妨。

方115 御制益精固肾丸

【组成】大熟地八两,山萸肉四两,怀山药四两,牡丹皮四两,云茯苓四两,龙骨三钱,莲须一两,芡实二两,线胶四两。

【制法】用牡蛎熟粉炒线胶,成珠后,去牡蛎,磨纷,再用以上各药共研细末,炼蜜为丸,如绿豆大。

【用法】每日早晚各服四钱,鹿衔草煎汤送服。

【功效】滋阴补肾固精。

【按语】光绪帝常用此方。

方116 治遗精验方

【组成】东洋参、生黄芪、茯苓、远志、杜仲各三两,茯神二两,怀山药八两,芡实二两,广木香二钱,辰砂二钱,当门子三厘。

【制法】共为细末,炼蜜为丸二钱,重。

【功效】益气宁神,补益心肾。

【按语】治疗光绪帝遗精病采用养心益气法之方剂,乃以《太平惠民和剂局方》之妙香散加减之本方为代表。

方117 固齿保健医方

【组成】生大黄一两,熟大黄一两,生石膏一两,熟石膏一两,骨碎补一两,杜仲一两,青盐一两,食盐一两,明矾五钱,枯矾五钱,当归五钱。

【制法】上药共为细末,每早起,先以此散擦牙根,然后净脸,净毕用冷水漱吐。

【按语】本方胃肾兼顾,为光绪年间慈禧所用,当有效验。

方118　太乙紫金锭

光绪二十九年五月十四日,寿药房传出,奉懿旨:着合太乙紫金锭三料。

【组成】文蛤六斤,大戟三斤,山慈菇四斤二两,千金子(去油)一斤十四两,雄黄一斤五钱,麝香(上请)九两,朱砂一斤五两。

【制法】共研细面,用江米四斤八两蒸糊,将前药研细,兑面糊拌匀,用木棍锤之,滋润为度。

【按语】太乙紫金锭又名太乙玉枢丹。西太后晚年用此,恐为治面神经痉挛之痼疾。懿旨着合三料,亦可见治病之心急切。此方内服清热解毒,外敷消痈去肿,并能治瘟热,利关节。

方119　九气拈痛丸方

光绪□年七月十六日申刻,庄守和、忠勋谨拟:九气拈痛丸方。

皇上左边乳上胸牵背疼,良由肝肺气道郁结不舒使然,谨拟九气拈痛丸二钱,白开水送服。

【组成】当归四两,高良姜四两,五灵脂四两,莪术四两,槟榔四两,青皮四两,延胡索二两,郁金二两,木香二两,陈皮二两,姜黄二两,香附五两,甘草一两五钱。

【制法】共为末,醋法为丸。

【按语】光绪帝用此以治左乳上疼痛,由胸彻背,虽御医们认为"由肝肺气道郁结不舒使然",但根据发作部位、疼痛性质,及方中药物组成看来,提示此方除用治胃脘痛外,尚可用治冠心病心绞痛等症。

第三章 常见疾病清宫外治方

第一节　口齿咽喉病外治方

方 120　辰砂益元散

【组成】滑石末（水飞）六两，粉甘草末一两，辰砂末（水飞）五钱。

【制法】共合一处研匀。

【功用】清热利湿，安神。

【主治】夏月感受暑湿，身热，心烦，口舌生疮，小便不利等症。

【按语】此方为刘河间所创，出自《刘河间医学六书》。此方是在六一散的基础上加辰砂而成。六一散功用清热祛湿，加朱砂主要取其镇心安神。雍正患茧唇时，以本方外用，具清火解毒之效。

方 121　搽牙散

【组成】石膏（煅）一两，青盐三钱，甘松（去土净）二钱，细辛五分，滑石一两，生矾一钱。

【制法】共为细末。

【功用】清热解毒，杀虫止痛。

【主治】风火虫牙疼痛。

【按语】此为乾隆年间御医配方，方中石膏、滑石、青盐清热解毒利湿；生矾、甘松、细辛杀虫止痛。此方对火虫风热之牙痛当有效。

方 122　加味冰硼散

【组成】冰硼散二钱，人中白（煅）一钱，冰片四分。

【制法】共研细末。

【功用】清热解毒，消肿止痛。

【主治】牙龈肿痛。

【按语】本方为同治皇帝牙龈肿痛而设。冰硼散为治口舌生疮之成药，再加人中白、冰片以加强清热止痛之功。

方 123　口齿消毒散

【组成】南薄荷五分，儿茶一钱，人中白（研）三钱，青黛一钱，生甘草五分，硼砂一钱，梅花片二分，珍珠二分，牛黄二分。

【制法】共研细末。

【功用】清热泻火，消肿解毒。

【主治】口舌生疮，牙龈肿痛。

【按语】此方用于同治皇帝牙龈肿痛，为口腔泻火消毒之剂。

方 124　金菊饮

【组成】金银花五钱，菊花五钱。

【制法】水煎，漱口。

【功用】疏风散热，清热解毒。

【主治】洁口，口腔糜烂等症。

【按语】清宫医案多处记有此方。用此方漱口或代茶饮，清凉甘润，诚为洁口良药。

方 125　玉池散（二）

【组成】生石膏八钱，黄柏一钱五分，防风一钱五分，知母（生）二钱，薄荷一钱五分，金银花二钱。

【制法】水煎，漱口。

【功用】疏风清热，消肿止痛。

【主治】风瘟咽痛之症。

【按语】静贵妃患风热咽痛之症，御医郝进喜为其拟治，漱口内服同治，其效较好。

方 126 石膏紫荆漱口药 (一)

【组成】紫荆皮三钱，防风二钱，赤薄荷二钱，生石膏四钱，食盐三钱，生甘草二钱。

【制法】水煎，漱口。

【功用】疏风清火，解毒凉血。

【主治】口舌生疮，牙龈糜烂等症。

【按语】此方疏风清火凉血，是光绪年间太医为慈禧所配漱口药。此方漱口，显系口牙有急性病痛，观此后二日上传"赶紧送五分来"可推知。

方 127 金菊元参漱口方

【组成】金银花二钱，菊花二钱，玄参二钱，食盐一钱，蒲黄（生）一钱，生甘草八分。

【制法】煎汤，温漱。

【功用】清热解毒，消肿生津。

【主治】牙宣口疮等症。

【按语】本方为治太监李莲英心脾浮热口疮牙宣之症。

方 128 清热漱口药方

【组成】薄荷一钱，紫荆皮三钱，石膏（研）钱，川连（研）二钱，栀子（生）三钱，生甘草五分。

【制法】煎汤，频频温漱。

【功用】清热解毒。

【主治】舌糜烂肿痛。

【按语】此方用治光绪帝舌糜烂肿痛。

方 129 石膏芍翘漱口方 (一)

【组成】荆芥穗一钱，薄荷一钱，僵蚕一钱五分，连翘二钱，赤芍二钱，金银花一钱五分，生石膏（研）三钱，食盐一匙。

【制法】以水熬透，随时漱之。

【功用】疏风清热，解毒消肿。

【主治】口舌肿痛。

【按语】此方为御医佟成海为光绪所拟。

方130　石膏银芍漱口方

【组成】薄荷一钱，僵蚕八分，赤芍二钱，金银花二钱，生石膏（研）四钱，食盐一匙，蒲黄（生）一钱，大黄七分。

【制法】以水熬透，漱口。

【功用】疏风解毒，消肿止痛。

【主治】口舌肿痛。

【按语】此方为御医佟成海为光绪所拟。此方用治光绪帝口腔疾病当有效。

方131　石膏芍翘漱口方（二）

【组成】僵蚕一钱，连翘一钱五分，赤芍一钱五分，金银花一钱，生石膏（研）二钱，食盐二钱，没药一钱。

【制法】水煎，漱口。

【功用】清胃泻火，祛风解毒，活血通经。

【主治】口舌肿痛。

【按语】此方为御医佟成海为光绪所拟。

方132　石膏赤芍漱口方（二）

【组成】蒲黄（生，包）一钱，薄荷七分，赤芍二钱，金银花一钱，生石膏（研）三钱，食盐一钱，川锦纹一钱，川椒一钱。

【制法】水煎，随时漱口。

【功用】疏风解毒，消肿止痛。

【主治】口舌肿痛。

【按语】此方为御医佟成海为光绪所拟。

第二节　耳窍病外治方

方133　塞耳方

【组成】磁石豆瓣大一块，麝香豆粒大一块。

【制法】分别用棉花包裹，塞耳。

【功用】开窍通络，散瘀聪耳。

【主治】耳鸣头眩。

【按语】雍正用此方塞耳，治耳鸣头眩。

方 134　聪耳棉

【组成】石菖蒲五分，连翘（去瓤）五分。

【制法】为细末，每个用五厘绢包，聪耳。

【功用】通窍，清热。

【主治】耳鸣，耳聋。

【按语】雍正耳疾，用此方聪耳。

方 135　治耳堵方

【组成】细辛、石菖蒲。

【制法】二味研细末，掺入水烟，吸之。

【功用】辛香通窍。

【主治】耳堵。

【按语】此方似为光绪亲笔自拟方，辛温通窍与芳香开窍合用，外用或当有效。

第三节　眼科外治方

方 136　四圣散

【组成】荆芥穗一钱，防风二钱，当归尾一钱，薄荷八分。

【制法】共为粗末，绢包，重汤熏洗。

【功用】疏风清热。

【主治】热风目赤。

【按语】此方用治乾隆朝定贵人肺热夹风，白睛红赤。用疏风清热饮内治，用此方外洗。

方 137　清热明目洗眼方

【组成】甘菊花三钱，霜桑叶三钱，金银花三钱，薄荷三分，黄连（研）八分，夏枯草三钱。

【制法】水煎，熏洗。

【功用】疏风明目，清热泻火。

【主治】目赤红肿。

【按语】当日医案载，慈禧"肝胃有火，湿热上蒸"，故内服清热化湿方，兼洗眼方外治。

方 138　清目养阴洗眼方

【组成】甘菊花三钱，霜桑叶三钱，薄荷一钱，羚羊尖一钱五分，生地黄三钱，夏枯草三钱。

【制法】共用水煎，先熏后洗。

【功用】疏风明目，清热泻火。

【主治】目赤红肿。

【按语】此方是上方去黄连，加羚羊尖、生地而成。加强清肝凉血之功。慈禧当时"肝经有火"，加这两味凉肝之品甚宜。

方 139　祛风洗目方

【组成】南薄荷一钱，菊花三钱，桑叶三钱。

【制法】水煎，熏洗。

【功用】疏风清热明目。

【主治】眼目红肿疼痛。

【按语】此方用治慈禧右眼下胞红肿疼痛，三味药皆疏散风热，桑菊又长于明目，当效。

方 140　复方蔓荆洗药方

【组成】蔓荆子三钱，荆芥二钱，蒺藜二钱，冬桑叶二钱，秦皮一钱。

【制法】水煎，乘热熏洗。

【功用】疏散风热，清肝明目。

【主治】外感风热，风火目痛。

【按语】此方是御医徐本麟为慈禧所拟，同日尚有敷药散方并用，以绿豆、蝉蜕、荆芥穗、泽兰、秦皮、夏枯草、连翘、白芷、蔓荆子共为细末，淡蜜水调敷。

方 141　清上止痛熏目方

【组成】甘菊花二钱，桑叶二钱，薄荷一钱，赤芍三钱，芜蔚子二钱，僵蚕（炒）二钱。

【制法】水煎，熏洗。

【功用】祛风清热，养肝明目。

【主治】目赤，视物昏蒙。

【按语】光绪患眼疾有年，自光绪二十五年至三十年间，其脉案均断续见有记载。如光绪二十五年二月，皇上脉案述："目中白睛纤丝未净，视物昏蒙，左眼尤甚，眼胞时觉发胀。"推测光绪所患为结膜炎之类眼病，故此期洗目方特别多。

方142 清解明目洗药方

【组成】薄荷一钱五分，蔓荆子（生，研）钱，防风二钱，黄连（酒，研）二钱，龙胆草（酒）二钱，青皮（炒）三钱，川芎二钱，桑叶四钱。

【制法】水煎透，熏洗患处。

【功用】祛风清热，泻火明目。

【主治】目赤肿痛等症。

【按语】本方是御医杨际和为光绪所拟。

方143 洗目方（一）

【组成】防风一钱五分，薄荷八分，菊花二钱，桑叶一钱，赤芍二钱。

【制法】用水熬透，洗之。

【功用】祛风清热，除湿明目。

【主治】目赤肿痛等症。

【按语】本方为光绪洗目方，即清上止痛熏目方去茺蔚子、僵蚕，加防风。

方144 洗目方（三）

【组成】霜桑叶八分，薄荷八分，僵蚕一钱，蕤仁（研）一钱，赤芍一钱五分，青葙子八分。

【制法】水煎，熏洗。

【功用】清热散风，退翳明目。

【主治】目赤肿痛，云翳遮睛等症。

【按语】光绪所用此方，是清上止痛熏目方去茺蔚子、菊花加青葙子、蕤仁。

方145 熏目方

【组成】珍珠母（生）六钱，五味子二钱，磁石（煅）六钱，甘菊花二钱，冬桑叶二钱，代赭石（煅）三钱。

【制法】醋煎，随意熏之。

【功用】祛风平肝，滋肾明目。

【主治】眼目昏花等症。

【按语】本方是御医赵文魁为光绪所拟，配伍精当。

方146　熏洗方（二）

【组成】甘菊花三钱，霜桑叶三钱，蕤仁三钱，赤芍三钱，谷精草三钱，防风三钱，石决明三钱，薄荷一钱，僵蚕（炒）二钱，茶叶三钱，黄芩三钱。

【制法】水煎，熏洗。

【功用】祛风平肝，清热明目。

【主治】目赤肿痛，眼目昏花等。

【按语】该方治光绪风热目疾。

第四节　皮肤病外治方

方147　消风散（一）

【组成】豆粉三钱，白菊花一钱，白附子一钱，白芷一钱，白食盐五分，冰片一分。

【制法】共为极细末。

【功用】消风祛痰，润肤增白。

【主治】皮肤褐斑，粗糙。

【按语】此方是御医为道光皇帝的妃子全贵妃妊娠期间所设外用散方。妊娠时皮肤易于出现褐斑等，此方平和，能消风祛痰，润肤增白。

方148　扑汗方

【组成】牡蛎粉一两，枯白矾一两。

【制法】共研极细末，过重绢罗为面。

【功用】解毒，燥湿，敛汗。

【主治】阴囊潮湿有汗。

【按语】此方为庄守和、杨际和两御医所拟方，曾用以治清光绪帝阴囊潮湿有汗。此方用时先用热水将阴处洗净，用药面扑于患处即可。此法卫生简便，是一个较好的扑汗方。

方149　雄矾散

【组成】雄黄二两，白矾一两。

【制法】共研细末，装布袋内，用此以瘙痒。

【功用】清热解毒，杀虫止痒。

【主治】湿疹疥癣等。

【按语】庄守和呈进此方，为光绪帝治疗皮肤病。其用法为扑于患处即可，或用此药装稀布带中，外用止瘙痒。

方150　外搓药方

【组成】地肤子三钱，枯矾三钱，川柏三钱，轻粉一钱五分。

【制法】共研细面，用双层红绢袋盛之，擦有粟处。

【功用】清热燥湿，祛风止痒。

【主治】血虚受风，湿热在肤的皮肤起粟症。

【按语】本方为清宫医案贵妃所用之方，用治风粟瘙痒，自汗心烦等症。

方151　擦药方（一）

【组成】僵蚕（炒）三钱，防风三钱，羌活三钱，薄荷三钱，地肤子三钱，蛇床三钱，青盐四钱，苦参四分。

【制法】共研细末，布包擦之。

【功用】祛风透疹，解毒燥湿。

【主治】风疹。

【按语】此方是御医为端康皇贵妃风疹所拟。

方152　化风止痒擦药方

【组成】川羌活二钱，僵蚕（炒）二钱，细辛一钱，薄荷一钱五分，玄明粉三钱，红花一钱。

【制法】共为细面，用绢包好，随时擦之。

【功用】疏风止痒，泻火活血。

【主治】用治皮肤瘙痒。

【按语】本方是御医为宣统所拟。

方153　擦药方（三）

【组成】僵蚕（炒）一钱，薄荷八分，大黄一钱，食盐二钱，六一散一钱。

【制法】共研细末，装布袋擦患处。

【功用】清利湿热，祛风止痒。

【主治】皮肤湿疹，湿疮等。

【按语】此方为御医佟成海为光绪皇帝配制的皮肤湿疹、湿疮等擦药方。此方药味少而量较轻，恐难速效，但其方药配伍允当。

方 154　擦药方（四）

【组成】金银花二钱，僵蚕二钱，薄荷一钱，白芷一钱五分，防风一钱，赤芍药二钱，连翘二钱，六一散三钱，大黄一钱，地肤子一钱五分，食盐一钱五分，桑枝二钱。

【制法】本方加蝉蜕一钱，共研细末，装布袋擦患处。

【功用】清利湿热，祛风止痒。

【主治】皮肤湿疹，湿疮等。

【按语】此方为前方加味，大约光绪皇帝皮肤风热癌痒甚重，病重药轻，用之不效，再加金银花、白芷、防风、芍药、连翘、地肤子等清热利湿祛风止痒之品。此二方均在戌刻所拟，当知光绪此时瘙痒难忍，提示病属心包络经。

方 155　敷药方

【组成】绿豆一两，蝉蜕一钱，荆芥穗三钱，泽兰三钱，秦皮二钱，夏枯草二钱，连翘三钱，白芷三钱，蔓荆子三钱。

【制法】共研细面，每用三四钱，淡蜜水调敷。

【功用】祛风清热消肿。

【主治】皮肤肿痒。

【按语】此方为光绪二十八年四月御医徐本麟为慈禧太后配制，主要用治皮肤疾病。

方 156　敷药又方

【组成】枯矾三钱，雄黄一钱五分，白芷三钱，黄柏二钱，没药二钱，苍术三钱，薄荷三钱，百部三钱。

【制法】共为细末，敷之。

【功用】清热燥湿，祛风解毒。

【主治】皮肤瘙痒。

【按语】此方亦为太医为慈禧太后所制，每日一贴，连用二贴。

方 157　清热止痒面药方

【组成】荆芥穗一钱，薄荷一钱，僵蚕三钱，海桐皮二钱，黄连八分，冰片五厘。

【制法】共研细面，茶卤调敷患处。

【功用】清热散风，除湿止痒。

【主治】顽固性痒疹。

【按语】此方为光绪皇帝所用，其功效为清热散风，除湿止痒。

方158 面药捣膏方

【组成】大枫子肉六钱，枯矾三钱，青黛三钱，雄黄二钱，樟脑二钱，蛤粉三钱。

【制法】共为细末，加去皮核桃仁四钱，食盐四钱，用猪油捣膏。

【功用】清热燥湿解毒。

【主治】皮肤瘙痒。

【按语】此药为光绪年间御医为慈禧太后所配，以大枫子为主药，此方具有清热解毒燥湿之功。

方159 面药捣膏又方

【组成】大枫子肉六钱，枯矾二钱，雄黄二钱，樟脑二钱，蛤粉三钱，风化硝三钱，密陀僧三钱，食盐二钱。

【制法】共为细末，用猪油捣膏。

【功用】清热燥湿解毒。

【主治】皮肤瘙痒。

【按语】此药为光绪年间御医为慈禧太后所配，但此方用治西太后何种皮肤病尚不清楚。

方160 白菊连防洗药方

【组成】荆芥一钱五分，连翘三钱，防风三钱，白芷三钱，薄荷一钱五分，菊花三钱。

【制法】水煎外洗。

【功用】疏风清热止痒。

【主治】风痒。

【按语】此方是同治十三年二月十三日御医杨安贵为李莲英所拟，未载治何病，以方测症，当为皮肤瘙痒。

方161 芷柏香附外敷药方

【组成】白芷一钱五分，盐柏一钱五分，僵蚕一钱，白附子七分，香附（生）一钱五分。

【制法】共为细面，用红碗胭脂调敷。

【功用】消风理气，清热解毒。

【主治】面起风粟症。

【按语】此方用治秀格格因风热入于血分倒经，面部起风粟症。御医采用内服疏风清血之剂，外用消风之药，以治面起风粟症。见于光绪三十四年十二月初二日医案。

方162 荆防洗药方

【组成】荆芥穗五钱，防风五钱，土大黄五钱，蛇床子五钱，当归五钱，地肤子三钱，鹤虱草三钱，杏仁（炒，研）三钱，朴硝五钱，苦参五钱，黄柏五钱，川椒二钱。

引用食盐三钱，葱白（连须）三根。

【制法】水煎，外洗。

【功用】祛风止痒，解毒燥湿。

【主治】皮肤瘙痒等症。

【按语】此方是治乾隆"腰腹间起碎疙瘩，瘙痒成片"外洗方。

方163 祛风清热洗药方

【组成】红花二钱，防风三钱，白芷二钱，羌活二钱，桑叶二钱，杭菊二钱，薄荷二钱，僵蚕一钱。

【制法】用水煎一沸，兑花露水一匙。

【功用】疏风活血止痒。

【主治】皮肤作痒症。

【按语】慈禧常有皮肤作痒症。

方164 沐浴一方

【组成】谷精草一两二钱，茵陈一两二钱，石决明一两二钱，桑枝一两二钱，白菊花一两二钱，木瓜一两五钱，桑叶一两五钱，青皮一两五钱。

【制法】水煎，浴洗。

【功用】清热利湿，疏风利目。

【主治】防治皮肤病，清利头目。

【按语】本方为光绪年间慈禧沐浴方。

方165 加减玉容散

【组成】白芷一两五钱，白牵牛五钱，防风三钱，白丁香一两，甘松三钱，白细辛三钱，山奈一两，白莲蕊一两，檀香五钱，白僵蚕一两，白及三钱，鸽条白一两，白蔹三钱，鹰条白一两，团粉二两，白附子一两。

【制法】共研极细面，每用少许，放手心内，以水调浓，搓搽面上，良久再用水洗净，一日二三次。

【功用】疏风化痰通络，润泽肌肤。

【主治】面风，面部黧黑斑。

【按语】慈禧患面风多年，左侧面部自眼以下连颧，时作跳动，时有反复，当为面神经痉挛无疑。御医李德昌等于光绪十四年拟此方时，慈禧五十三岁，面风已颇有进展。此方玉容散出《医宗金鉴》，原治面部黑斑，温运经脉，祛风活络，外用泽皮肤；此处去羌活、独活、白茯苓及白扁豆，加山柰而成。因而本方既用治面风，又有祛斑美容之意。

第五节　面肌痉挛外治方

方166　僵蚕全蝎敷治方

【组成】僵蚕三钱，全蝎（去毒）二个，香皂三个。

【制法】共捣为泥，随意糊之。

【功用】祛风痰，止痉挛。

【主治】面肌抽动，口眼㖞斜。

【按语】此方为光绪二十八年四月二十四日，太医庄守和拟制，是由著名的方剂牵正散加减而成。此方捣泥外用，温酒或白开水和服亦可。查光绪二十八年四月二十五日慈禧太后脉案，载有："脉息左关弦数，右寸关滑数……目皮颊间跳动，视物不爽。"并无口眼㖞斜，必是面神经痉挛。

方167　祛风活络贴药方

【组成】防风三钱，白芷三钱，白附子二钱，僵蚕三钱，天麻二钱，薄荷一钱五分。

【制法】共研细面，兑大肥皂六两，蒸透，合匀，随意敷用。

【功用】祛风化痰，活络通经。

【按语】本方祛风化痰通络，用治慈禧面风症。此方见于光绪三十年正月二十七日慈禧医案。

方168　鸡血藤祛风活络贴药方

【组成】鸡血藤膏面二两，大角子四两，香肥皂十锭。

【制法】将大角子、香肥皂用黑糖水化开，合匀为团，每团二两（每团改为二钱）。

【功用】行血补血，祛风通络。

【按语】此方为光绪二十九年八月初七日为慈禧所配。

方169　防芷辛蚕敷膏

【组成】防风二钱，白芷二钱，细辛一钱，僵蚕三钱。

【制法】共研极细面，兑大肥皂膏调匀。

【功用】祛风通络。

【按语】本方是光绪二十九年九月初二日御医庄守和为慈禧所拟治面风方。

方170　蓖麻子膏

【组成】蓖麻子一两。

【制法】去皮捣泥，摊布光上，贴面跳动之处，或掺于大肥皂膏内贴之亦可。

【功用】通络祛风。

【按语】此方为光绪三十年三月二十九日，太医庄守和为慈禧所配。

方171　祛风活络贴药又方

【组成】白附子五钱，僵蚕一两，蝎尾五钱，薄荷三两，防风一两，荆芥穗一两，天麻一两，炙甘草一两，川羌活五钱，乌头五钱，川芎五钱，藿香五钱。

【制法】共研细面，用大角子四十个，香肥皂二十个，黑糖水化开，合药为锭，每锭二两。

【功用】祛风痰，温通经脉。

【按语】此方是光绪三十年六月初三日太医庄守和、姚宝生为慈禧拟配。此方是前述祛风活络贴药方加味，其中加有羌活、川芎。

方172　祛风润面散

【组成】绿豆白粉六分，山奈四分，白附子四分，白僵蚕四分，冰片二分，麝香一分。

【制法】共研极细面，再过重罗，兑胰皂四两，抟匀。

【功用】祛风痰，通经脉。

【按语】本方为牵正散加减，妙在加麝香、绿豆粉。慈禧于光绪三十年二月至次年二月间四次配用此散外用，当有一定效验。

方 173　祛风活络贴药法

【组成】防风三钱，白芷三钱。

【制法】共研极细末，兑大角子二两，合匀为团。

【功用】祛风通络。

【按语】为慈禧面风所拟，见光绪三十一年正月十一日慈禧医案。

方 174　祛风活络贴药

【组成】辛夷一钱，霜桑叶一钱，僵蚕一钱，白附子一钱。

【制法】共研极细面，兑大角子二两，合匀为团。

【功用】祛风化痰。

【按语】仍为牵正散加减化裁方。慈禧于光绪三十一年二月与次年二月两次用此方。

方 175　正容膏

【组成】蓖麻子（去皮）五钱，冰片六分。

【制法】共捣为泥，敷于患处，左㖞敷右，右㖞敷左。

【功用】疏风开窍。

【按语】为慈禧面风所拟。

方 176　活络敷药方

【组成】乳香（去油）二钱，没药（去油）二钱，麝香一分，用时现兑。

【制法】共研细面，合大角子二两，掺匀，敷于跳动之处。

【功用】活络通窍。

【按语】此为光绪三十二年闰四月十六日御医姚宝生为慈禧拟方。

方 177　白附子方

【组成】白附子三钱，

【制法】研极细面，用大角子二两，掺匀，每锭重一两。

【功用】祛风消痰活络。

【按语】此方为光绪三十二年六月十二日慈禧用治面风方。

方 178　牵正散

【组成】蓖麻子（去皮）五钱，全蝎（去毒）一钱五分，白附子五钱。

【制法】共研细末，兑大角子一两五钱，合匀摊于布上，贴风府穴上。

【功用】祛风痰，活血络。

【按语】本方虽亦名"牵正散"，但并非《杨氏家藏方》牵正散之原方，而是加减化裁方（去僵蚕，加蓖麻子）。见于光绪三十二年八月十六日慈禧医案。

第六节　头痛头晕外治方

方 179　清上除湿熏洗方

【组成】甘菊花一钱五分，薄荷一钱五分，赤芍二钱，青皮二钱，玄明粉二钱。

【制法】水煎，随时熏洗。

【功用】疏风清上，理气除湿。

【主治】头眩跳动。

【按语】此方用治端康皇贵妃肝经有热，气血不畅，头眩跳动等。

方 180　洗头方（一）

【组成】天麻一钱五分，桑叶一钱，薄荷八分，白芷一钱五分，防风一钱五分，羌活一钱，金银花一钱，川椒六分。

【制法】水煎洗之。

【功用】疏风清热，活络止痛。

【主治】头痛眩晕。

【按语】此方系太医范一梅、佟成海所拟光绪洗头方。

方 181　洗头方（六）

【组成】天麻一钱，冬桑叶三钱，薄荷叶一钱，白芷二钱，甘菊花二钱，赤芍（炒）二钱，黄芩（酒）一钱五分，竹叶一钱。

【制法】水煎，洗之。

【功用】疏风清热，止痛。

【主治】头痛，眩晕。

【按语】本方即方 180 去防风、羌活、金银花、川椒，加菊花、赤芍、酒芩、竹叶。为御医范一梅为光绪所拟化风清热洗头方，御医拟此方时正值亥刻，想必光绪此时头痛眩晕较甚，为急召所拟。由此推测，中药洗头当为治光绪头痛眩晕较为有效之法。

方182　头痛洗药方（一）

【组成】白芷一钱五分，蝉蜕一钱，藁本一钱五分，苦桔梗二钱，薄荷一钱，橘络一钱。

【制法】水煎，外洗。

【功用】消风热，止头痛。

【主治】头目昏胀疼痛。

【按语】此方为御医杨世芬为光绪拟洗药方。

方183　头痛洗药方（二）

【组成】霜桑叶一钱五分，防风一钱五分，薄荷一钱，天麻一钱，青连翘一钱五分，金银花一钱，生石膏三钱，川椒六分。

【制法】水煎，洗之。

【功用】消风热，止头痛。

【主治】头目昏胀疼痛。

【按语】本方是御医佟成海为光绪所拟。

方184　祛风清上洗药方

【组成】防风三钱，川芎二钱，白芷二钱，薄荷一钱，桑叶二钱，甘菊花一钱五分，天麻一钱。

【制法】用水熬透，洗之。

【功用】疏风热，止头痛。

【主治】偏正头痛，头目昏重等。

【按语】本方是御医范一梅为光绪所拟。

方185　祛风蠲麻洗药方

【组成】明天麻二钱，防风二钱，白芷二钱，僵蚕（炒）二钱，南薄荷一钱五分，藁本二钱，全当归三钱。

【制法】水煎，洗之。

【功用】平肝息风，疏风止痛。

【主治】头目眩晕疼痛，耳鸣等。

【按语】光绪后期常有头目眩晕疼痛，耳鸣等。

方186　化风清上沐方（二）

【组成】南薄荷二钱，防风二钱，白芷二钱，苏叶一钱，明天麻二钱，藁本二钱，甘菊花二钱。

【制法】水煎，沐之。

【功用】疏风止痛。

【主治】头痛。

【按语】本方较前方发散之力为强，苏叶、藁本同用，又值冬月，恐光绪又有感寒之症。故辛凉之中杂以辛温，温散寒邪。

方187　清上祛湿沐方

【组成】明天麻二钱，薄荷二钱，赤芍二钱，藁本二钱，甘菊花二钱，桑叶二钱，僵蚕（炒）二钱。

【制法】水煎，沐之。

【功用】化风祛湿。

【主治】头痛，目眩。

【按语】此方为御医赵文魁为光绪拟制。

方188　清上抑湿沐方

【组成】明天麻二钱，薄荷二钱，赤芍二钱，甘菊花二钱，冬桑叶一钱，藁本二钱，僵蚕（炒）三钱。

【制法】水煎，沐之。

【功用】清上化风祛湿。

【主治】头痛，目眩。

【按语】本方亦是御医赵文魁为光绪所拟。

方189　清眩闻药方

【组成】松萝茶三钱，辛夷（去毛）一钱，青黛一钱，南薄荷八分，冰片三分，僵蚕（炒）一钱。

【制法】共研细面，随意闻之。

【功用】清肝疏风，通关开窍。

【主治】头痛，眩晕等。

【按语】此方是御医为隆裕皇后所拟，加强清肝疏风定眩之功。

方190　碧云散（三）

【组成】南薄荷一钱，菊花一钱，川芎一钱，白芷一钱，鹅儿不食草三分，青黛三分，冰片二分。

【制法】共研细末，过重罗，闻鼻少许。

【功用】清肝祛风，通窍止痛。

【主治】头痛，头眩等。

【按语】此方系光绪所用，慈禧用者与之不同，较此方增细辛、全蝎，减冰片、菊花。据脉案载，慈禧有面部肌肉掣动病证，故其方以全蝎息风镇痉，细辛散寒祛风止痛。光绪则素体阴虚，且光绪二十五年脉案载："左鼻孔内有时燥痛，觉有气味，或见涕有黑丝。"可知上焦风热久蕴，故以冰片芳香开窍，清热止痛；菊花清热疏风，养肝明目；此也属辨证施方者。

第七节　痹证外治方

方191　活脉除湿祛风洗方

【组成】老鹳草八钱，木瓜八钱，羌活四钱，透骨草六钱，白芷四钱，防己四钱，白鲜皮五钱，没药四钱，乳香四钱，当归五钱，南红花三钱，食盐二两，金果榄五钱，丝瓜络三钱。

【制法】水煎，熏洗。

【功用】祛风除湿，活脉止痛。

【主治】风湿、瘀血所致肢体疼痛。

【按语】此方与上方均治大太监李莲英蓄湿生热、经脉未和之症，可用于外洗治疗风湿疼痛。

方192　洗足跟痛方

【组成】防己四钱，淡木瓜二钱，净乳香三钱，晚蚕沙三钱，丝瓜络三钱，丹皮三钱。

【制法】水煎浓汤，熏洗之。

【功用】舒筋通络，利湿活血止痛。

【主治】足跟痛。

【按语】光绪患足跟痛，用此药洗后起居注有记"昨晚洗后稍松"语，说明此药有效。

方193　苏木二活洗熨方

【组成】苏木一两，羌活五钱，独活五钱，川芎五钱，川乌三钱，草乌三钱，红花三钱，嫩桑枝二尺，松节三钱。

【制法】上药共为粗末，分半，煎水熏洗；分半酒炒熥熨；洗熨之后，再贴熊油虎骨膏。

【功用】温经通络，祛风活血止痛。

【主治】腰胯酸痛。

【按语】此方为光绪帝腰胯酸痛而拟。方中辛温燥热之药较多，特别是川乌、草乌外用温通止痛效佳，诸药合用当效。

方194　舒筋止痛洗药方

【组成】当归尾（酒）三钱，赤芍（炒）二钱，丹皮二钱，防风二钱，汉防己三钱，秦艽二钱，木瓜二钱。

【制法】用水熬透，洗之。

【功用】舒筋活血，祛风止痛。

【主治】肢节疼痛。

【按语】本方活血止痛，侧重舒筋，是御医范一梅为光绪所拟。

方195　舒筋活血洗药方

【组成】赤芍三钱，丹皮二钱，防己三钱，秦艽三钱，木瓜三钱，独活二钱，桑枝三钱，木香（研）一钱。

【制法】用水熬透，洗患处。

【功用】祛风除湿，活血化瘀，通络止痛。

【主治】腰胯、肢节疼痛。

【按语】本方功能祛风除湿，药味多用祛风之品，本《素问》"风气通于肝""肝生血气"之旨，治风可治血，活络可荣筋。与前方相比，药味虽有变更，方名虽有不同，但治光绪帝筋骨疼痛，腰胯疼痛等疾则相一致。

方196　荣筋活络洗药方

【组成】宣木瓜三钱，松节三钱，赤芍四钱，透骨草二钱，青风藤三钱，乳没各二钱，红花二钱，全当归四钱，天仙藤三钱。

【制法】水煎，兑白酒二两，熏洗。

【功用】养血柔筋，祛风除湿，活血通络。

【主治】肢体关节疼痛等。

【按语】本方由御医赵文魁为光绪所拟。

方 197　洗药方（三）

【组成】南红花二钱，桃仁（研）二钱，归尾一钱，防风一钱，桂枝尖一钱五分，菊花二钱，金银花一钱五分，炙甘草梢八分。

【制法】水煎，淋洗。

【功用】清热解毒，活血化瘀，祛风通络止痛。

【主治】风热痹痛，肢体顽痹。

【按语】此方用治光绪帝痹痛，具清热祛风、活血通络之效。从医案推测，痹痛当在腰腿。

方 198　活血舒筋止痛洗药方

【组成】当归尾（酒）三钱，赤芍（炒）二钱，丹皮二钱，乳香（研）一钱，夏枯草三钱，没药（研）一钱，木香（研）一钱，红花（酒）一钱。

【制法】用水熬透，熏洗患处。

【功用】活血通络止痛。

【主治】肩背四肢、腰腿疼痛等。

【按语】光绪筋骨疼痛之病，因血虚而致。

方 199　活络贴药方

【组成】乳香一钱，没药五分，威灵仙五分，片姜黄五分，儿茶三钱，独活五分，香附（生）五分。

【制法】共研极细末，用茶卤调匀摊于布上。微火烜融，贴于痛处。

【功用】活血通络，祛风止痛。

【主治】关节疼痛，筋骨不适。

【按语】此为光绪年间太医全顺等给光绪所拟。

方 200　二乌熨药

【组成】川乌五钱，草乌五钱，食盐二两，醋二小酒杯，白酒一小杯。

【制法】共为粗末，同拌匀，炒热，熨患处。

【功用】温经止痛。

【主治】痹证。

【按语】从载有本方的乾隆朝惇妃这则脉案来看，患者系患痹证。用此药外熨，其温经止痛之力较强，当有效。

方 201　　补骨二乌熨药

【组成】川乌六钱，草乌六钱，羌活八钱，青盐五钱，补骨脂一两，透骨草五钱，白鲜皮六钱，乳香五钱。

【制法】共为粗末，兑麸子一碗，加醋搅匀，炒热，入布袋内，熨患处。

【功用】温经通络，补肝肾，祛风湿，化瘀止痛。

【主治】痿痹证。

【按语】此方为治乾隆朝禄贵人气血两虚、风寒外侵、内有湿饮之证。方中川乌、草乌、乳香温经通络；补骨脂、白鲜皮、透骨草等药益肾祛风湿。诸药合用，用治痿痹当有效。

第八节　腰痛外治方

方 202　　舒筋愈风散

【组成】威灵仙、桂枝、防风、秦艽、香附、川芎、羌活、苍术、乳香、没药各五钱。

【制法】共为粗末，用醋拌炒熨患处。

【功用】祛风舒筋，活血祛瘀，通络止痛。

【主治】腰痛。

【按语】道光朝孝慎成皇后停滞受凉，腰部稍感酸痛，御医处此方为其外熨。

方 203　　治腰痛熨方

【组成】牡蛎（生）五钱，川牛膝三钱，川独活一钱五分。

【制法】以上三味，共研细末，用盐水同连须葱头十个，并炒热，细布包熨。

【功用】补肝肾，祛风湿，止痹痛。

【主治】腰胯疼痛。

【按语】此方为御医施焕为光绪所拟。

方 204　　推熨方

【组成】半夏、天麻、细辛。

【制法】上各二两，和匀，盛二绢袋，蒸热，交互推熨痛处。

【功用】化痰通络，息风止痛。

【主治】腰痛。

【按语】此方由御医吕用宾拟，熨治光绪腰痛。

方205 腰痛外治方

【组成】小茴香一两，全当归一两，乳香一两，广木香一两，川芎五钱，没药一两，红花四钱，川乌五钱，穿山甲（炙）五钱，白附子五钱。

【制法】上药为末，酒炒，摊铺薄棉中，乘热束腰。

【功用】温经活血，通络止痛。

【主治】腰痛。

【按语】此方为张彭年等6位御医共拟，熨治光绪腰痛。

方206 通气活络止痛熨药方

【组成】独活五钱，秦艽四钱，木瓜六钱，茅术四钱，抚芎三钱，当归尾五钱，木香三钱，没药四钱。

【制法】共捣粗末，兑食盐八两，麸子一升，用陈醋拌匀，蒸极热，熥熨患处。

【功用】祛风除湿，行气活血，通络止痛。

【主治】腰痛。

【按语】此方用治光绪之隆裕皇后腰痛。

方207 外治养元固肾暖腰方

【组成】上肉桂一两，大茴香一两，升麻一两，川楝子一两，广木香一两，丁香五钱，川椒一两，补骨脂一两，附片四钱，蕲艾（另搓软）一觔。

【制法】将上药共为末，蕲艾搓软，拌匀，用绫绢约六寸宽做成围腰式，将药装入，围于腰上，长久用之。

【功用】温肾壮阳，养元暖腰止痛。

【主治】腰胯酸痛。

【按语】此方为光绪腰胯酸痛所拟，方中均为温通补肾之药。

方208 腰痛外治束腰方

【组成】天南星（生）五钱，半夏（生）五钱，黑牵牛五钱，天麻一两，桃仁五钱，红花四钱，乳香（生）四钱，没药（生）四钱。

【制法】上药共为细末，酒炒热，分两绢袋，轮流盛熨，熨后将药末焙干，撒棉花中，绢扎束腰。

【功用】活血通络，化瘀止痛。

【主治】腰胯酸痛。

【按语】光绪腰胯酸痛病势沉重，攻补皆非所宜，用药较杂，纵观前后诸方，寒热温凉，攻补兼施，终不能效。中药腰带疗法是御医千方百计为光绪治疗的方法之一，对当今中药外治保健品的研究开发，也有参考价值。

方 209　摩腰止痛和络方

【组成】香附（生）三钱，全当归三钱，元红花一钱，晚蚕沙一钱五分，桑寄生三钱，香独活一钱五分，威灵仙一钱五分，宣木瓜一钱五分，雄黄二分，麝香一分。

【制法】上药研为细末，用煮熟白蜜酌调为丸，丸如桂圆大，用时以绍酒化开，烘热勿凉，蘸于手掌，摩擦腰部痛处为度。

【功用】补肝肾，祛风湿，活血通络止痛。

【主治】腰胯酸痛。

【按语】此方用治光绪腰胯酸痛等症。此种剂型用法，颇有特色。

方 210　活血止痛洗药方

【组成】川羌二钱，骨碎补二钱，乳香三钱，三七二钱，当归尾二钱，川续断二钱，没药三钱，牛膝二钱，红花二钱，马钱子（去毛）二钱，血竭二钱，防己二钱，防风三钱，透骨草二钱，白芷二钱，甘草二钱，老葱须十个，食盐二两，烧酒半斤。

本方减马钱子，加苏木三钱，共研为粗末。

【制法】此药用烧酒拌好，装在布口袋内，每日熏洗。缝两个口袋，用笼屉蒸烫方妥。

【功用】活血化瘀，祛风胜湿，强壮腰膝，通络止痛。

【主治】腰胯疼痛等症。

【按语】本方为光绪用于治疗腰胯疼痛之症。唯光绪此病，辗转反复，虽经寒热温凉各种治法，其病证不减。

第九节　妇科疾病外治方

方 211　蛇床地肤熏洗药（二）

【组成】蛇床子五钱，地肤子五钱，川椒三钱，苦参三钱，独活三钱，苍术三钱，黄柏三钱，朴硝三钱。

【制法】上药装布袋中，水煎，熏洗。

【功用】清热利湿，解毒止痒。

【主治】阴痒等疾。

【按语】乾隆朝禄贵人用此洗药，似治阴痒。

方 212　除湿塌痒汤

【组成】鹤虱草二两，狼毒二两，苍术三两，当归三两，苦参三两，地肤子三两，蛇床子三两，川椒一两，黄柏二两。

【制法】共为粗末，煎汤烫洗。

【功用】清热解毒，利湿杀虫止痒。

【主治】阴蚀。

【按语】此方是治疗嘉庆朝二阿哥大侧福晋之阴蚀病，宗清热解毒，除湿杀虫之法，与内服药配合取效。

方 213　蛇床地肤熏洗药（三）

【组成】蛇床子八两，地肤子八两，川椒四两，苦参八两，苍术四两，朴硝四两，升麻四两，狼毒四两，大黄四两，鹤虱草四两，防风四两，艾叶八两，细辛三两二钱。

【制法】共为粗末，水煎，熏洗。

【功用】清热解毒，利湿杀虫止痒。

【主治】阴蚀。

【按语】此方系治嘉庆朝二阿哥侧福晋阴蚀的第二个熏洗方，功用与前方类同。此方祛风燥湿之功较上方更强。

方 214　苦参胆草熏洗药

【组成】苦参一两，龙胆草一两，连翘一两，蛇床子五钱，金银花一两。

【制法】水煎，熏洗。

【功用】清肝泻火，解毒燥湿止痒。

【主治】阴痒带下等症。

【按语】此方是御医为道光之皇后所拟。据方测病，皇后可能因肝胆湿热下注，有阴痒带下之症。

方 215　蛇床蕲艾熏洗方

【组成】蛇床子八钱，广皮六钱，石榴皮四钱，升麻三钱，金银花四钱，白芷三钱，蕲艾八钱，甘草八钱。

【制法】水煎，滤去渣，熏洗。

【功用】温肾助阳，燥湿祛风，杀虫止痒。

【主治】阴痒带下。

【按语】方中蛇床子，可燥湿杀虫，温肾壮阳，用治阴痒、宫寒等证。艾叶亦可治带下疥癣等疾。他药或酸收，或解毒，或升提，或祛风。故推测系治慈禧带下阴痒。

方 216   蛇床苦参熏洗方（一）

【组成】苦参六钱，蛇床子一两，蒲公英六钱，狼毒五钱，草节五钱，薄荷三钱，朴硝三钱，雄黄三钱，白菜叶（切碎）四两。

【制法】水煎，去渣，熏洗。

【功用】燥湿杀虫，解毒止痒。

【主治】阴痒。

【按语】本方载于光绪朝珍妃医案，当属外洗阴痒之剂。同时，配以内服药，清泻肝胆湿热，颇为恰当。

第十节　外科疾病外治方

方 217   紫金锭蝎尾敷方

【组成与制法】紫金锭醋研浓，加入蝎尾细面五厘，临时合匀。

【功用】解毒散结。

【主治】疮疡肿毒。

【按语】此方为御医任锡庚为光绪所拟。

方 218   万应锭涂药方

【组成】万应锭十粒。

【制法】捣碎，米醋一两泡透，蘸清涂于肿处。

【功用】清热解毒，消肿散结。

【主治】疮肿。

【按语】此方为光绪年间太医任锡庚为治光绪心胸间红疙瘩而设。

方 219   透骨艾叶熨药方

【组成】川椒（去目）五钱，艾叶一两，独活五钱，透骨草一两，防风五钱，细辛三钱，白芷三钱，郁金五钱，川军五钱，当归尾五钱，抚芎三钱，甘草三钱。

【制法】共为粗末，熨患处。

【功用】疏风活络，消肿散结。

【主治】瘰疬。

【按语】嘉庆朝五阿哥患风温瘰疬，御医予内服柴胡散坚、化坚汤，兼以此熨药外治，以疏风通络，化瘀消肿，软坚散结，助其消散。

方 220　面药方

【组成】夏枯草、僵蚕、羌活、海藻、白芷各一钱。

【制法】各等份为末，入冰片少许，蜜调成膏，摊于油布上贴之。

【功用】祛风消肿，活络散结。

【主治】皮肤疮疡。

【按语】此药调膏薄贴为光绪帝皮肤疮疡而设。

方 221　竹叶膏

【组成】竹叶（生，去梗净）一斤，生姜四两，净白盐六两。

【制法】将生竹叶熬出浓汁，再将姜捣汁同煎，沥渣，将盐同煎，干敷之。

【功用】清热渗湿。

【主治】皮肤湿热疮疡及牙痛。

【按语】此为宫中秘方。

方 222　清热和血化毒膏

【组成】乳香五分，苍耳子五分，甘草五分，冰片少许。

【制法】加入黄连膏二钱，共捣烂和膏。

【功用】清热解毒，和血祛风。

【主治】皮肤疮疡。

【按语】以药测证，本方当为光绪皇帝皮肤疮疡而设，不作鼻渊之用。

方 223　消肿活瘀膏

【组成】鸡血藤膏三分，麝香三分，穿山甲二分，第一仙丹三分，金果榄二分。

【制法】共研细面，过绢罗，兑蜂蜜和膏，敷患处。

【功用】活血化瘀，清热消肿。

【主治】结肿痰核。

【按语】据宫内医案记载推断，御医赵文魁所拟此方，当是光绪二十九年制方，此时光绪帝可能患"腰椎结核病"已很严重，此方亦只能治其标症而已。

全书方剂名称索引